Prof. Dr. Stephan Geisler | Dr. Simon Gavanda | Dr. Eduard Isenmann | M. Sc. Tim Havers

HYPER TROPHIE TRAINING

Bibliografische Information der Deutschen Nationalbibliothek
Die Deutsche Nationalbibliothek verzeichnet diese Publikation in der Deutschen Nationalbibliografie.
Detaillierte bibliografische Daten sind im Internet über https://dnb.de abrufbar.

Für Fragen und Anregungen
info@m-vg.de

Wichtige Hinweise
Dieses Buch ist für Lernzwecke gedacht. Es stellt keinen Ersatz für eine individuelle medizinische Beratung dar und sollte auch nicht als solcher benutzt werden. Wenn Sie medizinischen Rat einholen wollen, konsultieren Sie bitte einen qualifizierten Arzt. Der Verlag und die Autoren haften für keine nachteiligen Auswirkungen, die in einem direkten oder indirekten Zusammenhang mit den Informationen stehen, die in diesem Buch enthalten sind.

Ausschließlich zum Zweck der besseren Lesbarkeit wurde auf eine genderspezifische Schreibweise sowie eine Mehrfachbezeichnung verzichtet. Alle personenbezogenen Bezeichnungen sind somit geschlechtsneutral zu verstehen.

Originalausgabe
3. Auflage 2025

Türkenstraße 89
80799 München
Tel.: 089 651285-0

Vielen Dank an das Fitnessstudio Flexx Fitness Hürth für die Unterstützung beim Shooting.

Redaktion: Susanne Schneider
Umschlaggestaltung: Paul Oberndorfer, Marc-Torben Fischer
Umschlagabbildung: Shutterstock/shevtsovy
Fotos: Sämtliche Fotos © Kenny Beele, außer: Shutterstock: BGStock72: 50; Bojan Milinkov: 46, boschman1: 24, Denys Kurbatov: 49, Gorodenkoff: 47, Jacob Lund: 41, JoeSAPhotos: 10, maRRitch: 64, MARVIK: 12, MBLifestyle: 39, Micro-gen: 47, Mladen Zivkovic: 31, Oleksandr Drypsiak: 223, oneinchpunch: 77, Rido: 44, Rumruay: 11, Teguh Mujiono: 14, That Girl Sahar: 214, VectorMine: 19, VGstockstudio: 43, volha_a: 223
Models: Frederike Meuffels, Tim Havers
Illustrationen: Martha Kosthorst: 17, Tobias Prießner: 28, 35, 54, 55, 132, 242
Layout: Katja Muggli, www.katjamuggligrafikdesign.de
Satz: Daniel Förster
Druck: Firmengruppe APPL, aprinta Druck, Wemding
Printed in Germany

Wir produzieren nachhaltig
www.m-vg.de

ISBN Print 978-3-7423-2059-9
ISBN E-Book (EPUB, Mobi) 978-3-7453-1825-8

Weitere Informationen zum Verlag finden Sie unter
www.riva-verlag.de
Beachten Sie auch unsere weiteren Verlage unter www.m-vg.de

Prof. Dr. Stephan Geisler | Dr. Simon Gavanda | Dr. Eduard Isenmann | M. Sc. Tim Havers

HYPERTROPHIE TRAINING

Wissenschaft und Praxis für optimalen Muskelaufbau

riva

Inhalt

Vorwort

Als ich vor über 30 Jahren zum ersten Mal ein Fitnessstudio betrat – eigentlich war es eher eine »Muckibude« –, wurde ich von einem recht kantigen Herrn in die hohe Kunst des Muskeltrainings eingeweiht. Ich erinnere mich noch ungefähr an seine Worte: »Siehst du, welche Übung der Typ vor dem Spiegel da macht? Mach das auch!« Dann drehte er sich um und widmete seine Aufmerksamkeit wieder einer babybadewannenähnlichen Tupper-Dose mit Hühnchen und Reis.

Seitdem ist in der Fitnessbranche zum Glück viel passiert. Es gibt sehr gut ausgebildete Trainer:innen, viel Lektüre zum Krafttraining und natürlich das Internet als »ultimativen« Ratgeber. Aber welchem YouTube-Guru kann man Glauben schenken? Welcher Trainingstipp ist valide und welcher nur *fake* oder durch Hörensagen entstanden?

Die Idee hinter unserem Buch ist, mit Mythen über das Hypertrophietraining aufzuräumen und wissenschaftliche Fakten sprechen zu lassen. Wir wollen weniger Eminenz- und mehr Evidenz-Basierung liefern.

Wir, das sind neben meiner Wenigkeit noch Dr. Simon Gavanda, Dr. Eduard Isenmann und M.Sc. Tim Havers, und wir betreiben Fitnesswissenschaft – eine neue wissenschaftliche Disziplin, die sich mit genau solchen Fragestellungen beschäftigt.

Wir hoffen, dir mit diesem Buch viele wissenschaftlich fundierte Informationen und zusätzlich viel Freude beim Lesen mitgeben zu können.

Unser Dank gilt vor allem unseren Familien für ihre Unterstützung, aber auch allen Kraftsportliebhabern, die diesen Sport so großartig machen. Mein spezieller Dank gilt meinen sensationellen Co-Autoren, die mit Abstand den Löwenanteil an diesem Buch verantworten!

Dieses Buch widme ich Mirko. RIP, my friend – life was too short to be small.

Euer Dr. Stephan Geisler

Hypertrophie – Allheilmittel und Schönheitselixier

Masse ist Macht! Solche oder so ähnliche Sprüche wird jeder schon mal im Fitnessklub gehört haben. Doch was steckt genau dahinter? Also nicht im literarischen Sinne. Denn auch wenn dieser Spruch stark an das 1960 erschienene philosophische Hauptwerk *Masse und Macht* des Nobelpreisträgers Elias Canetti erinnert, so hat er doch inhaltlich nichts damit zu tun. Klar ist, dass hier mit Masse die Skelettmuskelmasse des Homo sapiens gemeint ist. Was das mit Macht zu tun hat, überlassen wir dann lieber den Philosophen. Doch was vergrößert unsere Muskelmasse und wie funktioniert das Ganze? Diese Fragen und noch viel mehr möchten wir in diesem Buch (er)klären und wissenschaftlich fundierte Tipps zum Muskelaufbau geben … oder wie wir Wissenschaftler sagen würden: zur Hypertrophie!

Gebrauchsanleitung für unser Buch

Die Idee des Buches ist, die aktuellen wissenschaftlichen Erkenntnisse im Bereich der Skelettmuskel-Hypertrophie darzustellen und aus ihnen direkte Trainingsempfehlungen abzuleiten. Um grundsätzlich mehr Evidenz-Basierung in das Training einer eher nicht eminenzbasierten Trainingslehre im Fitnessklub zu bringen, haben wir als Autoren für die wichtigsten Aussagen in diesem Buch eine oder mehrere wissenschaftliche Studien hinterlegt, die allesamt einen Peer-Review-Prozess durchlaufen haben und in den einschlägigen wissenschaftlichen Datenbanken abrufbar sind.

Im ersten Kapitel des Buches beschreiben wir das Phänomen Hypertrophie und gehen dann nahtlos zur Trainingslehre über. Schließlich haben wir konkrete Beispiel-Trainingspläne erarbeitet, mit denen du trainieren und die du als Anhaltspunkte für dein weiteres Training nehmen kannst. Hier richten wir uns sowohl an Anfänger als auch an Fortgeschrittene oder sogar Hoch-Trainierte.

In einem gesonderten Kapitel widmen wir uns vor allem den Fragen, die wohl jeder schon mal im Fitnessklub gehört oder sogar gestellt hat: Wie oft soll ich trainieren? Wie sieht es mit der Belastungsintensität aus? Wie viele Wiederholungen soll ich machen? Welche Übungen wähle ich aus? Wir diskutieren bei den im Folgenden von uns vorgestellten Übungen auch detaillierte Fragen wie: Wie breit greife ich die Stange? Wie stelle ich meine Füße auf? Macht es einen Unterschied, ob ich den Griff so oder so anfasse?

Kurzum: Wir haben mehr als 50 Übungen genau auf den Prüfstand gestellt und erläutern im Detail, wo genau die Unterschiede liegen. Dazu ziehen wir eine Vielzahl von wissenschaftlichen Studien heran, welche die unterschiedlichen Übungen mit elektromyografischen Messungen (Messungen der elektrischen Aktivität eines Muskels) untersucht haben, und stellen dir kurz die Ergebnisse dieser Studien vor.

Hier sei kurz erwähnt, dass es wissenschaftlich nicht haltbar ist, von »DER effektivsten Übung« zu sprechen, denn sowohl die interindividuellen Unterschiede der Trainierenden als auch die Anpassung beziehungsweise Gewöhnung an trainierte Reize, machen eine solche Aussage nahezu unmöglich. Trotzdem liefern uns solche Messungen indirekt eine Idee, wie man welche Variation der Übung interpretieren kann, und wir hoffen, damit viele Fragen beantworten zu können.

Da das Training allein aber nur »die halbe Miete« wäre, widmen wir uns in einem weiteren Kapitel dem Thema Ernährung. Hier werden die Grundlagen der Sporternährung in Bezug auf die Hypertrophie dargestellt und wir nennen dir, darauf basierend, konkrete Vorschläge für die Ernährung und die Nahrungsergänzung.

Für wen wir dieses Buch geschrieben haben **INFO**

Dieses Buch richtet sich an ein breites Publikum und nicht nur an Experten aus den Bereichen der Sportwissenschaft, Medizin oder Physiotherapie. Daher haben wir uns aus Gründen der Lesbarkeit und zum besseren Verständnis dazu entschieden, manche Sachverhalte vereinfacht darzustellen. Sorry, Nerds! Wen alle Funktionen eines Muskels, Aspekte der Biomechanik, die genauen Abläufe der zellulären Signaltransduktion oder des Metabolismus interessieren, der sei an die entsprechende Fachliteratur verwiesen, von der wir eine Auswahl im Anhang auflisten. In diesem Buch steht nicht die Theorie, sondern die Anwendung im Mittelpunkt.

Wir wünschen dir viel Spaß bei der Lektüre unseres Buches und sind jederzeit als Ansprechpartner – unter den Kontakten unserer Wirkungsstätte, der IST-Hochschule in Düsseldorf – für Fragen erreichbar.

Die Vorteile der Muskelhypertrophie – oder: Warum du dieses Buch unbedingt lesen musst!

Zählte man alle Vorteile der Hypertrophie der Skelettmuskulatur dezidiert auf, so könnte man wahrscheinlich ein eigenes Buch damit füllen. Doch es kursieren auch zahlreiche Vorurteile, mit denen allzu oft die Assoziation von »dicken Armen« verbunden ist. Um diese Vorurteile zu widerlegen, findest du hier ein paar Benefits der Hypertrophie:

Die Skelettmuskulatur ist das mit Abstand größte Stoffwechselorgan des Körpers. Das heißt, hier wird nicht nur Wärme erzeugt – sie ist, nebenbei bemerkt, die beste Heizung des Körpers –, sondern vor allem auch Energie umgesetzt. Und genau das ist in unserer modernen, aber bewegungsarmen Zivilisation ein wichtiges Faktum. Durch das Training der Muskeln wird Energie umgesetzt. Dies wiederum kann zu einer vergrößerten Muskelmasse führen, welche wiederum (sogar in Ruhe) umso mehr Energie umsetzt. Zugegeben, zu Zeiten einer Hungersnot wäre dies fatal und würde wahrscheinlich zu einem vorzeitigen Ableben führen, aber dass wir von einem solchen Szenario hierzulande meilenweit entfernt sind, zeigen die Zahlen der Übergewichtigen und Diabetes-Typ-2-Patienten nur zu deutlich. Ohnehin kann das Krafttraining als solches und natürlich die damit einhergehende Hypertrophie in der Rehabilitation als Heilsbringer angesehen werden. Es gibt eine Unzahl an Erkrankungen, die mit Krafttraining sehr effektiv behandelt werden können. Dies ist mittlerweile auch wissenschaftlich sehr gut belegt, wie ein Übersichtsartikel von Pedersen und Saltin aus dem Jahre 2015 klar darstellt (1).

Doch nicht nur Volkskrankheiten wie Diabetes Typ 2 können durch Hypertrophie bekämpft werden, sondern auch die zunehmende Abnahme der Muskelmasse im Alter. In der Wissenschaft wird dieses Phänomen als Sarkopenie beschrieben und ist assoziiert mit einem allmählichen Verlust der Selbstständigkeit im Alter. Kurz gesagt: Wenn ein Mensch keine Kraft mehr hat, um allein aus dem Bett oder vom Sessel aufzustehen, ist er pflegebedürftig. Lange Jahre hat man sich scheinbar mit dem Verlust der Muskeln im Alter abgefunden, aber die Wissenschaft weiß heute ganz klar, dass diesem durch Krafttraining sehr gut entgegengewirkt werden kann. Auch wenn der Muskelaufbau in höherem Alter nicht mehr so gut funktioniert wie in jungen Jahren (2), so ist es trotzdem möglich, Muskeln auch im fortgeschrittenen Alter aufzubauen. Damit kannst du dem Krankheitsbild der Sarkopenie sowohl präventiv als auch rehabilitativ entgegenwirken. Hypertrophie-orientiertes Krafttraining macht nicht nur »schön« und »sexy«, sondern hat auch präventiv-medizinische Wirkung.

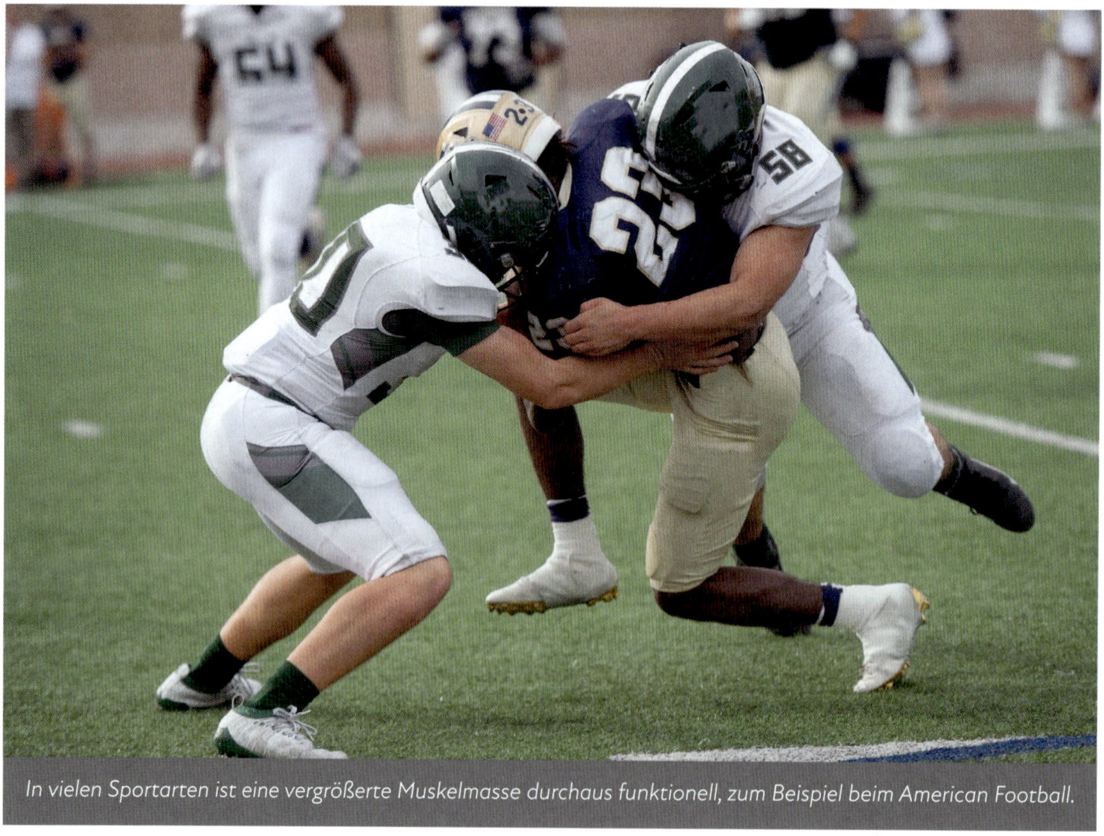

In vielen Sportarten ist eine vergrößerte Muskelmasse durchaus funktionell, zum Beispiel beim American Football.

Über die Gesundung und Gesunderhaltung des Körpers, die mit der Gesunderhaltung des Geistes einhergeht, hinaus werden wir auch auf weitere Vorteile des Hypertrophietrainings eingehen. Eine höhere fettfreie Körpermasse kann nämlich in der Regel mehr Kraft und damit Leistung generieren und schützt zudem vor Verletzungen und Überlastungsschäden (3). Nicht zuletzt ist dies ein guter Grund, um Hypertrophietraining in vielen Sportarten, vor allem bei Kontaktsportarten, mit in den Trainingsplan aufzunehmen. Wie erwähnt, könnte man an dieser Stelle noch schier endlos weitere Vorteile des Hypertrophietrainings aufführen. Für weitere Lektüre empfehlen wir die wissenschaftlichen Quellen im Literaturverzeichnis. Ihr könnt euch auch gern direkt an uns, also die Autoren, wenden.

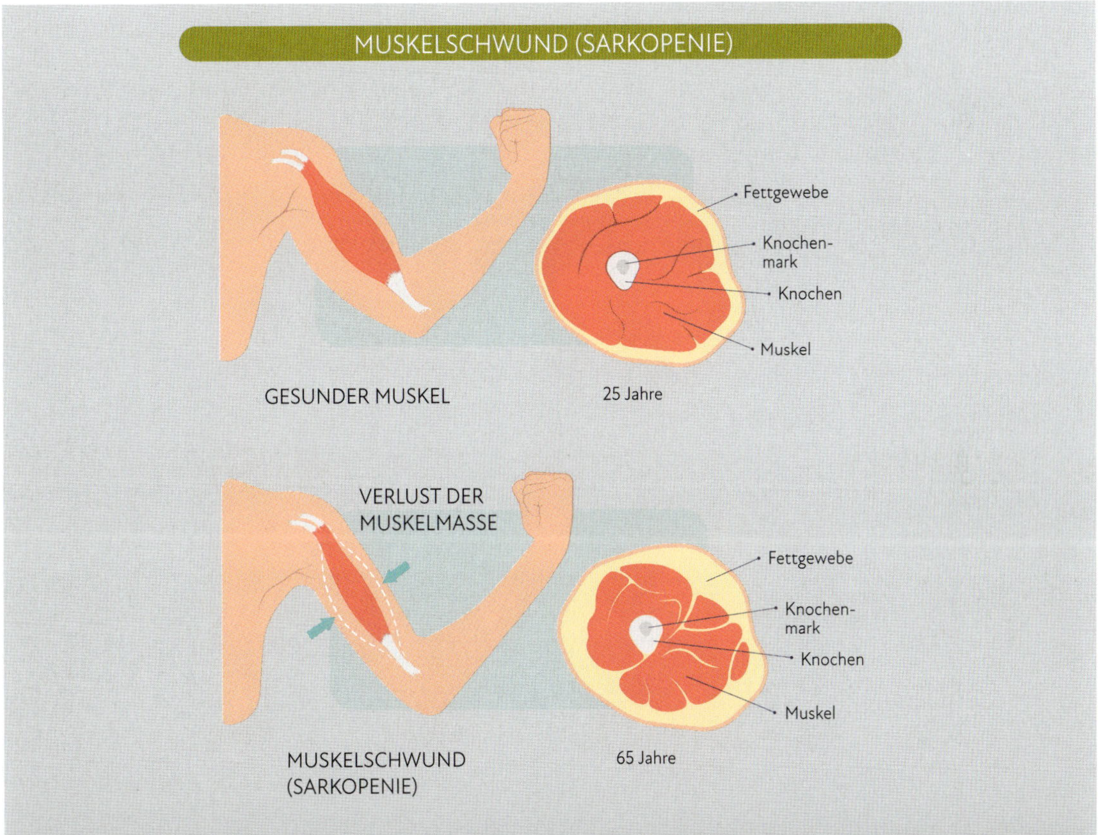

Muskelschwund am Beispiel des Bizeps: Oben ist der gesunde, »junge« Muskel zu sehen, unten im Bild hat der Muskel altersbedingt sichtbar an Masse verloren.

1 HYPERTROPHIE WAS IST DAS?

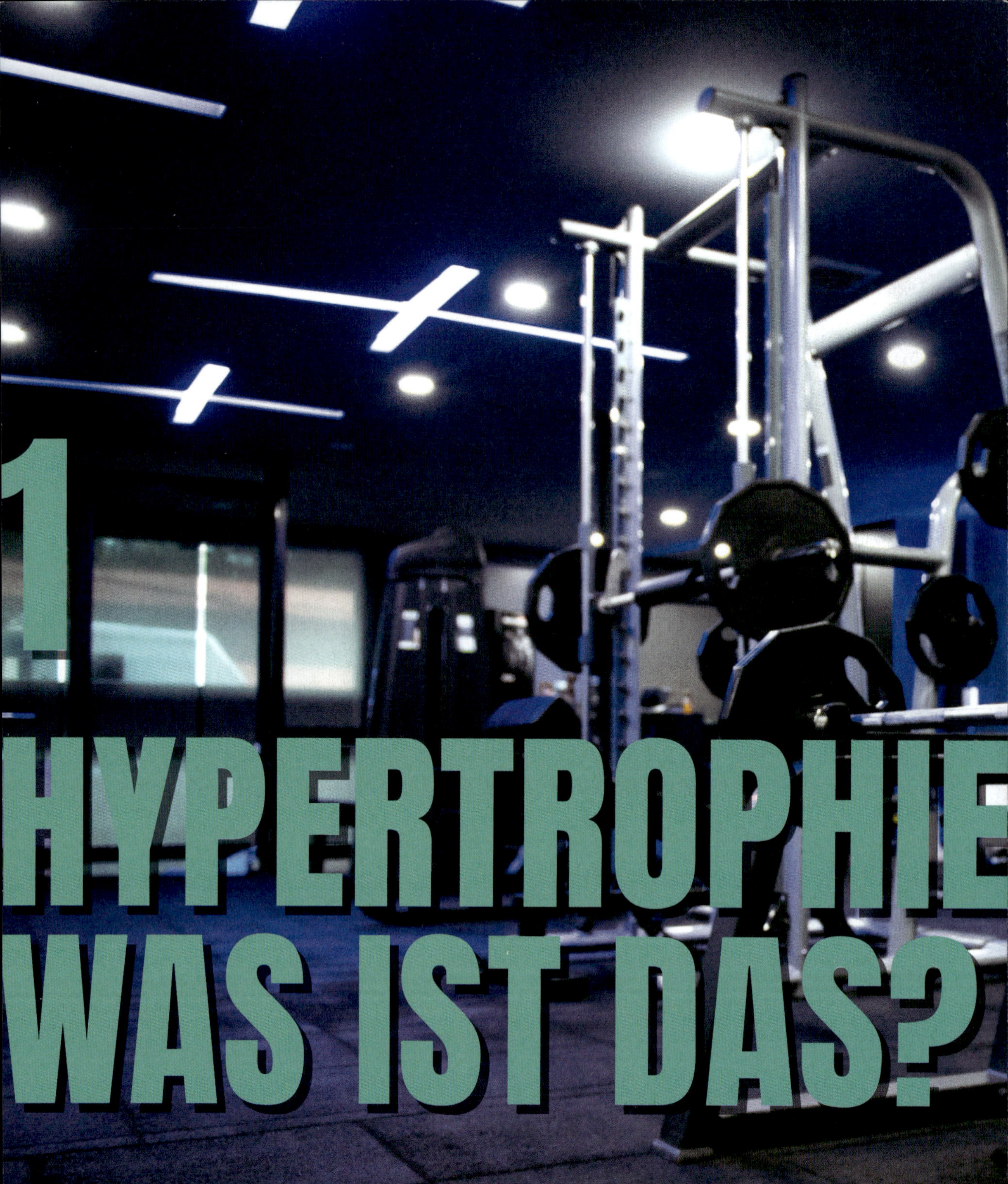

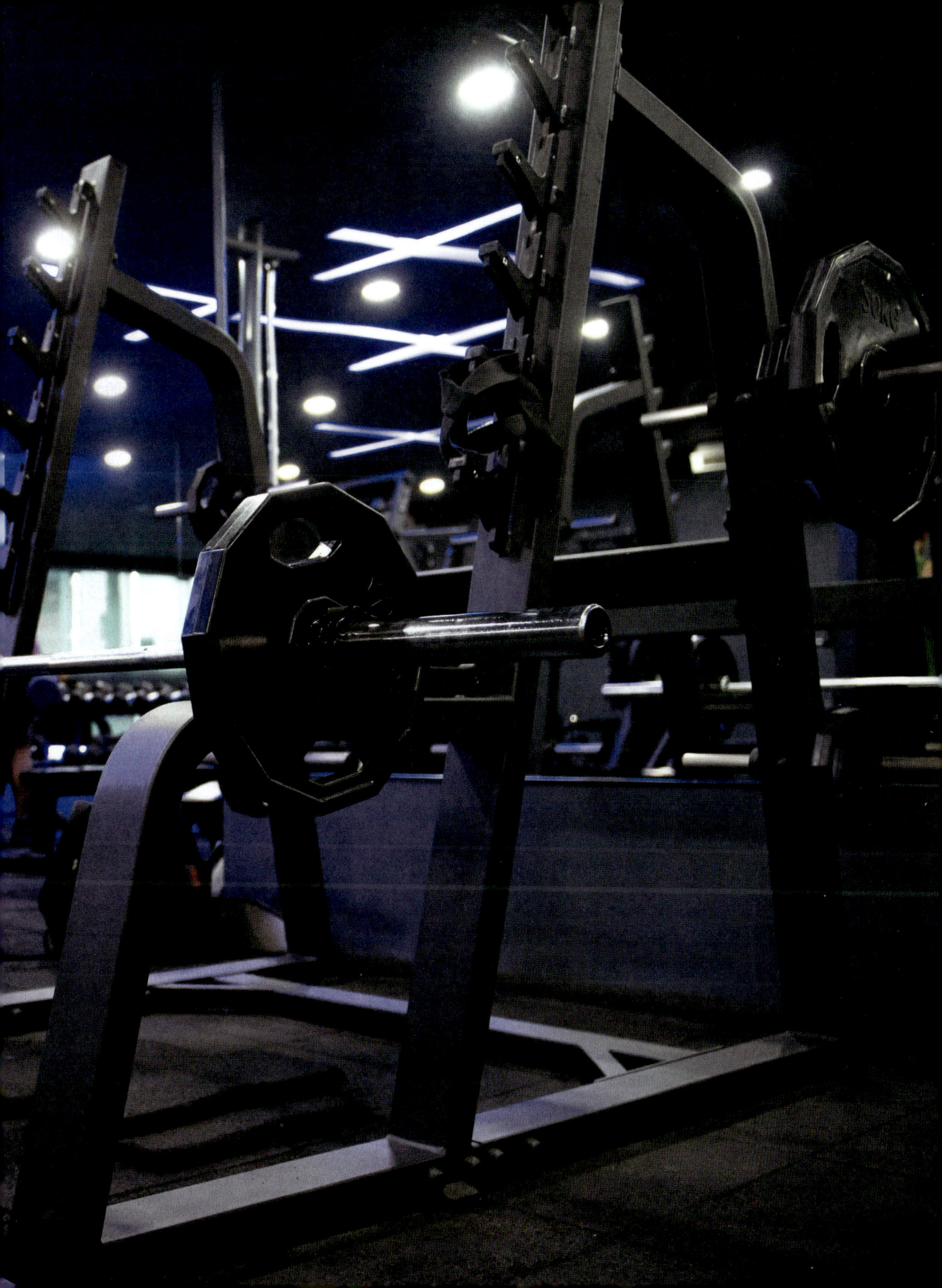

Das Phänomen der Skelettmuskelhypertrophie

Die Hypertrophie (des Skelettmuskels) ist die Zunahme der Muskelquerschnittsfläche aufgrund der Zunahme des myofibrillären Volumens einzelner Muskelfasern. Es bilden sich neue, kleinste Einheiten des Muskels an der vorhandenen Muskelfaser (4). Dies ist grundsätzlich das Ergebnis aufeinanderfolgender Perioden einer positiven Proteinbilanz, das heißt, die Muskelproteinbiosynthese (der Aufbau der Proteine im Körper) übersteigt den Muskelproteinabbau. Die Muskelproteinbiosynthese kann durch zweierlei Stimuli ausgelöst werden: zum einen durch die Aufnahme von Aminosäuren und zum anderen durch wiederholte Trainingsbelastungen, zum Beispiel in Form eines Krafttrainings. Aus diesem Grund werden wir in diesem Buch beide Faktoren besprechen.

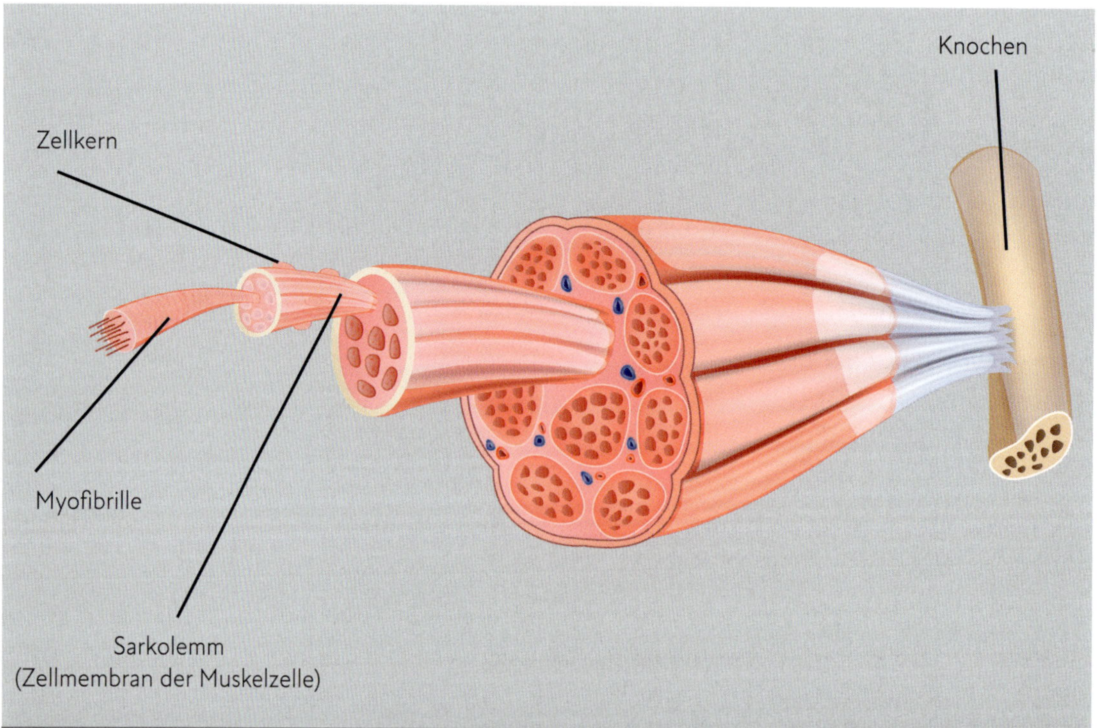

Die anatomische Darstellung des Aufbaus des Skelettmuskels – die Myofibrillen bilden die kleinste Einheit innerhalb des Muskels.

Myofibrillen – der Aufbau der Muskulatur

Ein Muskel ist aus mehreren Muskelsträngen aufgebaut. Diese von Bindegewebe umhüllten Muskelstränge oder Muskelfaserbündel bestehen wiederum aus einzelnen Muskelfasern. Betrachtet man eine Muskelfaser beziehungsweise einzelne Muskelfaserzellen, die auch Myozyten genannt werden, genauer, erkennt man die sogenannten Myofibrillen. Diese durchziehen die einzelnen Zellen. Sie sind aus Sarkomeren, den kleinsten funktionellen Einheiten der Myofibrillen, zusammengesetzt, die wiederum aus Myosin und Aktinfilamenten bestehen, letztlich also aus Eiweißmolekülen beziehungsweise kontraktilen Proteinen – Proteine, die die Fähigkeit besitzen, sich zusammenzuziehen.

Die verschiedenen Arten der Hypertrophie – viele Wege führen nach Rom

Wenn es um Muskelaufbau geht, hat sich gezeigt, dass es nicht die eine singuläre Methode gibt, um dieses Ziel zu erreichen. Wie heißt es so schön? Viele Wege führen nach Rom. Um zu klären, wie die verschiedenen Erfolg versprechenden Wege zum Muskelaufbau aussehen, hilft ein genauerer Blick auf die Anatomie und Physiologie. Ein kurzer Abriss zeigt, was im Körper passiert, wenn Muskelmasse aufgebaut wird, und welche Prozesse daran beteiligt sind.

Myofibrilläre Hypertrophie

Wie man in Abbildung auf Seite 14 unschwer erkennen kann, sind die Myofibrillen sehr kleine beziehungsweise dünne Strukturen und setzen sich aus den sogenannten Sarkomeren, den kleinsten kontraktilen Einheiten des Muskels, zusammen. Die myofibrilläre Hypertrophie meint also ein Muskelwachstum, welches durch Neubildung von Sarkomeren und damit auch von Myofibrillen entsteht. Sie ist die »eigentliche« Form der Hypertrophie, die sich Sportler wünschen, denn nur wenn mehr Muskelstruktur entsteht, bringt eine Hypertrophie auch den versprochenen Kraftzuwachs mit sich. Warum wir dies hier erklären? Ganz einfach. Es ist wahrscheinlich nicht die einzige Art der Hypertrophie, aber die beste! Eine andere Art der Hypertrophie ist die sarkoplasmatische Hypertrophie.

Sarkoplasmatische Hypertrophie

Im Gegensatz zur myofibrillären Hypertrophie wird der Muskel bei der sarkoplasmatischen Variante zwar auch dicker, aber wahrscheinlich nicht so viel stärker, wie es Untersuchungen gezeigt haben. Es handelt sich nämlich hier mehr um Einlagerungen von Flüssigkeit und nicht so stark um Neubildung von funktioneller Muskelmasse. Das Sarkoplasma, nach der diese Variante benannt wurde, ist im Prinzip der intrazelluläre Zwischenraum zwischen den Myofibrillen. Dass dieser Raum mitwächst, ist recht wahrscheinlich, aber einige wenige Studien weisen darauf hin, dass es eventuell – abhängig von der Trainingsmethode – zu einer unterschiedlichen Verteilung der Hypertrophie-Arten kommen kann (5). Geht man davon aus, dass eine Person durch ein Krafttraining eine 20-prozentige Steigerung des Muskelfaserquerschnitts erlangt und der Anteil der Myofibrillen etwa 85 Prozent des Intrazellulärraumes einnehmen, so könnte man davon ausgehen, dass von den gewonnenen 20 Prozent Querschnitt circa 17 Prozent Myofibrillen ausmachen und circa 3 Prozent vergrößertes Sarkoplasma-Volumen. Man geht aktuell davon aus, dass es mehr zu einer Verschiebung in Richtung der Sarkoplasma-Anreicherung kommt, wenn mit höheren Wiederholungszahlen und geringeren Lasten trainiert wird (5). Es fehlen aber noch mehr valide Studien, die diese Hypothese untermauern können.

Fakt ist: Die sarkoplasmatische Hypertrophie existiert und kann unterschiedlich ausgeprägt sein. Und wem es ausschließlich um die Optik des Muskels geht, der kann wahrscheinlich – sofern die oben genannte Hypothese zutrifft – auch mit leichteren Gewichten dicke Muskeln aufbauen. An dieser Stelle sei übrigens noch erwähnt, dass auch andere Strukturen, wie zum Beispiel die Mitochondrien (Zellkraftwerke des Muskels), circa fünf Prozent des Muskelquerschnitts ausmachen und diese ebenfalls durch eine Vergrößerung am Gesamtvolumen des Muskels beteiligt sein können. Wer weiß, was eventuell noch alles an einer Hypertrophie des Skelettmuskels beteiligt sein kann? Weitere Forschungsergebnisse werden auch hier neue Erkenntnisse bringen.

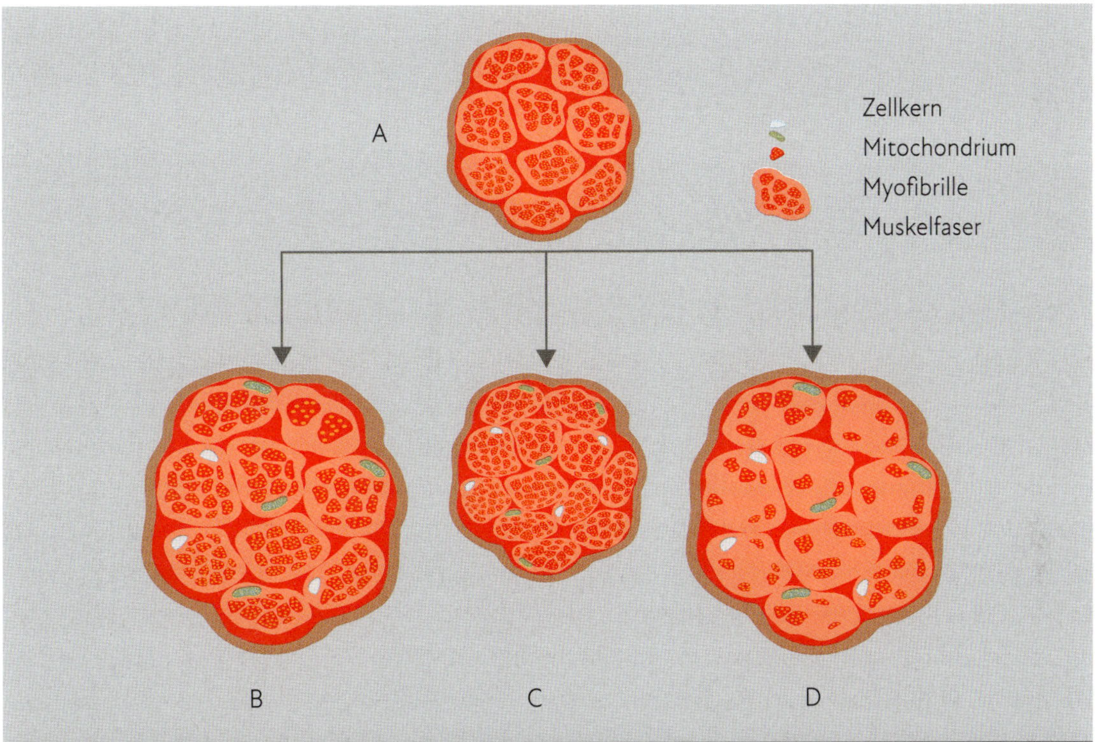

A: Ausgangsform (untrainiert); B: Myofibrilläre Hypertrophie; C: Hyperplasie; D: Sarkoplasmatische Hypertrophie

Hyperplasie – die Neubildung von Muskelfasern

Im Gegensatz zur Hypertrophie versteht man unter Hyperplasie nicht die Verdickung der einzelnen Faserstrukturen, sondern eine Neubildung von Muskelfasern und dadurch eine Verdickung des Muskels. Ob es durch Training tatsächlich zu einer Hyperplasie kommen kann, wurde lange diskutiert und konnte bis heute nur am Tierversuch nachgewiesen werden. Da die Untersuchungsmöglichkeiten am Menschen begrenzt sind, weiß man leider so gut wie nichts zu dieser Theorie, und aus diesem Grunde möchten wir hier auf dieses Thema auch nicht weiter eingehen. Wir hoffen, dass die Wissenschaft in Zukunft die Hyperplasie am Menschen irgendwann valide nachweisen kann. Sie steht wahrscheinlich in engem Zusammenhang mit der Aktivierung von Satellitenzellen, einer Art Myoblasten (Vorläufer von Muskelzellen), die die Regenerationsfähigkeit der Skelettmuskulatur beziehungsweise genauer deren Erhaltung, Reparatur und den Um- oder Neuaufbau ermöglichen. Sobald man hierzu Näheres weiß, kann vielleicht auch differenziert werden, bei welcher Art von Training die Hyperplasie besonders starke Effekte zeigt.

Parallele versus serielle Hypertrophie: Muskeldicke versus Muskellänge

Durch eine Neubildung von Sarkomeren kann sowohl die Dicke als auch die Länge des Muskels beeinflusst werden. Tierstudien aus den 1990er-Jahren zeigten bereits, dass vor allem bei exzentrischen Belastungen (siehe den nächsten Abschnitt) die Sarkomere in Serie aufgebaut werden, womit die Muskellänge verändert wird. Konzentrische Belastungen zeigten in diesen Tierstudien meist einen Rückgang an seriell, also hintereinander, angeordneten Sarkomeren, aber dafür einen Aufbau parallel verlaufender Sarkomere. Dadurch wurde der Muskel de facto dicker. Ob diese Tierstudien auf den erwachsenen Menschen übertragbar sind, bleibt bis heute offen. Die hinter diesem Gedanken stehenden Hypothesen klingen jedoch insgesamt sehr schlüssig auch in Bezug auf den Menschen. Neuere Studien (6) zeigen unter anderem, dass aber nicht nur exzentrische, sondern auch isometrische Belastungen zu einer Längenveränderung der Myofibrille, also zu einer seriellen Anlagerung von Sarkomeren, führen können. Da beim »normalen Krafttraining« eigentlich immer alle Kontraktionsformen vorkommen, deckt man in der Regel auch alle Reize, die die Hypertrophie anregen, ab.

Kontraktionsformen und ihr möglicher Einfluss auf die Hypertrophie

Grundsätzlich wird der Vorgang der Kontraktion in drei Formen eingeteilt: konzentrisch, exzentrisch und isometrisch. Unter einer konzentrischen Kontraktion versteht man das Zusammenziehen eines Muskels gegen einen Widerstand. Sowohl die Muskelspannung als auch die Muskellänge ändern sich. Das Gegenteil ist die exzentrische Kontraktion, mit der die Phase des »kontrollierten« Ablassens eines Gewichtes beziehungsweise die unter Spannung stehende Verlängerung des Muskels gemeint ist. Wenn sich die Länge des Muskels nicht ändert, die Muskelspannung jedoch trotzdem gegen einen Widerstand erhöht wird, spricht man von isometrischer Kontraktion. Einige Kollegen (vor allem ein sehr geschätzter Kollege aus der Schweiz) haben dafür andere Bezeichnungen: miometrisch (Konzentrik) und pliometrisch (Exzentrik). Wir arbeiten nicht mit diesen alternativen Begriffen, sie seien hier aber der Vollständigkeit halber erwähnt, da sie in der entsprechenden Literatur verwendet werden.

Ob die unterschiedlichen Kontraktionsformen auch unterschiedlichen Einfluss auf die Hypertrophie haben, wird ebenfalls seit Jahren stark diskutiert, doch mehr dazu später.

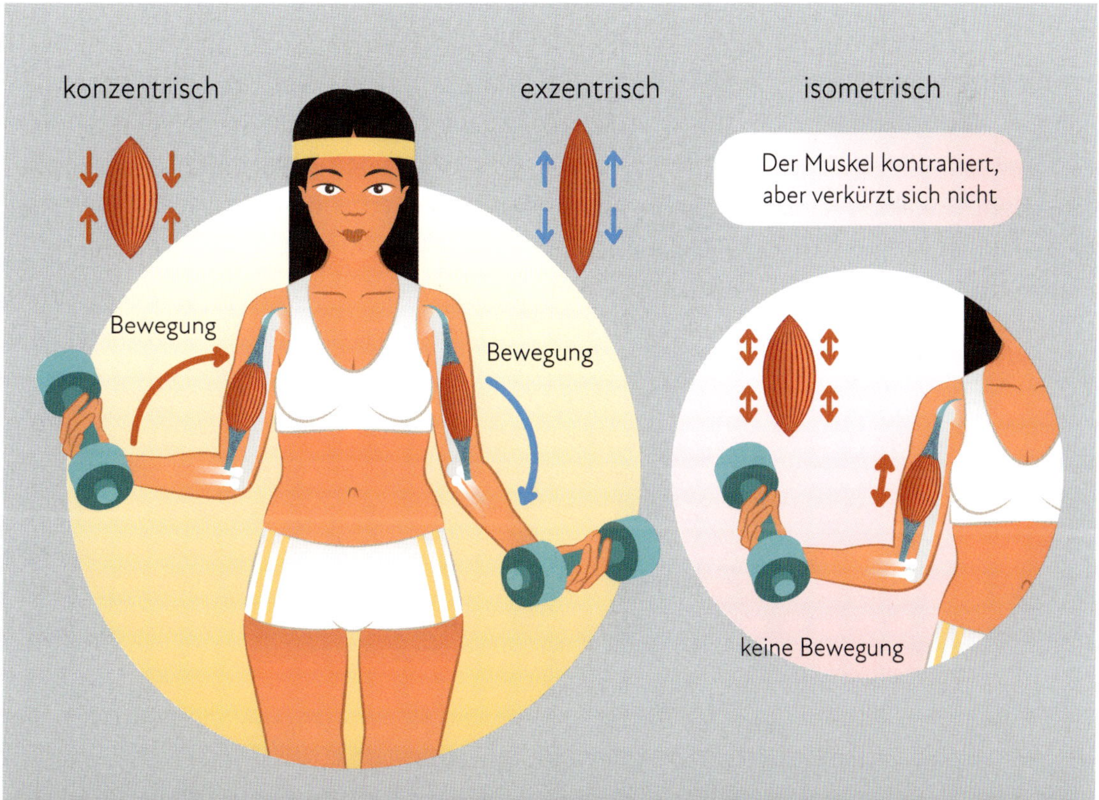

Die drei Kontraktionsformen: Krafttraining kann konzentrisch (zusammenziehend) exzentrisch (nachgebend) und isometrisch (haltend). ausgeführt werden.

Die Triade der Trainingsstimuli – Achtung, Theorie!

Unter den verschiedenen Methoden, die im Training zur Leistungssteigerung genutzt werden, kursieren drei grundlegende Theorien: die Spannungstheorie, die Zerstörungstheorie und die metabolische Theorie des Muskelwachstums. Was es mit diesen Theorien auf sich hat und wie, ihnen folgend, das Phänomen des Muskelwachtsums erklärt wird, findest du in den folgenden Abschnitten erläutert.

Die Spannungstheorie des Muskelwachstums

Kraftsportler:innen und besonders Bodybuilder:innen wissen bereits seit Jahrzehnten – und die Menschen vielleicht schon seit Jahrhunderten –, dass die Muskelspannung beim Training einer der wichtigsten Faktoren beim Muskelaufbau ist. Intuitiv hat man immer schon schwere Gewichte gehoben, um den Muskel unter eine hohe Spannung zu setzen. Die dadurch entstehende, mechanische Spannung wird über sogenannte Mechanorezeptoren aufgenommen und weiterverarbeitet. Sie können wahrscheinlich sowohl das Ausmaß als auch die Dauer der Spannung rezipieren und aktivieren daraufhin verschiedene Signalwege, die wiederum zum Muskelproteinaufbau führen können (7). Dass die Spannung und die Dauer der Spannung wohl eine wichtige Rolle spielen, ist immer mehr in den Fokus gerückt, und in den 2000er-Jahren ist in der Sportwissenschaft der Begriff »Time Under Tension« (TUT) aufgetaucht. Hiermit versuchte man, eine gegebene Krafttrainingsbelastung (Trainingssatz) besser definieren zu können. Denn die Bewegungsgeschwindigkeit beziehungsweise die Dauer einer Wiederholung hat eine große Auswirkung auf die Wiederholungszahl beziehungsweise das Trainingsgewicht. Es macht einen riesigen Unterschied, ob du zehn Wiederholungen sehr langsam oder sehr schnell ausführst.

Im vergangenen Jahrtausend hat man hier noch nicht differenziert und die meisten Krafttrainingsstudien haben diesen Messparameter nicht berücksichtigt, was sie fast nicht vergleichbar mit heutigen Studien macht. Da im Bodybuilding meist das Prinzip der »Continuos Tension« (CT), also der dauerhaften Spannung auf den Muskel – das Gewicht darf während des Satzes nicht abgesetzt werden –, vorherrscht, wurde die TUT zu einem wichtigen Parameter zur Trainingssteuerung. Heute weiß man allerdings, dass die Technik der CT nicht der einzige Weg ist, der zu einer Muskelhypertrophie führt, daher sollte die TUT auch nicht überbewertet werden. In späteren Kapiteln werden wir hierauf stärker eingehen.

Die Zerstörungstheorie des Muskelwachstums

Wenn man den Muskel mit einer hohen Spannung über eine längere Dauer konfrontiert, dann kann dieser dadurch geschädigt werden. Jeder, der schon mal mehrere harte Sätze einer Übung bis zur Muskelermüdung ausgeführt hat, weiß, wovon ich spreche. Die hierbei entstehenden kleinen »Miniverletzungen« führen einerseits zu kleinen Entzündungsreaktionen im Körper, welche die typischen Muskelkatersymptome hervorrufen, andererseits werden gleichzeitig verschiedene Reparaturprozesse eingeleitet. Die bereits erwähnten Satellitenzellen werden aktiviert und eine Remodellierung der beanspruchten Muskulatur beginnt. Die erhöhte Muskelbioproteinsynthese nach solchen harten Belastungen spricht eigentlich für einen möglichen Muskelaufbaureiz. Inwiefern diese Zellschädigungen an einer langfristigen Adaptation (Anpassung, hier: Hypertrophie) beteiligt sind, wird diskutiert. Wenn nämlich zu viel Material »zerstört« wird und der Körper primär mit dem Wiederaufbau beschäftigt ist, ist fraglich, ob die angestoßenen Impulse für einen weiteren Aufbau von Muskelgewebe ausreichen (8). Es könnte also sein, dass die muskulären Schädigungen nur ein Nebenprodukt, insbesondere der hohen mechanischen Spannungen, sind und womöglich keinen notwendigen Reiz darstellen.

Die Bedeutung des Muskelkaters

INFO

Ein bekanntes Phänomen der »Muskelzerstörung« ist der sogenannte Muskelkater. Dieser sollte nicht als Zeichen der Qualität eines Muskelaufbaureizes gesehen werden, da es noch etliche andere Einflussfaktoren zu bedenken gilt. Da er aber als biologisches Signal für eine lokale, meist mechanische Überlastung der Muskulatur zu interpretieren ist, ist die Chance durchaus gegeben, ihn in eine anabole (aufbauende) Phase zu überführen. Diese kann durch adäquate Erholungsphasen und Ernährungsstrategien (siehe Kapitel 5) gewährleistet werden.

Die metabolische Theorie des Muskelwachstums

»Metabolismus« ist der Fachbegriff für den Stoffwechsel. Stoffwechselprozesse laufen in unserem Körper sekündlich zu Tausenden ab und bestimmen quasi unser gesamtes Sein. Wir sollten den Begriff »Stoffwechsel« also auf keinen Fall ausschließlich auf die Beurteilung einer guten oder schlechten Verwertung von Kilokalorien beschränken, wie es leider weit verbreitet ist, sondern ihm eine zentrale Rolle in der Physiologie unseres Körpers zuordnen. Eine Theorie der muskelaufbauenden Prozesse besagt, dass beim Training entstehende Metaboliten (Stoffwechsel-Zwischenprodukte) wie Laktat, Phosphat oder H^+-Ionen zu Hypertrophie führen können. Ob sie das wirklich tun und in welchem Ausmaß, ist bis heute nicht ganz geklärt.

Am Beispiel des Laktats (Salz der Milchsäure) ist beispielsweise die folgende Erklärung plausibel: Laktat wird insbesondere bei ermüdenden Krafttrainingssätzen von mittlerer bis höherer Wiederholungszahl gebildet. Das Laktat kann zum Anstieg von Myogenin führen. Myogenin ist ein Protein, das an der Aktivierung muskelspezifischer Gene beteiligt ist und unter anderem bei der Bildung von Skelettmuskelfasern eine Rolle spielt. Es zählt zu den sogenannten Transkriptionsfaktoren. Dieser Faktor kann wiederum die Differenzierung von Satellitenzellen steuern. Außerdem könnten körpereigene, botenähnliche Stoffe wie Myostatin und Follistatin beeinflusst werden, die an der Regulation der Muskelmasse beteiligt sind. Beides sind Proteine, wobei das eine (Myostatin) das Muskelwachstum hemmt, das andere (Follistatin) das Muskelwachstum fördert; beide arbeiten zusammen und regulieren sich gegenseitig. Eine weitere Anreicherung an Metaboliten führt ebenfalls zu einer stärkeren Muskelermüdung und zwingt den Körper, mehr Muskelfasern in Summe einzusetzen, um eine gegebene Last weiter bewegen zu können.

Dies wiederum kann die Hormonantwort des Körpers (zum Beispiel Testosteron, IGF-1, den insulinähnlichen Wachstumsfaktor, und das Wachstumshormon GH) und den Ausstoß von sogenannten Myokinen, hormonähnlichen Botenstoffen der Muskulatur, beeinflussen. Zusätzlich kann metabolischer Stress auch eine Zellschwellung auslösen, die wiederum weitere Signalwege aktivieren kann, die sich schließlich auf das Muskelwachstum auswirken (9). Du siehst, das Ganze ist ganz schön komplex. Und ehrlich gesagt, ist das hier nur ziemlich verkürzt dargestellt und nur ganz grob an der Oberfläche gekratzt.

Welcher der beschriebenen Trainingsstimuli stärker in Bezug auf eine Hypertrophie wirkt, oder ob der »metabolische Weg« eine höhere sarkoplasmatische Hypertrophie auslöst, ist letztlich noch nicht ganz geklärt. Doch wie heißt es so schön? Viele Wege führen nach Rom und in unserem Fall zur Hypertrophie. Dass sich mehrere Vorgehensweisen als zielführend erwiesen haben, zeigt die Erfahrung, und so schauen wir uns zunächst einmal näher an, wie ein Training mit dem Ziel Muskelaufbau sinnvoll gestaltet werden kann und ob es einen »optimalen Hypertrophie-Trainingsbereich« gibt.

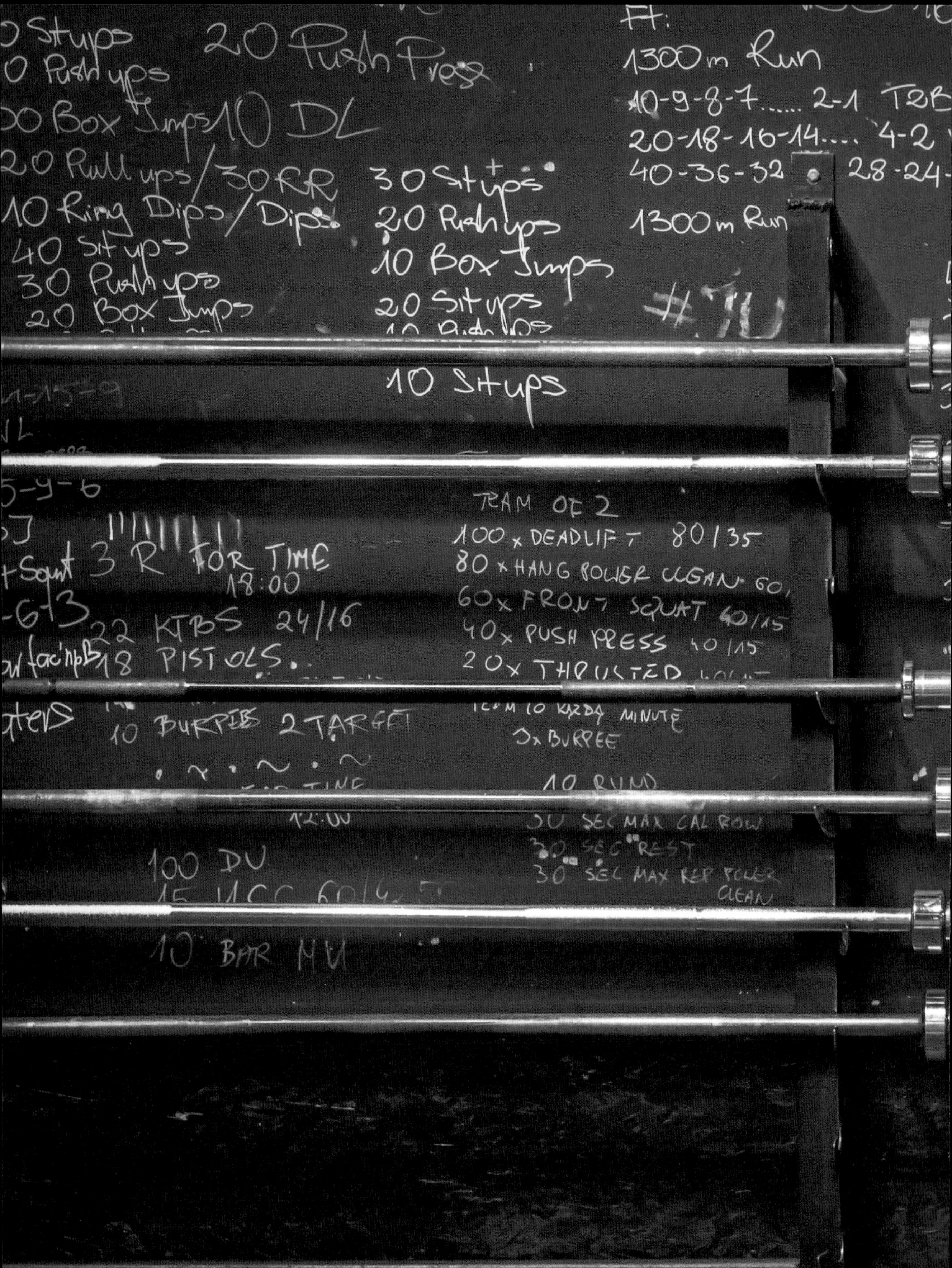
20 Push Press
10 DL
30 Situps
20 Push ups
10 Box Jumps
20 Sit ups
10 Situps
1300 m Run
40-36-32
1300 m Run
TEAM OF 2
100 x DEADLIFT 80/35
80 x HANG POWER CLEAN
60 x FRONT SQUAT 40/15
40 x PUSH PRESS 40/15
3 R FOR TIME
18:00
22 KTBS 24/16
18 PISTOLS
10 BURPEES 2 TARGET
3 x BURPEE
30 SEC MAX CAL ROW
30 SEC REST
30 SEC MAX REP POWER CLEAN
100 DU
10 BAR MU

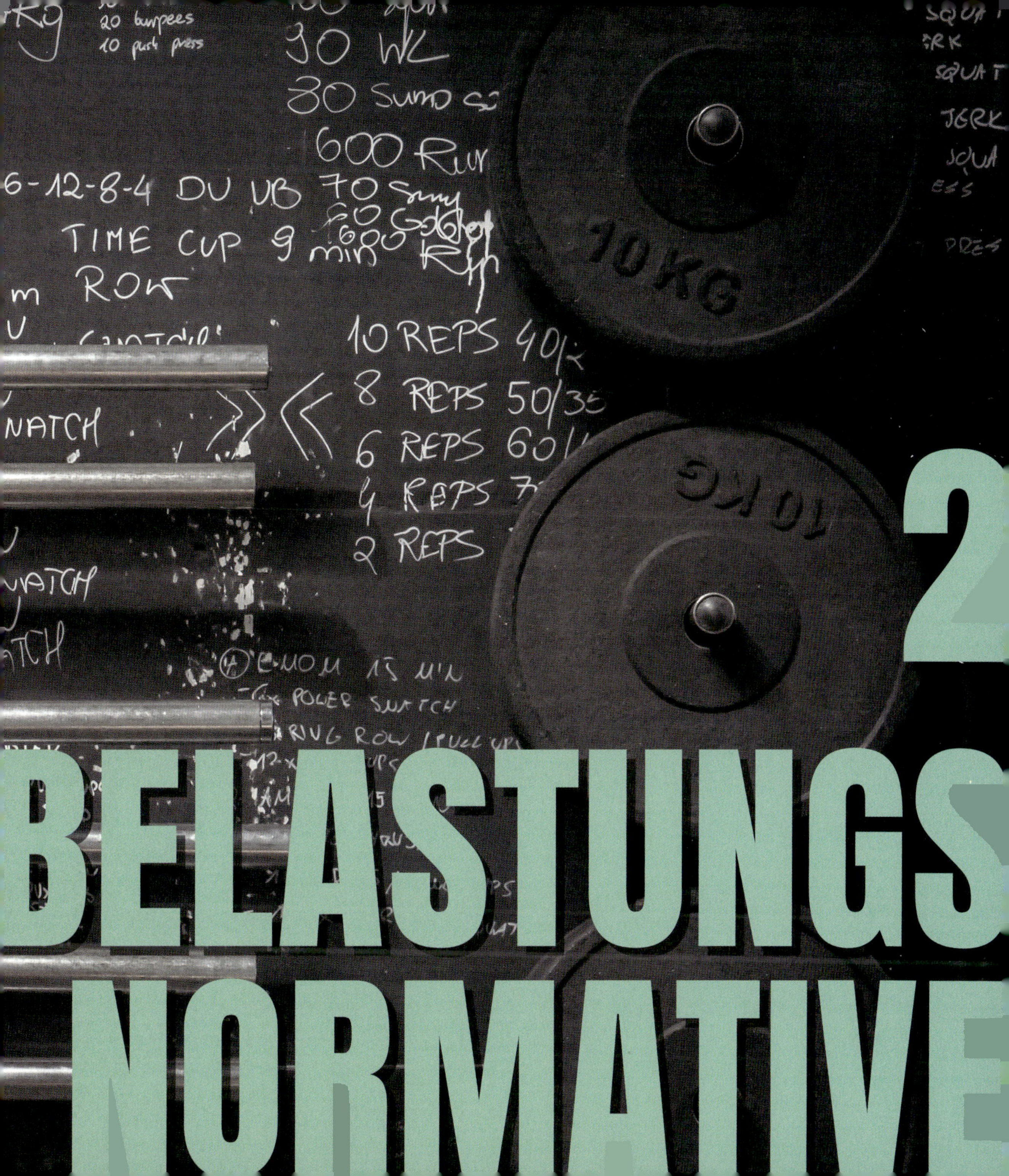

2 BELASTUNGS NORMATIVE

Die klassischen Belastungsnormative

Du hast dich sicher schon häufig gefragt, welches Krafttraining das Beste ist, wenn du Muskelmasse aufbauen willst. Wahrscheinlich war diese Frage sogar das Motiv, unser Buch überhaupt erst aufzuschlagen. In den sozialen Netzwerken scheinen viele Sportler:innen und Trainer:innen die Antwort bereits gefunden zu haben. Doch gibt es tatsächlich den »Heiligen Gral des Muskelaufbaus«? Auf den folgenden Seiten wollen wir dir Antworten liefern, sofern es die wissenschaftliche Datenlage überhaupt zulässt. Ergänzend geben wir dir nützliche Tipps aus unserer eigenen Trainingserfahrung mit auf den Weg.

Krafttraining kann auf sehr unterschiedliche Weise durchgeführt werden. Selbst wenn es bei einer Übung nur eine einzige Variante der Ausführung gäbe, bliebe immer noch offen, wie genau die Belastung gestaltet werden soll. Zur Verdeutlichung: Du könntest an zwei verschiedenen Tagen »ass to grass«-Frontkniebeugen durchführen. Am ersten Tag absolvierst du drei Sätze mit 20 Wiederholungen und 50 Kilogramm Hantellast bei einer Satzpause von einer Minute. Am anderen Tag sind es sechs Sätze mit vier Wiederholungen und 90 Kilogramm und einer Pause von vier Minuten. Wenn du dir vorstellst, wie sich diese zwei Trainingstage anfühlen, wird dir wahrscheinlich klar, dass diese beiden Trainingseinheiten völlig unterschiedliche Reaktionen in deinem Körper hervorrufen werden. Diese Reaktionen wiederum werden damit auch sehr wahrscheinlich sehr verschiedene Anpassungen hervorrufen (siehe Kapitel 1).

Spinnen wir einmal herum und stellen uns vor, du würdest diese Trainingseinheiten zusammen mit Arnold Schwarzenegger in seiner besten Form absolvieren, ohne das Gewicht oder andere Faktoren anzupassen. Auch in diesem Gedankenspiel werden sich eure körperlichen Reaktionen während und nach den Kniebeugen und die damit verbundenen Anpassungen sehr stark voneinander unterscheiden. Aus diesem Grund ist es bei der praktischen Umsetzung von Training notwendig, in Abhängigkeit deiner Trainingsziele die Trainingsbelastungen präzise und vor allem individuell zu planen, um ungeeignete Belastungen oder eine Über- oder eine Unterforderung zu vermeiden.

Dazu werden in der Trainingswissenschaft sogenannte Belastungsnormative verwendet, welche synonym auch als Trainingsvariablen, Belastungskomponenten oder -merkmale bezeichnet werden. Zu diesen gehören unter anderem Faktoren wie die Belastungsintensität, die Anzahl der Wiederholungen und eine ganze Reihe anderer Komponenten, die auf den folgenden Seiten im Detail besprochen werden sollen. Das ist ein sehr wichtiges Thema, da die Gestaltung der Belastungsnormative über die akuten Belastungsreaktionen und damit über deine langfristigen Anpassungsprozesse an das Krafttraining (zum Beispiel Hypertrophie) entscheiden.

Belastungsintensität und Anzahl der Wiederholungen

Die Belastungsintensität bezieht sich beim Krafttraining üblicherweise auf die Höhe des verwendeten Widerstands. Sie wird meistens in Prozent des Einerwiederholungsmaximums angegeben (englisch: One-Repetition Maximum [1-RM]). Konkret ist die Intensität in den meisten Fällen gleichbedeutend mit dem Gewicht, das du bei einer klassischen Krafttrainingsübung verwendest. Die Anzahl der Wiederholungen, die du bei einer Übung maximal absolvieren kannst, steht in einem entgegengesetzten Verhältnis zur Belastungsintensität. Das heißt, je höher die relative Intensität, desto niedriger ist die Anzahl der möglichen Wiederholungen. Aus diesem Grund ist es trainingspraktisch sinnvoll, die Belastungsintensität und die Anzahl der Wiederholungen gemeinsam zu betrachten.

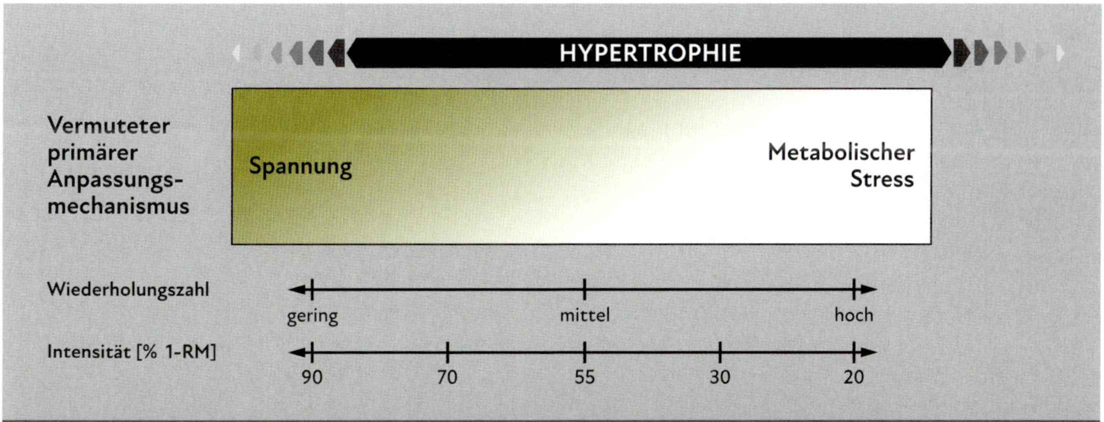

Die Wiederholungszahl, die dazugehörige Intensität und der vermutete primäre Anpassungsmechanismus im Hypertrophietraining stehen in einem engen Verhältnis (Grafik modifiziert nach [14]).

Für Muskelaufbau wird dir üblicherweise ein Training mit acht bis zwölf Wiederholungen bei 60 bis 80 Prozent des 1-RM empfohlen. Bei dieser Art des Trainings wirken dementsprechend moderate bis hohe mechanische Spannungen auf deine Muskeln ein (siehe »Die Spannungstheorie des Muskelwachstums« auf Seite 20). Heute weiß man jedoch, dass auch metabolische Reize das Potenzial besitzen, Muskelwachstum auszulösen (siehe »Die metabolische Theorie des Muskelwachstums« ab Seite 22). Diese fallen bei Trainingssätzen mit niedrigen Belastungsintensitäten und hoher Wiederholungszahl bis zur Erschöpfung besonders hoch aus. Vergleicht man die Wirksamkeit von Krafttraining mit niedrigen (< 60 Prozent 1-RM) und hohen Intensitäten (> 60 Prozent 1-RM), zeigen Studien in Bezug auf den Zuwachs an Muskulatur, dass beide Varianten zu vergleichbaren Ergebnissen führen (10–12). Dies ist jedoch nur dann der Fall, wenn das Krafttraining mit niedrigen Intensitäten bis zum Muskelversagen durchgeführt wurde (13). Wenn nicht bis zum Muskelversagen trainiert wird, ist das Training mit höheren Intensitäten wirksamer.

Physiologisch kann argumentiert werden, dass beim Training mit hohen Intensitäten vor allem Signalwege, die in Verbindung mit mechanischer Spannung stehen, überwiegen, wohingegen bei hoher muskulärer Ermüdung Mechanismen, die mit metabolischem Stress assoziiert sind, bedeutsamer werden. Beide führen jedoch, wie bereits erwähnt, zum gleichen Resultat, nämlich Muskelzuwachs. Das heißt, bei deinem Hypertrophietraining kannst du eine ganze Bandbreite von Intensitäten verwenden, wodurch dir bei der Trainingsplanung einiges an Spielraum bleibt.

Welche Intensität empfehlenswert ist

Sehr hohe Intensitäten, die über 90 Prozent des 1-RM liegen, sind trotz sehr hoher mechanischer Spannungen im Hypertrophietraining nicht optimal, da die Reizdauer, das heißt die Zeit unter Spannung (TUT), in Summe zu gering für einen effektiven Muskelaufbau ausfällt. Ebenso sind Trainingssätze bis zum Muskelversagen mit sehr niedrigen Intensitäten (bei 20 bis 30 Prozent 1-RM) bezogen auf Hypertrophie zwar effektiv, jedoch aus praktischer Sicht eher ungeeignet, da

- die Trainingssätze sehr lange dauern,
- das Training enorm schmerzhaft wäre und
- der Grad muskulärer Ermüdung, der für die Hypertrophieeffekte erforderlich ist, in der Praxis bei einer solch niedrigen Intensität selten erreicht wird.

Von einem eng definierten Trainingsbereich, wie beispielsweise acht bis zwölf Wiederholungen bei 60 bis 80 Prozent 1-RM, kannst du dich aus heutiger Sicht verabschieden. Dir stehen weitaus mehr Variationsmöglichkeiten zur Verfügung, die dich zum Ziel bringen.

Belastungsumfang und Trainingshäufigkeit

Es gibt verschiedene Möglichkeiten, den Belastungsumfang im Krafttraining zu beschreiben. Eine sehr einfache Methode ist die Berechnung der Summe aller absolvierten Trainingssätze für einen Muskel über den Zeitraum einer Woche. Die Trainingshäufigkeit beziehungsweise Trainingsfrequenz wird am genauesten als Zahl der Trainingseinheiten pro Muskelgruppe pro Woche definiert.

Im Hinblick auf Muskelaufbau sind bei Trainingsanfänger:innen bereits vier Sätze pro Muskel und Woche wirksam (15), jedoch steigen die Zuwächse mit zunehmendem Belastungsumfang (16). Man könnte daraus schlussfolgern, es gelte der Leitsatz »je mehr, desto besser«, allerdings existiert wahrscheinlich eine Obergrenze bezüglich des maximal tolerierbaren Belastungsumfangs. Dieser hängt von vielen Faktoren ab, wie beispielsweise der Trainingserfahrung, der Ernährung und der Regenerationsfähigkeit, und lässt sich demnach nach heutigem Wissensstand nicht genau definieren. Bekannt ist jedoch, dass Fortgeschrittene für ein effektives Training sehr wahrscheinlich mehr Sätze benötigen. Daher absolvieren beispielsweise Bodybuilder:innen in der Off-Season im Mittel 12 bis 20 Sätze pro Muskelgruppe und Woche (17).

Ein genauer Blick auf die Definition der Trainingshäufigkeit — INFO

Unter Trainierenden wird die Trainingshäufigkeit oft mit den Trainingseinheiten pro Woche gleichgesetzt. Für ein Ganzkörpertraining ist dies auch richtig, bei einem Split-Trainingsplan ist dies jedoch nicht korrekt. Zum Beispiel wird beim weitverbreiteten Push-Pull-Beine-Split zwar mehrmals pro Woche trainiert, die Beine jedoch nur einmal in der Woche belastet. Damit wäre die Trainingshäufigkeit der Beinmuskulatur mit »einmal pro Woche« zu bezeichnen.

Wie oft eine Muskelgruppe trainiert werden soll

Wie genau du die Sätze für eine Muskelgruppe über die Woche und auf einzelne Übungen verteilst, ist bei gleichem Belastungsumfang wahrscheinlich zweitrangig. Wir würden dir jedoch eine höhere Trainingshäufigkeit und unterschiedliche Übungen für die entsprechenden Muskelgruppen nahelegen. Beispielsweise statt montags für die Brust neun Sätze Bankdrücken, besser montags drei Sätze Bankdrücken, mittwochs drei Sätze Fliegende (Flys) und freitags drei Sätze Schrägbankdrücken.

Bezüglich der Trainingshäufigkeit deuten die derzeitigen Erkenntnisse aus Übersichtsarbeiten darauf hin, dass Muskelgruppen mindestens zweimal pro Woche trainiert werden sollten (18). Eventuell sind höhere Frequenzen bei gleichbleibendem Belastungsumfang für den Muskelaufbau sogar noch effektiver (19).

Demnach bist du als Anfänger:in mit zwei bis drei Trainingseinheiten pro Woche und fünf bis neun Sätzen pro Muskelgruppe pro Woche sehr gut beraten. Als ambitionierter Fortgeschrittener sind höhere Trainingshäufigkeiten mit 10 bis 16 Sätzen pro relevanten Muskeln pro Woche wahrscheinlich sinnvoll. Erfahrungsgemäß können sehr weit fortgeschrittene »Profis« zum Teil sogar 20 Sätze pro Muskel und Woche tolerieren. Wenn es nicht um weitere Hypertrophie, sondern einen Erhalt der Muskelmasse geht, können jedoch auch 4 bis 6 Sätze pro Muskel und Woche ausreichen.

Satzpause

Die Satzpause beschreibt die Erholungszeit zwischen Sätzen oder Übungen. Sie gehört wahrscheinlich zu den Faktoren, dem in der Trainingspraxis oft weniger Beachtung geschenkt wird. Und das, obwohl die Satzpause – verglichen mit den anderen Belastungsnormativen – mindestens gleichbedeutend ist, da sie die muskuläre Ermüdung und damit die Trainingsdauer direkt beeinflussen kann. Dies hat wiederum erheblichen Einfluss auf die zu erwartenden Trainingsanpassungen.

Wie lange die Satzpause beim Hypertrophietraining sein sollte, wird in der wissenschaftlichen Literatur kontrovers diskutiert. Aus den wenigen vorhandenen Studien zum Thema Satzpausen im Muskelaufbautraining ergeben sich zwei alternative Betrachtungsweisen. Zum einen kannst du kurze Satzpausen von weniger als einer Minute effektiv einsetzen, da dadurch deine Ermüdung zwischen den Trainingssätzen größer ausfallen wird. Das hat die Konsequenz, dass, verglichen mit längeren Satzpausen, der metabolische Stress höher ausfällt. Der Nachteil wäre dabei jedoch, dass sich aufgrund der unvollständigen Pause entweder bei konstantem Trainingsgewicht die Gesamtzahl absolvierter Wiederholungen reduziert oder du bei konstanter Wiederholungszahl dein Trainingsgewicht von Satz zu Satz sukzessive reduzieren musst. Zum anderen kannst du Pausen von weit mehr als einer Minute wählen. Hierbei reduziert sich zwar der metabolische Stress, je länger die Satzpause dauert, jedoch wirst du durch die längere Erholungsphase entweder in Summe mehr Wiederholungen schaffen als mit sehr kurzen Pausen oder eine vorgegebene Wiederholungszahl mit höherem Gewicht stemmen können. Das heißt, bei längeren Pausen nimmt die Bedeutung der mechanischen Spannung gegenüber dem metabolischen Stress zu.

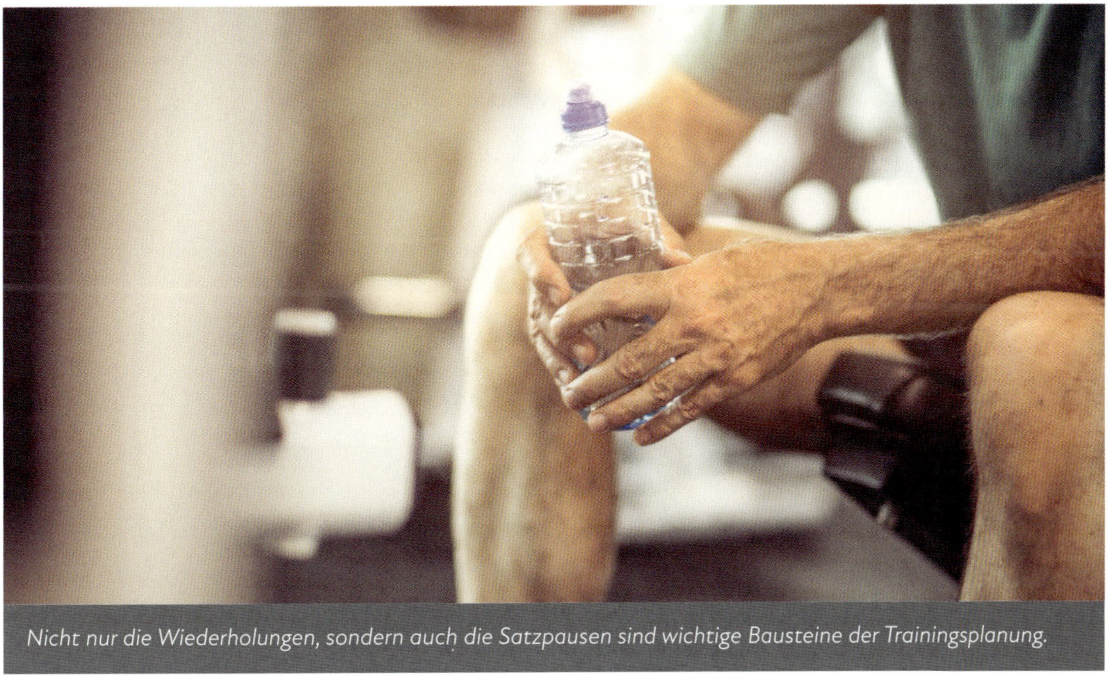

Nicht nur die Wiederholungen, sondern auch die Satzpausen sind wichtige Bausteine der Trainingsplanung.

Kurze und lange Pausen

Kurze Pausen bieten sich vor allem bei niedrigen Intensitäten oder Isolationsübungen an. Längere Pausen empfehlen wir dir bei Grundübungen, speziell dann, wenn du gerne mit hohen Intensitäten trainierst. Im Allgemeinen möchten wir dir nahelegen, der Satzpause beim Krafttraining mehr Beachtung zu schenken, und diese, ebenso wie die anderen Belastungsnormative, gezielt zu variieren.

In den bisherigen Studien waren beide Pausenstrategien bezogen auf den Muskelzuwachs gleichermaßen effektiv (20, 21). Du hast folglich bei deinem Training die Wahl, die Satzpause nach deiner eigenen Vorliebe zu wählen oder diese gezielt zu variieren, um die Muskelwachstum auslösenden Mechanismen bewusst zu akzentuieren.

Weitere krafttrainingsspezifische Faktoren

Neben den klassischen Belastungsnormativen gibt es noch weitere krafttrainingsspezifische Faktoren, die du für ein optimales Muskelaufbautraining berücksichtigen solltest. Manche sind sehr geläufig, andere werden jedoch entweder gar nicht oder nur unbewusst berücksichtigt. Wir möchten dir in diesem Kapitel zeigen, wie komplex die Krafttrainingsgestaltung sein kann, und dir gleichzeitig weitere Denkanstöße und praxisnahe Tipps auf der Basis wissenschaftlicher Erkenntnisse liefern, damit du dein Training optimieren kannst.

Trainingsmittel und Übungsauswahl

Krafttrainingsübungen gibt es wie Sand am Meer. Dazu existieren eine Reihe verschiedener Trainingsmittel wie Geräte und Maschinen, Kabelzüge, Lang- und Kurzhanteln sowie diverse Kleinstgeräte wie Medizinbälle, Sandsäcke oder Gummibänder, die dir nahezu unbegrenzte Möglichkeiten der Übungsauswahl und -variation bieten. Grundsätzlich gibt es keine guten oder schlechten Übungen, da alle ihre Daseinsberechtigung besitzen und jeweils mit eigenen

Vor- und Nachteilen einhergehen. Vielmehr kommt es darauf an, dass du entsprechend deiner Ziele, deiner Vorlieben und unter Berücksichtigung der momentanen Umstände in deinem (Trainings-)Leben eine sinnvolle Übungsauswahl mit den richtigen Trainingsmitteln für dich triffst und gegebenenfalls regelmäßig variierst. Daher möchten wir die Vorzüge und Nachteile verschiedener Trainingsmittel und -formen vorstellen und Ratschläge für dein Hypertrophietraining geben.

Ein- und mehrgelenkige Übungen

Beim Krafttraining unterscheidet man ein- und mehrgelenkige Übungen, bei welchen entweder nur ein Gelenk isoliert oder mehrere Gelenke komplex, das heißt gleichzeitig trainiert werden. Ein Beispiel für eine eingelenkige Isolationsübung wäre der Bizeps-Curl mit einer Kurzhantel, bei dem primär nur die Armbeuger des Ellbogengelenks beansprucht werden. Zu den komplexen beziehungsweise mehrgelenkigen Übungen gehört beispielsweise die Beinpresse. Hier werden primär die Knie- und Hüftstrecker trainiert.

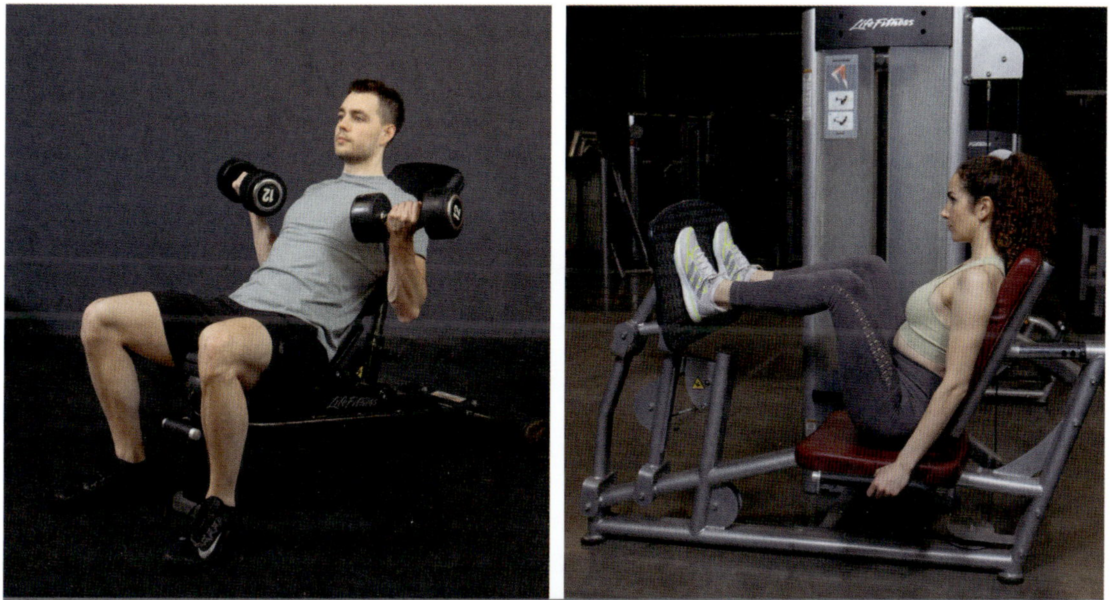

Der Bizeps-Curl ist ein klassisches Beispiel für eine eingelenkige, die Beinpresse ein gutes Beispiel für eine mehrgelenkige Übung.

Trainieren nach dem »Faultier-Komplex«

Wenn du mit nur zwei Übungen alle wichtigen Muskelgruppen trainieren möchtest, könntest du unseren »Faultier-Komplex« ausprobieren. Dieser besteht aus zwei mehrgelenkigen Kombinationsübungen: zum einen der Kombination eines Klimmzugs mit Heranziehen der Beine zur Brust und zum anderen der Übung »Thruster«, bei der eine Frontkniebeuge mit Schulterdrücken kombiniert wird. Dadurch hast du die Kniebeuger und -strecker, die Hüftbeuger und -strecker, die Rumpfbeuger und -strecker, die Schultern, den Latissimus sowie die Armbeuger und -strecker trainiert.

Bei eingelenkigen Übungen lassen sich einzelne Muskeln in der Regel gezielter trainieren als bei mehrgelenkigen. Zudem sind sie in der Regel einfacher zu erlernen. Dem gegenüber sind bei mehrgelenkigen Übungen die Anforderungen an die Koordination höher und mehr Muskelgruppen auf einmal beteiligt. Mehrgelenkigen Übungen sollte aus zeitökonomischer Sicht ein höherer Stellenwert zugeordnet werden, da sie mehrere Muskeln gleichzeitig trainieren (22). Eingelenkige Übungen werden in einem Krafttraining meist ergänzt, um individuelle Schwächen auszugleichen oder gezielt bestimmte Körperpartien zu trainieren.

Maschinen- und gerätegestütztes Training

Klassische Fitnessstudios zeichnen sich meist durch einen riesigen Gerätepark aus. Selbst für kleine Muskeln steht oft ein eigenes Gerät bereit, um deren Funktion isoliert trainieren zu können. Daher würde es bei Weitem den Rahmen dieses Buchs sprengen, auf alle Bauarten und Besonderheiten – wie Kurvenscheiben und besondere Griffarten – der Geräte verschiedener Hersteller einzugehen. Aus diesem Grund wollen wir nur eine Übersicht der wichtigsten Eigenschaften sowie der Vor- und Nachteile verschiedener Gerätekategorien geben. Wir beziehen uns hier dabei ausschließlich auf den Muskelaufbau.

Das Training an Geräten

Aufgrund der sehr geführten Ausführung der Übungen und den geringen Anforderungen an die Stabilität und das Gleichgewicht, gilt das Gerätetraining als sehr einfach zu erlernen. Zudem erlaubt die Führung durch das Gerät, einzelne Muskelgruppen zum Teil gezielter anzusteuern. Außerdem ermöglichen geschickt konstruierte Geräte, einen Widerstand aus jeder beliebigen Richtung zu applizieren. Dadurch kannst du an Geräten auch Bewegungen effektiv ausführen, die du mit freien Gewichten nicht so einfach trainieren kannst. Dies gilt beispielsweise für das Heranführen und Abspreizen der Hüfte oder das Wadenheben bei gebeugtem Knie. Beim Freihanteltraining verändert sich außerdem ständig der Hebelarm und damit das um ein Gelenk wirkende Drehmoment (Drehmoment = Kraft × Hebelarm). Das erklärt, warum Hantelübungen, wie beispielsweise der Bizeps-Curl, in manchen Gelenkwinkeln einfacher und in anderen wiederum schwieriger sind. Im Kontrast dazu ermöglichen es bei Geräten bestimmte Bauteile, wie zum Beispiel Kurvenscheiben, dass sich die aufzubringende Kraft im Laufe einer Bewegung ändert. Dadurch kann theoretisch immer das gleiche Drehmoment um ein Gelenk erzeugt werden. Dies kann theoretisch als weiterer Pluspunkt für das Gerätetraining gewertet werden. Darüber hinaus ist die Wahrscheinlichkeit geringer, dass du dich beim Gerätetraining durch das Stolpern über Hantelscheiben oder fallen gelassene Gewichte verletzt.

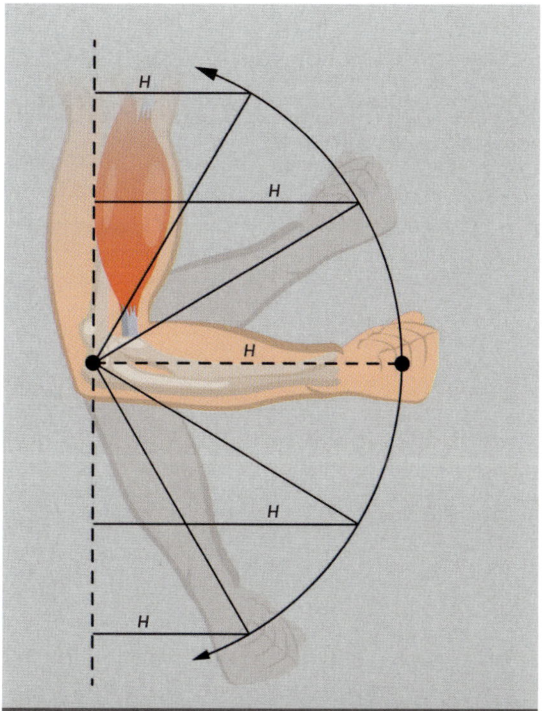

Die Veränderung des Hebelarms in Abhängigkeit des Gelenkwinkels ist bei Übungen mit Hanteln am Beispiel des Bizeps-Curls gut nachzuvollziehen.

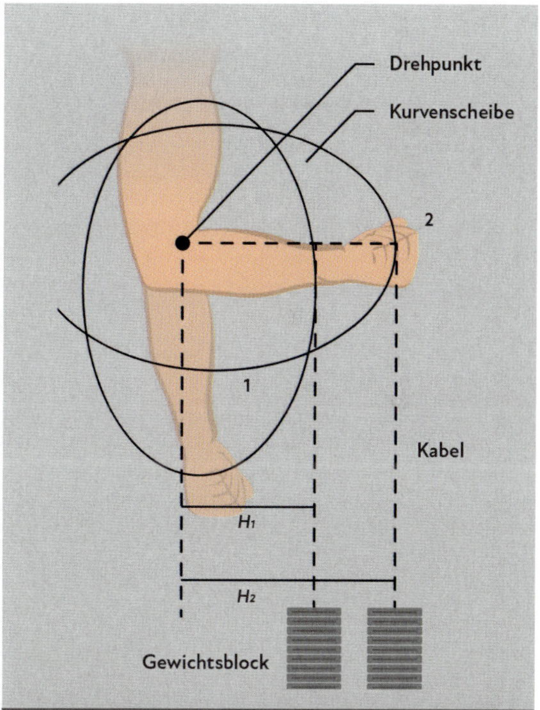

Die Veränderung des Drehmoments beim Gerätetraining erfolgt durch die Vergrößerung des Hebelarms durch eine Kurvenscheibe.

Zu den Nachteilen des Trainings an Geräten zählt jedoch, dass im Speziellen die Aktivierung der stabilisierenden Muskeln oft geringer ausfällt als beim Freihanteltraining. Außerdem haben Geräte meist weniger Freiheitsgrade als Hantelübungen. Beispielsweise kannst du an einer Beinstrecker-Maschine die Knie nur um einen fixen Drehpunkt beugen und strecken, wohingegen man sich mit einer Hantel, zum Beispiel bei Ausfallschritten, frei im Raum bewegen kann. Zusätzlich zu nennen ist an dieser Stelle der erhöhte Platzbedarf sowie die Anschaffungskosten eines Geräteparks für den ganzen Körper. Weiterhin sind Geräte oft nicht für jede Körpergröße angemessen konstruiert, sodass besonders große oder kleine Sportler:innen oft nicht mit angemessenen Einstellungen trainieren können.

Abgesehen von den hier angeführten Vor- und Nachteilen, die es abzuwägen gilt, zeigen Studien, dass Geräteübungen im Vergleich zu freien Krafttrainingsübungen mit Hanteln in Bezug auf Muskelaufbau gleich effektiv sind (23). Daher solltest du dich bei der Übungsauswahl vor allem an deiner Übungskompetenz, den vorhandenen Geräten und deinen Vorlieben orientieren. Wir empfehlen dir eine Kombination oder zumindest regelmäßige Variation aller verfügbaren Geräte- und Hantelübungen, die zu deinen Zielen passen.

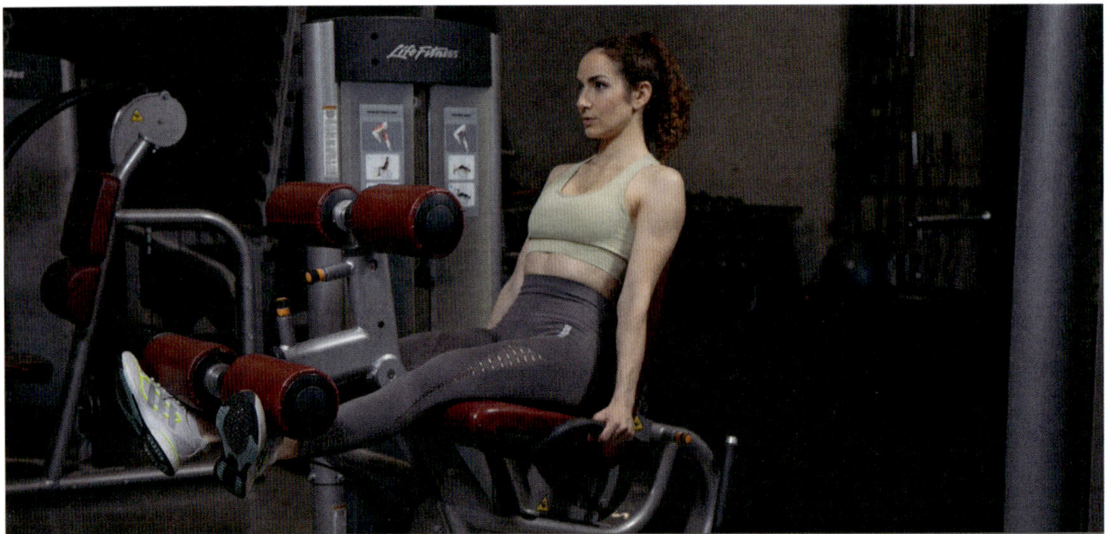

Das Training an der Beinstrecker-Maschine gibt eine genaue Bewegungsrichtung vor – was Vorteil und Nachteil zugleich bedeutet.

Was ist funktionelles Training?

INFO

Gerätetraining mit festgelegten Bewegungsausführungen gilt unter modernen Trainer:innen häufig als »unfunktionell«, da eine zentrale Auffassung des Begriffs »funktionelles Krafttraining« darin besteht, Übungen so zu wählen, dass deren Ausführung möglichst den Bewegungsabläufen des Alltags entspricht. Es gibt jedoch weitere Interpretationen, was »funktional« im Kontext des Krafttrainings bedeuten kann. »Funktional« kann auch als »zweckmäßig« oder »einen Zweck erfüllend« verstanden werden. Wenn beispielsweise dein Trainingsziel lautet, dass du einen 40 Zentimeter umfassenden Oberarm haben möchtest und die Übung »Bizeps-Curl« am Gerät diesen Zweck erfüllt, ist sie als funktional zu bewerten. Betrachtet man »funktionelles Training« aus einer anatomischen Perspektive, ergibt sich eine weitere Sichtweise. Verdeutlichen wollen wir dir dies am Beispiel der Kniestreckermuskulatur. Wenn du am Kniestrecker-Gerät trainierst, erfüllst du, wie der Name bereits vermuten lässt, die anatomische Hauptaufgabe dieser Muskelgruppe. Ergo, das Training am Gerät war ebenfalls funktional.

Isokinetik – die Zukunft des Gerätetrainings?

Der Begriff »Isokinetik« bedeutet so viel wie gleichbleibende Geschwindigkeit. Spezielle Geräte, die Isokineten genannt werden, erlauben es dir, unabhängig davon, wie viel Kraft du aufbringst, mit einer vorher definierten gleichbleibenden Bewegungsgeschwindigkeit zu trainieren. Wenn du mehr Kraft aufbringst, bietet dir der Isokinet also mehr Widerstand und umgekehrt. Isokinetisches Training kommt häufig zur Leistungsdiagnostik und in der Rehabilitation zum Einsatz, doch große Gerätehersteller bieten mittlerweile auch kostengünstigere und praktikable Lösungen für Fitnessstudios an.

Neben den bereits beschriebenen Vor- und Nachteilen von Geräten bieten Isokineten meist zusätzlich die Möglichkeit zur speziellen Kraftdiagnostik. Außerdem besitzen sie die Option, sowohl die überwindende als auch die nachgebende Phase einer Bewegung mit Widerstand zu versehen. Dadurch kannst du beispielsweise Schulterdrücken und Latziehen an einem Gerät trainieren. Zudem kann man die nachgebende Phase einer Übung mit zusätzlichem Widerstand erschweren (siehe den Abschnitt »Exzentrikbetontes Krafttraining« ab Seite 59).

Darüber hinaus kannst du im Gegensatz zu Geräten mit Gewichtsblock bei isokinetischen Geräten nicht mit Schwung trainieren. Zu guter Letzt der für den Muskelaufbau wahrscheinlich wichtigste Punkt: Da sich der Widerstand fortlaufend an die Kraft anpasst, die du aufbringst, ermöglichen Isokineten ein Training mit momentan maximal möglicher Anstrengung bis zur letzten Wiederholung eines Satzes. Sollte deine Kraft aufgrund von Ermüdung abnehmen, reduziert sich der Widerstand des Geräts automatisch und du kannst die vorgegebene Wiederholungszahl dennoch erreichen. Die Gesamtzeit unter Spannung (TUT = Time under tension) bleibt also konstant. Als Nachteile dieser Geräte sind vor allem die hohen Anschaffungskosten und der relativ hohe technische Aufwand anzusehen.

Die vielfältigen Trainingsmöglichkeiten an Isokineten machen es schwierig, eine allgemeine Bewertung abzugeben. Doch manche Forschungsergebnisse in Bezug auf den Muskelaufbau sind vielversprechend (24). Es bleibt folglich abzuwarten, wie sich die Thematik Isokinetik in der Trainingspraxis des Hypertrophietrainings etabliert. Wer in seinem Fitnessstudio bereits die Möglichkeit hat, isokinetisch zu trainieren, sollte dies unbedingt einmal über einen Zyklus von mehreren Wochen ausprobieren.

Kabelzüge – vielseitiges Instrument für intelligentes Muskeltraining

Ähnlich wie bei Geräten bieten Kabelzüge die Möglichkeit, einen Trainingswiderstand aus nahezu beliebiger Richtung zu applizieren. Gleichzeitig ist man deutlich freier im Raum beweglich, ohne von einem Gerät einen festen Bewegungsablauf vorgegeben zu bekommen. Dadurch bieten sich zahllose Übungsmöglichkeiten, vorausgesetzt, man kennt sich ein wenig mit den Funktionen der Zielmuskeln aus. In der Realität lassen sich jedoch leider Sportler:innen beim Trainieren beobachten, die die skurrilsten Bewegungsabläufe am Kabelzug ausführen, welche meist nur noch sehr entfernt mit sinnvollen Krafttrainingsübungen verwandt sind.

Zu den Vorteilen von Kabelzügen gehört, dass sie es häufig erlauben, mehrere Funktionen eines Muskels zu kombinieren, wodurch eine Übung noch effektiver wird. Beispielsweise kann man bei Flys am Kabelzug die Übung so variieren, dass der Zug von hinten unten kommt und damit sowohl das Vorführen wie das Heranführen des Arms als auch die Innenrotation im Schultergelenk gleichzeitig in einer Bewegung kombiniert werden.

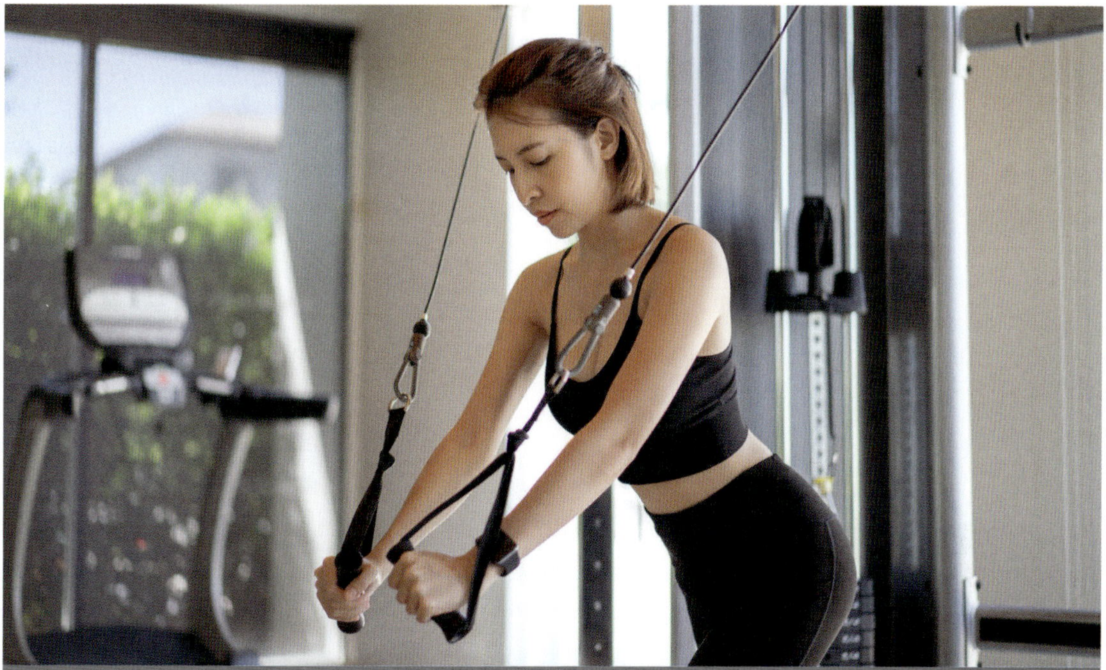

Bei Flys am Kabelzug kann das Nach-vorn- und Heranführen des Arms sowie die Innenrotation im Schultergelenk gleichzeitig trainiert werden.

Hanteln oder starre Griffe an Geräten ermöglichen das häufig nicht. Am Kabelzug nicht praktikabel ist in vielen Fällen jedoch das Training der Beine, da entweder Beinschlaufen verwendet werden müssen, die nicht immer zur Verfügung stehen, der Stand erschwert ist oder der verbaute Gewichtsblock schlicht nicht für eine trainingswirksame Intensität ausreicht. Kabelzüge besitzen folglich eine Reihe Vorzüge, jedoch nur in bestimmten Situationen und nicht für jede Muskelgruppe gleichermaßen. Daher sehen wir die meisten Übungen am Kabelzug eher als Ergänzung statt als Kernelement einer Trainingseinheit mit dem Ziel Hypertrophie.

Freihanteltraining – zeitloser Klassiker des Krafttrainings

Alle Übungen mit Lang-, Kurz- und Kugelhanteln (englisch: Kettlebells), welche, nicht geführt wie bei Geräten, gegen die Schwerkraft ausgeführt werden, zählen zum Freihanteltraining. Das heißt, die Übungen sind nur dann trainingswirksam, wenn du ein Widerstand entgegen der Erdanziehung bewegst oder bremst.

Das Prinzip der Schwerkraft berücksichtigen

Ab und zu sieht man Sportler:innen im Fitnessstudio, die das Prinzip der Schwerkraft nicht ganz verstanden zu haben scheinen. Beispielsweise wenn im Stand mit Kurzhanteln und 90 Grad gebeugtem Ellbogen vermeintlich die Rotatorenmanschette des Schultergelenks »trainiert« wird, statt sich entweder in die Horizontale zu begeben oder einen Kabelzug zu benutzen. Ein weiteres Beispiel ist die Seitneigung des Rumpfes im Liegen. Hierbei trainiert man primär statisch die Beugung der Wirbelsäule. Für die Seitneigung wäre das Kurzhantel-Seitneigen im Stand sehr wahrscheinlich zielführender.

Für viele Trainer:innen und Sportler:innen besteht der wichtigste Vorteil von Hantelübungen darin, dass diese stärker den Aktivitäten des Alltags ähneln als geführte Übungen an Geräten. Es spricht jedoch noch deutlich mehr für ein Training mit Hanteln. Zum Beispiel werden bei Übungen mit freien Gewichten meist mehrere Muskelgruppen und deren komplexes Zusammenspiel trainiert, statt diese zu isolieren. Zudem ist deine Bewegungsfreiheit mit freien Gewichten nicht eingeschränkt. Das hat die Folge, dass du in deiner Übungsauswahl und -ausführung flexibler bist und dabei mehr stabilisieren musst als beim Training mit Geräten. Es sind folglich, gerade wenn das Gewicht wie bei Kniebeugen auf dem gesamten Körper lastet, mehr Muskeln aktiv – verglichen mit einem Gerätetraining. Dies gilt insbesondere für die Rumpfmuskulatur, welche beispielsweise bei Übungen an Geräten im Sitzen kaum beansprucht werden.

Außerdem sind Freihantelübungen für Menschen jeder Körpergröße und Statur durchführbar, wohingegen ein Training an Geräten durch deren limitierte Einstellungsmöglichkeiten für Personen mit von der Norm abweichendem Körperbau oft nicht sinnvoll machbar ist. Weiterhin kannst du beim Hanteltraining Gewichtssteigerungen von einzelnen Kilogramm vornehmen, wohingegen die Gewichtsblöcke von Geräten im besten Fall nur in 2,5-Kilogramm-, im schlimmsten in 10-Kilogramm-Schritten vorzunehmen sind. Darüber hinaus ist ein auf Freihanteln basierendes Training sehr platzsparend möglich, was es besonders auch für das Krafttraining zu Hause attraktiv macht.

Zu den Nachteilen zählt, dass Freihanteltraining aufgrund seiner mehrgelenkigen Natur und den höheren Anforderungen an das Gleichgewicht, schwieriger zu erlernen gilt als Übungen an Geräten. Jedoch haben wir die Erfahrung gemacht, dass du auch als Anfänger:in unter fachkundiger Anleitung die wichtigsten Hanteltechniken schnell erlernen kannst. Dadurch profitierst du sogar langfristig von diesem vermeintlichen Nachteil, da du durch Freihanteltraining dein Gleichgewicht verbessern kannst.

Trotz der weiter oben beschriebenen Vorteile von Übungen an Geräten empfehlen wir, dir aufgrund der langen Liste an Vorteilen dein Hypertrophietraining um Freihantelübungen herum aufzubauen. Dieses kann dann bei Bedarf durch Gerätetraining wirksam ergänzt werden.

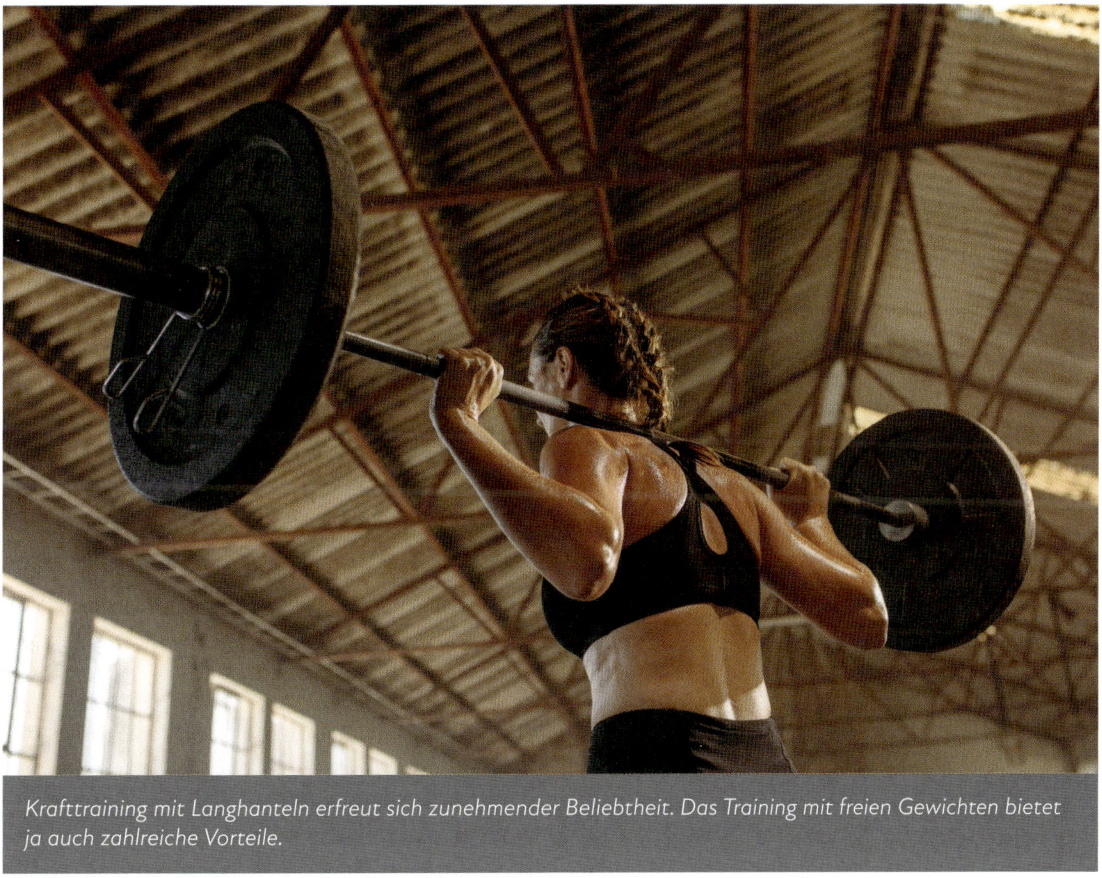

Krafttraining mit Langhanteln erfreut sich zunehmender Beliebtheit. Das Training mit freien Gewichten bietet ja auch zahlreiche Vorteile.

Die Atmung beim Krafttraining

In der Regel wird empfohlen, in der konzentrischen Phase einer Übung aus- und während der exzentrischen Phase einzuatmen. Es existieren jedoch auch Übungen, bei denen die sogenannte Pressatmung empfohlen werden kann, beispielsweise bei Grundübungen mit sehr hohen Lasten. Hierbei kann die Pressatmung in Verbindung mit einer Anspannung der Bauchmuskeln helfen, die Wirbelsäule zu stabilisieren. Dies funktioniert, indem in der konzentrischen Phase gegen verschlossene Atemwege im Kehlkopf ausgeatmet wird. Dadurch wird die Belastung der Bandscheiben reduziert und die Erhaltung einer neutralen Wirbelsäulenposition erleichtert. Allerdings ist zu beachten, dass Pressatmung Nebenwirkungen wie Schwindel, hohen Blutdruck und Ohnmacht mit sich bringen kann. Daher empfehlen wir gesunden Trainierenden, die Pressatmung nur bei Grundübungen mit maximalen Gewichten über wenige Sekunden anzuwenden.

Unilaterales Krafttraining – effektiv trainieren mit weniger Last

Unter unilateralem Krafttraining versteht man Übungen, die mit nur einem Arm oder einem Bein ausgeführt werden, zum Beispiel Aufsteiger (englisch: Box Steps) und Ausfallschritte (englisch: Lunges). Demgegenüber werden bei bilateralen Krafttrainingsübungen, wie beispielsweise Kniebeugen, beide Extremitäten gleichermaßen einbezogen. Unilaterale Übungen sind, verglichen mit ihren bilateralen Varianten, in der Regel anspruchsvoller für das Gleichgewicht. Zudem konnten Studien zeigen, dass die Aktivität einzelner Muskeln beim unilateralen Training verglichen mit ihren bilateralen Verwandten zwar höher ausfällt, bei anderen demgegenüber jedoch geringer (25, 26). Zu den Vorteilen unilateraler Übungen gehört zudem, dass du verglichen mit bilateralen Varianten eine gewünschte Muskelgruppe mit leichteren Lasten belasten kannst und diese trotzdem effektiv trainierst. Beispielsweise benötigst du beim Bulgarian Split Squat eine geringere Hantellast als bei der Nackenkniebeuge, um deine Kniestrecker angemessen zu trainieren. Dadurch fällt beim Bulgarian Split Squat die Belastung deiner Wirbelsäule geringer aus, was in bestimmten Situationen sinnvoll sein kann. Außerdem eignen sich unilaterale Übungen hervorragend, um muskuläre Unterschiede im Seitenvergleich zu reduzieren.

Die aktuelle Studienlage deutet darauf hin, dass du keine Wahl zugunsten der einen oder der anderen Übungsvariante treffen musst (27), sondern sowohl bilaterale als auch unilaterale Krafttrainingsübungen im Hypertrophietraining effektiv einsetzen kannst. Wir empfehlen dir, beide Varianten in dein Training zu integrieren oder zumindest regelmäßig abzuwechseln.

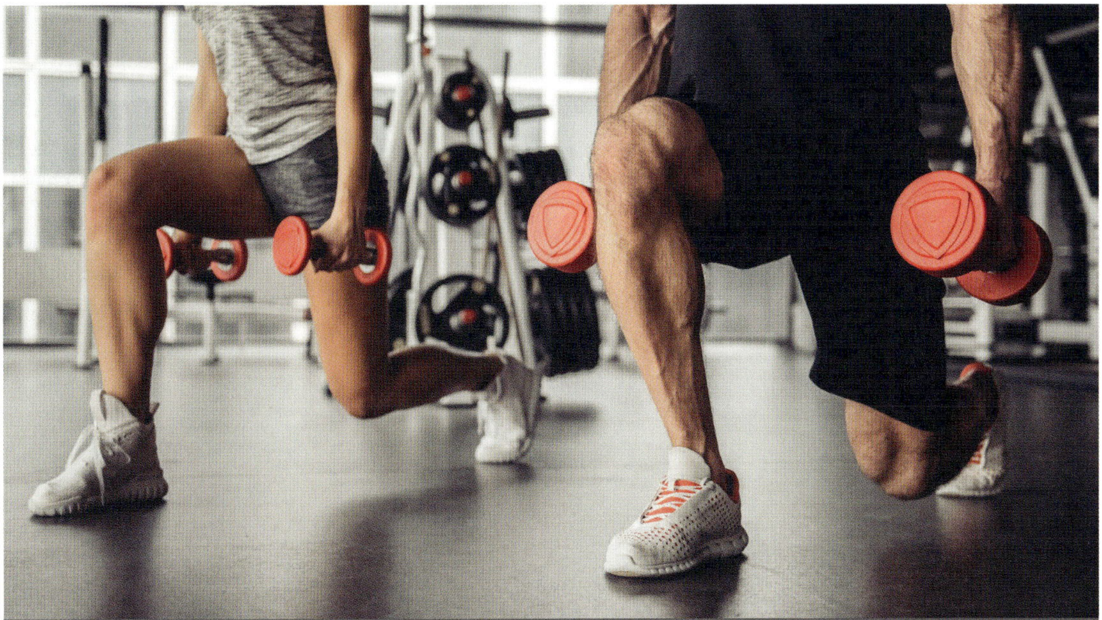

Lunges mit Kurzhanteln sind ein Beispiel für unilaterale Krafttrainingsübungen, weil beim Ausfallschritt primär nur ein Bein belastet wird.

Kettlebelltraining – besser Kugeln statt Scheiben?

Kettlebells (deutsch: Kugelhanteln) sind Rundgewichte mit Griff, welche in verschiedenen Gewichtsstufen erhältlich sind. Man unterscheidet Sport- beziehungsweise Wettkampf-Kettlebells (englisch: Competition Kettlebells) und gusseiserne Kugelhanteln. Wettkampf-Kettlebells besitzen unabhängig von ihrem Gewicht standardisierte Abmessungen (Kugelgröße, Griffbreite, Griffdurchmesser), wohingegen gusseiserne Kettlebells oft je nach Gewicht unterschiedlich groß sind. Außerdem gibt es verstellbare Kettlebells, welche dir durch Scheiben oder Befüllen mit Sand oder Wasser eine Anpassung des Gewichts erlauben und so flexibler einsetzbar sind als die anderen beiden Varianten.

Kettlebells ermöglichen dir eine Vielzahl unterschiedlicher, oft mehrgelenkiger Ganzkörperübungen. Häufig werden diese Übungen eher schwungvoll durchgeführt. Typische Beispiele für Übungen mit der Kugelhantel sind Swings, Goblet Squats und abgewandelte Übungen des Olympischen Gewichthebens.

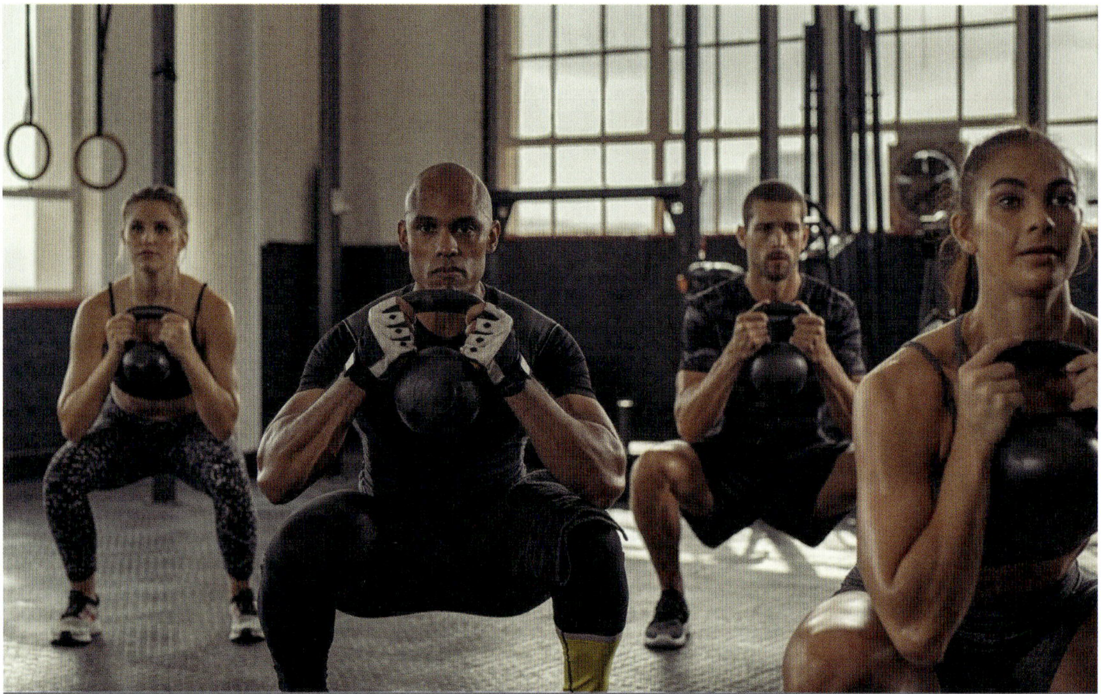

Beim Goblet Squat mit Kettlebell lässt sich das Gewicht in der tiefen Kniebeuge bequem vor der Brust halten.

In Studien konnten bislang zum Teil positive Effekte des Kettlebelltrainings auf die Schnellkraft und Leistungsfähigkeit nachgewiesen werden, wenngleich diese – verglichen mit eher traditionelleren Trainingsformen – oft geringer ausfielen (28). Studien, die Muskelzuwächse untersuchten, fehlen nach unserer Kenntnis bislang.

Unserer Einschätzung nach eignen sich typische Kettlebellübungen aufgrund ihrer schnellkräftigen Natur eher weniger für ein Hypertrophietraining. Bei Übungen, die ohne Schwung ausgeführt werden, verschwinden zudem die Vorteile des Kettlebelltrainings gegenüber normalen Kurzhanteln zunehmend. Hinzu kommt, dass sich insbesondere die Beine mit Kettlebells nur bis zu einem gewissen Grad wirksam belasten lassen. Beispielsweise gibt es Sportler:innen, die bei Frontkniebeugen mit der Langhantel 100 Kilogramm stemmen, dies aber wahrscheinlich nicht mit einer 100 Kilogramm schweren Kettlebell könnten. Zudem werden Kugelhanteln mit steigendem Gewicht oft größer und damit zunehmend unhandlicher.

Zusammenfassend lässt sich sagen: Ähnlich wie beim Training mit dem eigenen Körpergewicht ist die Wahl eines angemessenen Trainingsgewichts und die Übungsauswahl in Abhängigkeit des Trainingszustands entscheidend, ob ein Kettlebelltraining zu Hypertrophie führt oder nicht. Besonders für das Training mit Anfängern eignet sich unserer Einschätzung nach das Training mit der Kugelhantel aber durchaus sehr gut, wenngleich Trainingsformen mit Lang- und Kurzhanteln oder an Geräten mindestens ebenso effektiv sind.

Übungen mit dem eigenen Körpergewicht

Bei Übungen mit dem eigenen Körpergewicht stellt dein Körpergewicht den einzigen Widerstand dar. Zu den allseits bekannten Klassikern gehören Übungen wie Liegestütze, Sit-ups, Klimmzüge und Co. Aber auch Turnübungen (»Gymnastics«), Yoga und Kalisthenie (»Calisthenics«) fallen unter diese Kategorie.

Der große Vorteil des Trainings mit dem eigenen Körpergewicht ist der geringe Kostenfaktor und die Möglichkeit, Workouts nahezu überall durchführen zu können. Der Nachteil ist jedoch die Tatsache, dass der Widerstand auf das eigene Körpergewicht beschränkt ist. Dadurch bestehen die einzigen Progressionsmöglichkeiten – ohne weitere Hilfsmittel zu verwenden – darin, entweder die Hebelverhältnisse, etwa Liegestütze auf den Knien oder den Füßen, zu verändern, oder die Übung durch eine schwierigere zu ersetzen, wie etwa Kniebeugen durch Ausfallschritte, die Übung langsamer auszuführen oder mehr Wiederholungen zu absolvieren. Bei den beiden letztgenannten Progressionen verschiebt sich der primäre Anpassungsmecha-

Trainingstrend Calisthenics

INFO

Calisthenics erfreut sich seit den frühen 2000ern wachsender Beliebtheit. Der Begriff stammt aus dem Griechischen und bedeutet so viel wie »gute Kraft«. Diese Form des Krafttrainings, die meist draußen im Freien betrieben wird, ist jedoch alles andere als neu. So schrieb zum Beispiel bereits Peter Heinrich Clias 1829 in seinem Buch *Kalisthenie, oder, Uebungen zur Schönheit und Kraft für Mädchen* von Leibesübungen im Freien mit dem eigenen Körpergewicht, die er als besonders effektiv und angemessen für Mädchen und Frauen empfahl.

nismus der Hypertrophie immer mehr in Richtung des metabolischen Stresses. Gleichzeitig dauern die einzelnen Sätze immer länger und es wird motivational schwieriger, eine muskuläre Ausbelastung zu erreichen. Außerdem wird das Herz-Kreislauf-System immer mehr zum limitierenden Faktor. Dies führt dazu, dass das Training eher zu einer Verbesserung der Ausdauer führt statt zu Muskelaufbau.

Und auch die Hebelvariationen und Übungsprogressionen sind begrenzt. Dies trifft vor allem für die starken Beinmuskeln zu. Wer einige Pistol Squats beherrscht, hat hier wahrscheinlich das Ende der Fahnenstange erreicht. Demgegenüber können Übungen mit dem eigenen Körpergewicht für den Rumpf und den Oberkörper über Jahre eine Herausforderung darstellen, wenn man an die »Schwalbe« an Ringen oder einarmige Klimmzüge denkt.

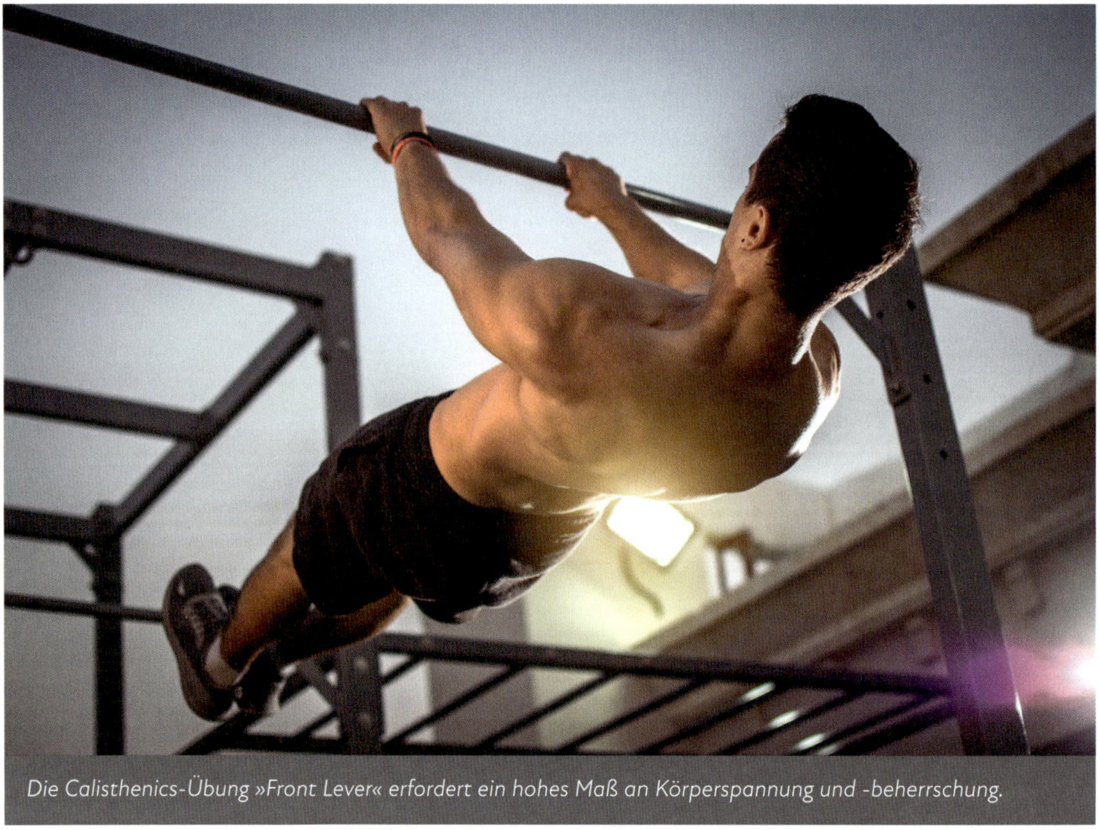

Die Calisthenics-Übung »Front Lever« erfordert ein hohes Maß an Körperspannung und -beherrschung.

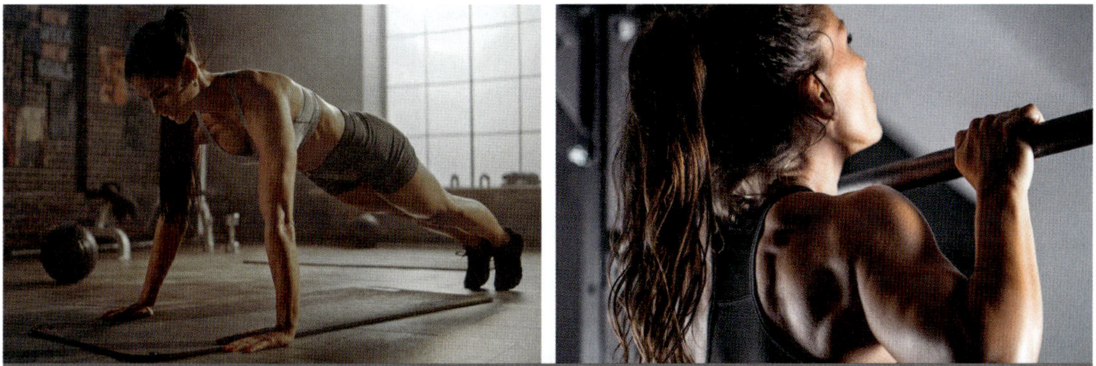

Liegestütze und Klimmzüge sind Beispiele klassischer Kraftübungen, die allein mit dem eigenen Körpergewicht ausgeführt werden.

Das Training mit dem eignen Körpergewicht eignet sich vor allem für Anfänger:innen, vorausgesetzt, man findet unter Berücksichtigung des Körpergewichts eine angemessene Übung, die man in einem für Hypertrophie sinnvollen Wiederholungsbereich absolvieren kann. Ansonsten sind Körpergewichtsübungen für Anfänger:innen häufig zu schwierig und für Erfahrene zu leicht. Deshalb ziehen wir Übungen mit externen Widerständen vor, da sich diese einfacher anpassen und steigern lassen. Zum Erlernen von Krafttrainingsübungen, als Ergänzung, für die Rumpfmuskulatur, Minimalisten oder Sportler:innen auf Reisen ist diese Trainingsform jedoch oft genau das Richtige.

Krafttraining auf instabilen Unterlagen – balancieren für Muskelaufbau?

Krafttraining auf instabilen Unterlagen hat seinen Ursprung wahrscheinlich in der Physiotherapie. Hierbei kommen destabilisierende Hilfsmittel wie Pezzi- oder Gymnastikbälle, Schlingentrainer (Sling-Trainer), weiche Unterlagen und Wackelbretter zum Einsatz. Für diese Form des Trainings werden oft Argumente wie Gleichgewichtsverbesserungen, Kräftigung der gelenkstabilisierenden Muskeln sowie der Rumpfmuskulatur angeführt. Zwar gibt es Hinweise, dass Training auf instabilen Unterlagen die Rumpfmuskulaturaktivität erhöht, dies allerdings mit einer reduzierten Kraftproduktion der primär trainierten Muskelgruppen einhergeht (29). Zusammen mit dem fehlenden Nachweis einer Überlegenheit dieser Trainingsform gegenüber eines Krafttrainings auf stabilen Unterlagen (30), ist diese Art des Trainings speziell im Kontext des Hypertrophietrainings mit gesunden Sportler:innen eher uninteressant.

Anhand des aktuellen Forschungsstandes lässt sich festhalten, dass ergänzend zu konventionellem Krafttraining durchgeführte Übungen auf instabilen Unterlagen höchstens für Untrainierte und Wiedereinsteiger sinnvoll sein können, wenn deren Rumpfstabilität oder das Gleichgewicht verbessert werden soll.

Elektromyostimulation (EMS) – Muskelaufbau durch Strom?

Beim Training mit Elektromyostimulation (EMS) werden Muskeln durch Elektroden von außen stimuliert. Man unterscheidet die lokale EMS, bei der nur einzelne Muskelgruppen stimuliert werden, und die Ganzkörper-EMS. Bei Zweiterer werden zusätzlich zur Stimulation mehrerer Muskelgruppen meist verschiedene Übungen und Bewegungen durchgeführt.

In Studien mit untrainierten Personen führten wiederholte Ganzkörper-EMS Trainingseinheiten vor allem zu Kraftzuwächsen (31, 32). In Einzelfällen konnten durch lokale EMS Anwendungen bei Untrainierten zudem auch Muskelzuwächse beobachtet werden (33). Jedoch stellt sich die Frage, ob ein herkömmliches Hypertrophietraining, insbesondere für trainierte Sportler:innen, womöglich effektiver und weniger schmerzhaft wäre (34), da anhand der verfügbaren Studien davon auszugehen ist, dass EMS-Training eher zu neuronalen (das Nervensystem betreffenden) statt strukturellen (unter anderem die Muskulatur betreffenden) Anpassungen führt (35).

Unserer Auffassung nach sollte EMS-Training kein Ersatz für konventionelles Krafttraining sein. Dies gilt insbesondere für ambitionierte Trainierende, deren Ziel Hypertrophie ist. Das heißt, du solltest EMS höchstens als ergänzende Trainingsform betrachten. Dabei werden in der sportwissenschaftlichen Literatur folgende Stimulationsparameter empfohlen:

1. Absolviere zwei bis drei Ganzkörper-EMS-Trainingseinheiten pro Woche oder ergänze einzelne EMS-Trainingseinheiten zu deinem normalen Krafttraining.
2. Die Dauer der einzelnen Trainingseinheiten sollte 10 bis 15 Minuten betragen und die Stimulation mit einer Kontraktionsdauer von 5 bis 10 Sekunden bei 60 bis 85 Hertz und einer Impulsbreite von 200 bis 400 Mikrosekunden durchgeführt werden.
3. Die Intensität sollte circa 70 Prozent deiner maximalen Schmerzgrenze betragen.

Außerdem sollten bestimmte Kontraindikationen wie beispielsweise Durchblutungsstörungen, Blutungsneigung, Bluthochdruck und Diabetes ausgeschlossen werden.

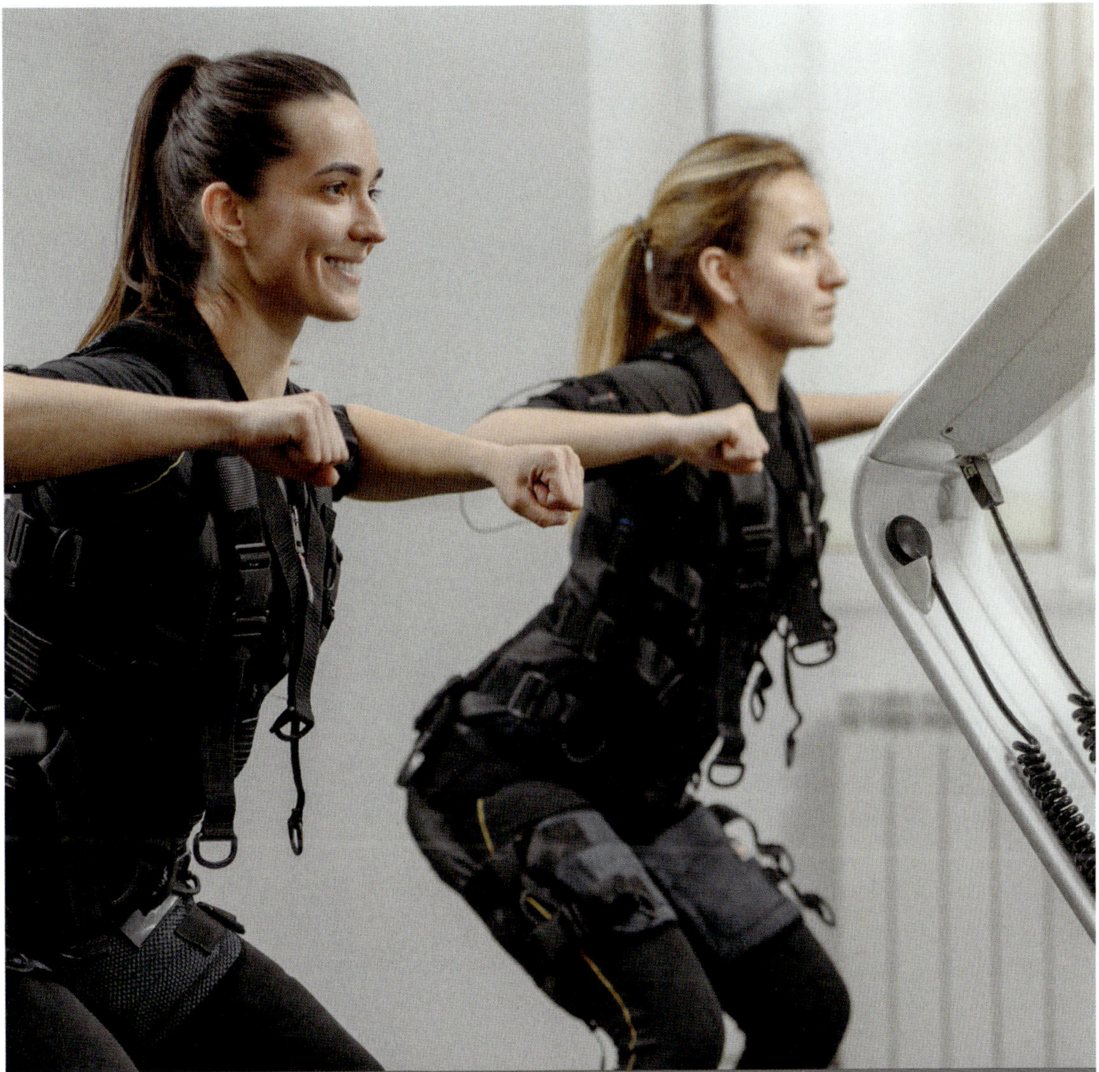

Beim Ganzkörper-EMS-Training werden meist statische oder dynamische Übungen absolviert. Es ist jedoch eher für Untrainierte geeignet oder als Ergänzung fürs Hypertrophietraining.

Ganzkörper-Vibrationstraining – »Schüttel deinen Speck«

Bei dieser Trainingsform absolvierst du auf einer oszillierenden Plattform verschiedene Übungen. Durch den Stimulus, den die Vibrationen erzeugen, werden durch den tonischen Vibrationsreflex Muskelkontraktionen ausgelöst. Der Ausschlag der Platte (Amplitude: meist zwei bis vier Millimeter) und die Anzahl der Schwingungen pro Sekunde (Frequenz: meist 5 bis 50 Hertz) bestimmen den in der Muskulatur erzielten Effekt dieser Trainingsmethode. Dabei gibt es verschiedene Bauarten von Plattformen, welche sich entweder auf und ab, rechts und links wippend oder kreisend bewegen.

Studien zeigen, dass Vibrationstraining vor allem bei untrainierten Personen zu verschiedenen Verbesserungen der Beweglichkeit, Kraft und zu geringen Hypertrophieeffekten führen kann (36, 37). Dabei sollten jedoch einige Kontraindikationen und Sicherheitsrichtlinien beachtet werden, da zum Beispiel zu starke Vibrationen oder bestimmte Resonanzfrequenzen zu Komplikationen führen können, welche von Kopfschmerzen bis zu inneren Blutungen reichen.

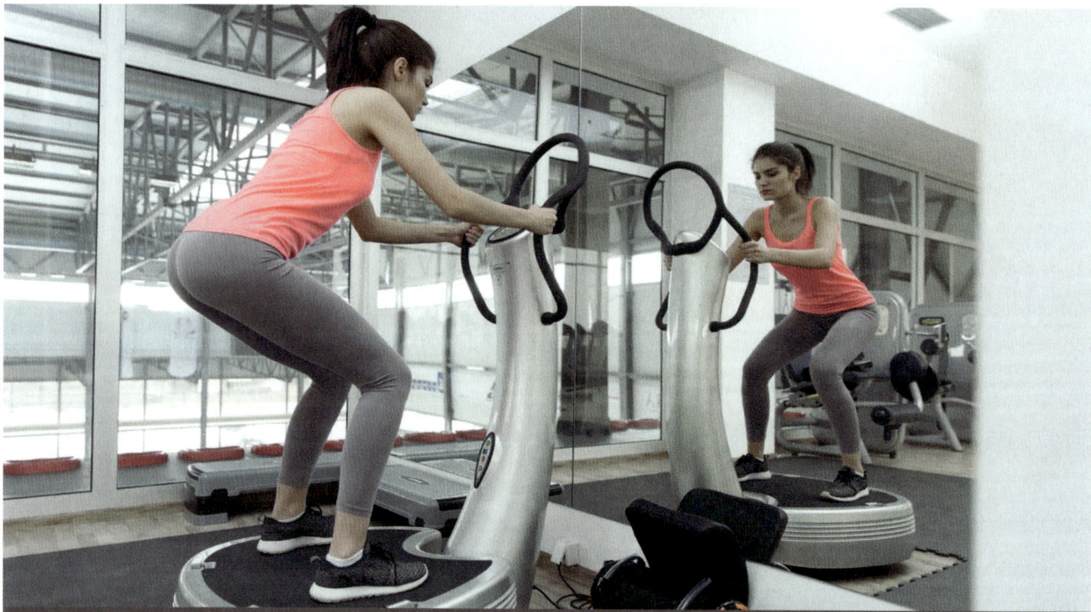

Vibrationstraining ist mit Vorsicht anzuwenden. Richtig ausgeführt, kann es zu Kraftsteigerung führen, es spielt jedoch kaum eine Rolle im Hypertrophietraining.

In der Literatur werden gesunden Trainierenden zwei bis drei Vibrationstrainingseinheiten pro Woche mit 30 bis 50 Hertz und einer Trainingsdauer von 20 Minuten empfohlen. Anhand der vorhandenen Datenlage zum Ganzkörper-Vibrationstraining und den darin gezeigten geringen Effekten auf das Muskelwachstum, empfehlen wir dir diese Trainingsmethode im Hypertrophietraining höchstens als Ergänzung zu herkömmlichem Krafttraining.

Übungsausführung und Range of Motion

Der Bewegungsumfang, der in Gelenken maximal erreicht werden kann, wird als Range of Motion (ROM) bezeichnet und definiert. Der Full Range of Motion steht ein partieller ROM gegenüber, ein Teilabschnitt innerhalb der maximalen ROM. Übertragen auf Krafttrainingsübungen bedeutet das: Deine tiefste Kniebeuge ist deine maximale beziehungsweise volle ROM und eine halbe Kniebeuge ein »Partial Rep« (englisch: Teilwiederholung).

Eine bewusste Manipulation der ROM wird in der Praxis des Muskelaufbautrainings eher selten vorgenommen. Und das, obwohl die ROM einen bedeutenden Einfluss auf die Anpassungen der Muskulatur haben kann. Zwar zeigen neuere Forschungsergebnisse, dass Training sowohl mit voller ROM als auch mit partieller ROM zu vergleichbaren Muskelzuwächsen führt (38, 39), doch muss hier erwähnt werden, dass es aktuell an Studien zu den oberen Extremitäten und des Rumpfs mangelt. Die vergleichbaren Muskelzuwächse der partiellen ROM und eines Krafttrainings mit voller ROM können auf zweierlei Weise erklärt werden. Für ein Training mit Partial Reps spricht, dass du, wenn du in mechanisch günstigen Gelenkwinkeln trainierst, höhere Gewichte bewegen kannst als bei einer Übungsausführung mit voller ROM. Dadurch bringst du bei Übungen mit partieller ROM höhere mechanische Spannungen und somit vermutlich stärkere Reize auf deine Muskeln.

Auf der anderen Seite spricht gegen ein Krafttraining mit ausschließlich partieller ROM, dass dadurch eventuell die maximale Gelenkbeweglichkeit leiden könnte. Im Kontrast dazu wirkt bei Übungen mit voller ROM zwar weniger mechanische Spannung, doch sind deine Muskeln dieser länger ausgesetzt (TUT) – einfach begründet dadurch, dass bei Übungen mit voller ROM mehr Weg zurückgelegt wird und damit eine Wiederholung bei gleicher Bewegungsgeschwindigkeit länger dauert. Darüber hinaus gibt es Studien, die zeigen, dass in Abhängigkeit der Gelenkstellung während einer Übung sowohl einzelne Synergisten als auch unterschiedliche Anteile eines Agonisten unterschiedlich aktiv sind (40, 41). Das bedeutet: Nicht nur deine Übungsauswahl, sondern auch deine Übungsausführung beeinflusst, welcher der beteiligten Muskeln beziehungsweise in welcher Region eines Muskels mehr oder weniger Hypertrophie auftritt.

Wir können festhalten, dass du dich beim Hypertrophietraining nicht final festlegen musst, ob du ausschließlich mit voller oder partieller ROM trainieren möchtest. Je nach Trainingsziel ist wahrscheinlich eine Kombination verschiedener ROMs und Übungsausführungen nützlich, um bestimmte Anteile deiner Muskulatur auszuprägen. Mehr dazu findest du in den späteren Kapiteln des Buchs.

Tempo und Time Under Tension

Das Tempo der Übungsausführung bestimmt, wie lange eine Wiederholung dauert. Multipliziert mit der Wiederholungszahl eines Satzes ergibt sich daraus, wie lange ein Muskel insgesamt unter Spannung steht (englisch: Time under Tension [TUT]).

In der Praxis wird das Tempo oft mit vier Ziffern angegeben. Jede Ziffer steht dabei für die Dauer eines bestimmten Abschnitts der Bewegung in Sekunden. Zum Beispiel Kniebeugen 4020 bedeutet, dass du vier Sekunden lang in die Hocke gehen (Exzentrik), unten nicht sitzen bleiben (null Sekunden Isometrik) und in zwei Sekunden aufstehen sollst (Konzentrik). Die vierte Zahl

Vier Ziffern und ihre Bedeutung

INFO

Wir wählen die Reihenfolge der Ziffern so, dass die erste Ziffer immer die erste Phase der Bewegung darstellt. Demzufolge kann die erste Ziffer je nach Übung mal für die Exzentrik und mal für die Konzentrik stehen. Beispielsweise Kniebeugen 4020 und Klimmzüge 2040. Soll ein Abschnitt schnellstmöglich absolviert werden, schreiben wir hierfür ein »X«.

Wie sinnvoll Schnell- und Reaktivkraftübungen sind

INFO

Schnell- und Reaktivkraftübungen, wie beispielsweise Übungen des Olympischen Gewichthebens oder Sprünge, eignen sich nur bedingt für das Muskelaufbautraining, da aufgrund ihrer explosiven Natur die Höhe der mechanischen Spannung und die gesamte Zeit unter Spannung (TUT) verglichen mit anderen Methoden des Krafttrainings eher gering ausfällt.

bedeutet, dass du keine Pause zwischen den Wiederholungen am oberen Umkehrpunkt machen darfst. Eine einzelne Wiederholung mit diesem Tempo würde folglich sechs Sekunden dauern und ein ganzer Satz mit zehn Wiederholungen ergäbe eine TUT von 60 Sekunden.

In einer Metaanalyse zeigte sich, dass, bezogen auf das Muskelwachstum, Wiederholungen mit einem Tempo von 0,5 bis 8 Sekunden Dauer zu vergleichbaren Ergebnissen führen (42). Dabei ist jedoch bislang unklar, wie sich das Tempo auf die einzelnen Phasen einer Bewegung verteilen soll. Es gibt jedoch Tendenzen, dass es zur Steigerung der Kraft sinnvoll sein kann, die konzentrische Phase schnellstmöglich zu absolvieren (43). Außerdem scheint eine betont langsame Exzentrik eventuell Vorteile für das Muskelwachstum zu bringen, doch mehr dazu später.

Interessanterweise sind das Gewicht und die Anzahl der trainierten Wiederholungen für die Hypertrophie wahrscheinlich weniger entscheidend als die TUT und der Grad der muskulären Erschöpfung. Es ist sehr wahrscheinlich, dass der Muskelzuwachs gleich ausfällt, egal ob du viele schnelle oder wenige langsame Wiederholungen bis zum konzentrischen Muskelversagen machst. Du musst jedoch berücksichtigen, dass du bei einer langsamen Übungsausführung mit einem Gewicht weniger Wiederholungen schaffst als bei einem schnellen Tempo. Das bedeutet im Umkehrschluss, dass du für einen Satz mit zehn Wiederholungen und einem Tempo von 4040 ein geringeres Gewicht wählen musst als bei einem sonst gleichen Satz mit Tempo 1010.

Wir können dir leider keine Empfehlung für eine optimale TUT aussprechen, doch raten dir wie so oft zu einer regelmäßigen Variation verschiedener Tempi (44). Eine hohe TUT ist nur mit geringen Intensitäten möglich und wird sehr wahrscheinlich über Mechanismen des metabolischen Stresses zu Hypertrophie führen. Im Kontrast dazu wird ein Training mit geringerer TUT und höheren Intensitäten den Anpassungsmechanismus der mechanischen Spannung betonen. Die folgende Abbildung soll dir den komplexen Zusammenhang des Tempos, der Intensität und dem sich daraus ergebenden theoretischen »optimalen TUT-Bereich« verdeutlichen.

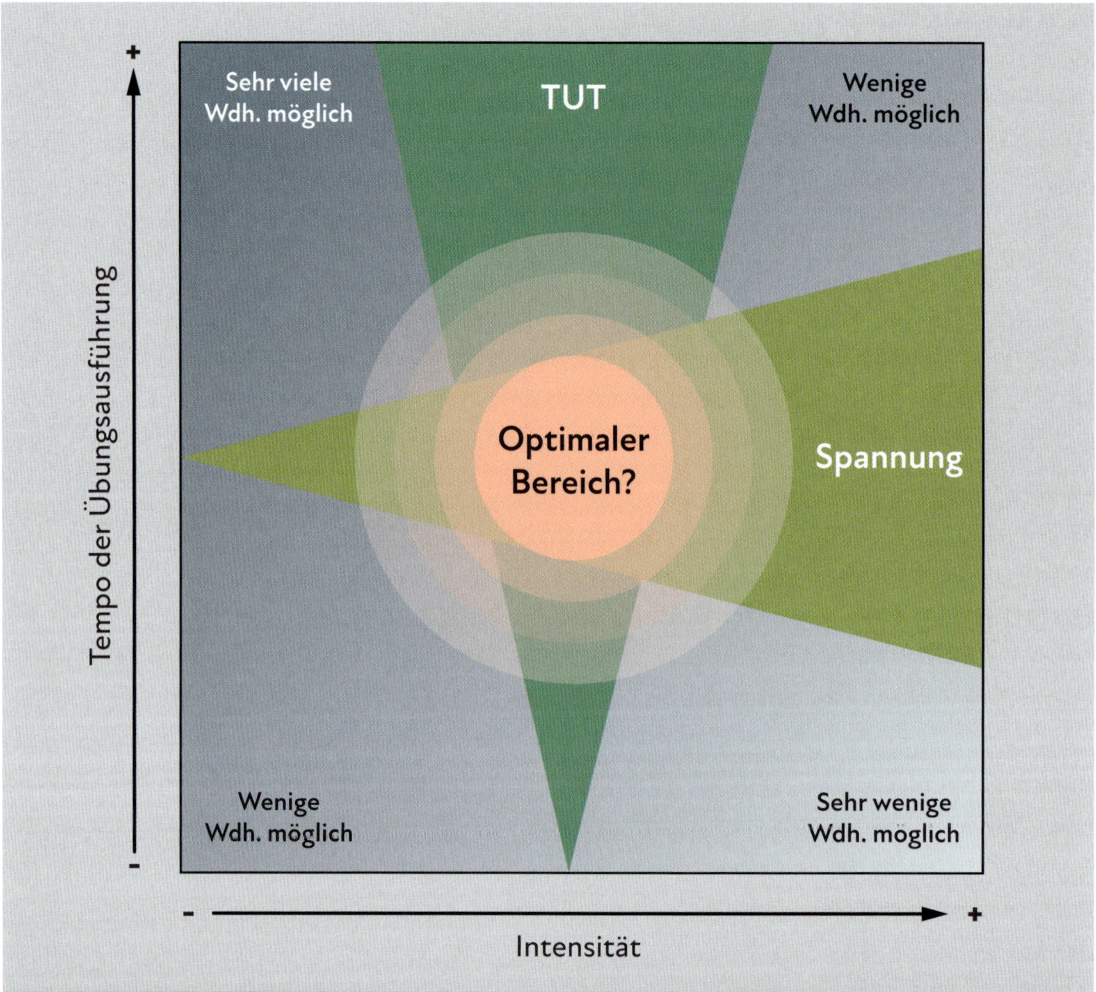

Die Wechselbeziehung zwischen dem Tempo der Übungsausführung, der dabei möglichen Intensität und der Wiederholungszahl bestimmt den Hypertrophieeffekt.

Pause zwischen den Wiederholungen

Neben dem Tempo einzelner Wiederholungen machst du dir eventuell beim Training relativ wenige Gedanken über die Pause zwischen einzelnen Wiederholungen. Dabei kann genau diese Pause die Wirkung und damit die Anpassung deines Trainings erheblich beeinflussen. Beispielsweise konnte eine Studie zeigen, dass bei sonst identischen Bedingungen der Muskelzuwachs bei einer Pause von 30 Sekunden in der Mitte jedes Satzes bedeutend geringer ausfiel als in der Trainingsgruppe, die den Trainingssatz am Stück absolvierte (45). Begründen lässt sich das unter anderem dadurch, dass sich der Muskel in der kurzen Pause innerhalb des Satzes geringfügig erholen konnte und so der metabolische Stress, der für die Hypertrophie eine Rolle spielt, geringer ausfiel. Wenn du folglich bei einer Übung vor allem durch Stoffwechselstress und der Ermüdung Muskelwachstum erreichen willst, wären Pausen zwischen einzelnen Wiederholungen eher kontraproduktiv.

Im Kontrast dazu stehen die Methoden der sogenannten Cluster-Trainings. Hierbei werden bewusst zusätzlich zu den üblichen Satzpausen kurze Pausen innerhalb eines Satzes integriert. Dabei unterscheidet man klassische Cluster-Sets, bei denen Pausen von 15 bis 45 Sekunden Länge zwischen mehreren Wiederholungen absolviert werden, und die Rest-Pause-Method bei der nach jeder einzelnen Wiederholung 4 bis 15 Sekunden Pause gemacht werden (46). Beide Varianten führen dazu, dass du eine festgelegte Wiederholungszahl mit mehr Gewicht oder mit einem gegebenen Gewicht in Summe mehr Wiederholungen schaffst. Dadurch erhöhst beziehungsweise verlängerst du die Zeit unter Spannung, die, wie du bereits weißt, ebenfalls einen entscheidenden Faktor für muskuläre Hypertrophie darstellt.

Anwendung finden Cluster-Sets besonders im leistungsorientierten Schnellkrafttraining, wenn besonders die Bewegungsgeschwindigkeit und -qualität einzelner Wiederholungen im Fokus stehen. Ansonsten konnte eine Überlegenheit von Cluster-Sets gegenüber konventionellen Trainingssätzen in Bezug auf das Muskelwachstum in Studien bislang nicht nachgewiesen werden (47, 48). Wahrscheinlich ist dies dadurch begründet, dass Erschöpfung in gewissem Maße erforderlich für das Muskelwachstum ist und es nicht auf die eine oder andere zusätzliche Wiederholung ankommt.

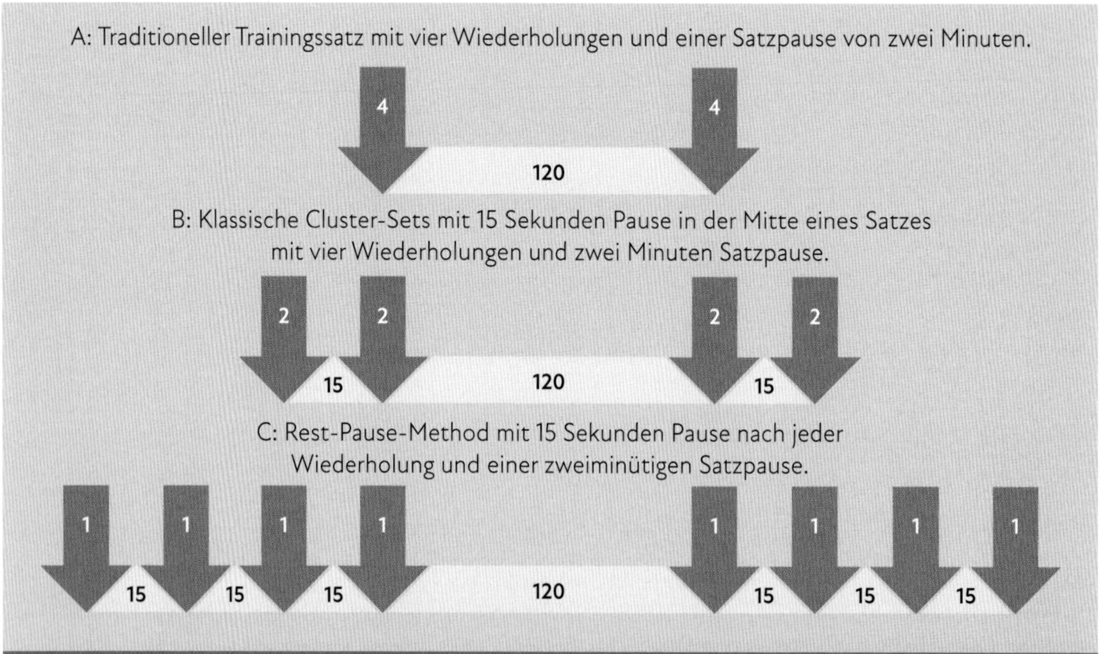

Cluster-Sets können sehr unterschiedlich gestaltet werden und bieten so viel Raum für ein abwechslungsreiches Krafttraining.

Zusammenfassend betrachtet, empfehlen wir dir, zunächst allgemein auf deine Pausen innerhalb eines Satzes zu achten. Gerade wenn es einem im Verlauf des Trainings immer schwerer fällt, einen Satz zu beenden, neigt man nämlich dazu, zwischen den letzten Wiederholungen zu pausieren und durchzuatmen. Das ist nach unserer Auffassung beim Training mit Grundübungen mit höheren bewegungstechnischen Anforderungen, wie beispielsweise Kniebeugen und Kreuzheben, in Verbindung mit hohen Intensitäten und Fokus auf hohe mechanische Spannungen sinnvoll.

Bei einfachen Isolationsübungen sieht es wieder anders aus. Bei einfachen Übungen und der Absicht, den metabolischen Stress zu maximieren, raten wir dir zu kontinuierlich absolvierten Trainingssätzen ohne Pause zwischen den Wiederholungen, auch wenn dies eventuell bedeutet, dass du etwas weniger Gewicht benutzen musst. Langfristig gesehen ist es wahrscheinlich auch hier sinnvoll, beizeiten sowohl traditionelle als auch Cluster-Sets in deinen Trainingsplan zu integrieren.

Ein ultimativer Trainingsvorschlag

Wenn du einen starken Hypertrophiereiz (mechanische Spannung und metabolischer Stress) durch Cluster-Sets setzen möchtest, könntest du »das Beste aus beiden Welten« zum Beispiel wie folgt kombinieren:

1. Absolviere einen Satz mit einer beliebigen Übung, zum Beispiel Bankdrücken, mit acht bis zwölf Wiederholungen bis zum Muskelversagen ohne Pause zwischen den Wiederholungen (Tempo 20X0).
2. Gestatte dir eine kurze Pause von 30 Sekunden, in der du dein Trainingsgewicht um circa 10 Prozent reduzierst und eventuell einen Schluck Wasser trinkst.
3. Absolviere den zweiten Satz, zunächst ohne Pause, mit circa sieben bis acht Wiederholungen (Tempo 20X0) und dann mit der Rest-Pause-Method bis zum Muskelversagen (Tempo 20X5).
4. Erst jetzt erfolgt die eigentliche zwei- bis vierminütige Satzpause.
5. Wiederhole die Schritte 1 bis 4 erneut.

Zur Erklärung: Der Cluster-Set bis zum Muskelversagen und die 30-sekündige Pause erzeugen einen hohen metabolischen Stress, wobei die Pause in der Mitte und die Rest-Pause-Method in der zweiten Hälfte dazu beitragen, die gesamte Zeit unter Spannung zu erhöhen. Die längere eigentliche Satzpause erlaubt eine nahezu vollständige Erholung, damit du diesen intensiven Cluster-Set ein weiteres Mal überstehst.

Grad des Muskelversagens und Intensivierungstechniken

An manchen Stellen in diesem Buch hast du bereits vom Training bis zum Muskelversagen gelesen. Nun hast du eventuell den Eindruck, dass du immer und in jedem Satz, getreu des Mottos »Go hard, or go home« (»Trainiere hart, oder geh nach Hause«), ans Limit gehen musst, da sonst der Muskel nicht wächst. Das ist jedoch nur bedingt zutreffend. Du kannst auch mit »sanftem« Krafttraining, also Krafttraining ohne Ausbelastung, Hypertrophieeffekte erzielen (49). Diese sind dann, insbesondere bei sehr niedrigeren Intensitäten, im schlimmsten Fall etwas verringert, da bei sanftem Krafttraining der metabolische Stress und damit die anabolen Reize geringer ausfallen. Beim Krafttraining mit mittleren bis höheren Intensitäten konnten demgegenüber keine signifikanten Unterschiede zwischen Training mit oder ohne Muskelversagen festgestellt werden (50).

Möchtest du dein Hypertrophietraining jedoch so effektiv wie möglich gestalten und das Bestmögliche herausholen, ist die gelegentliche Ausbelastung wahrscheinlich empfehlenswert, insbesondere, wenn du zu den erfahrenen Sportler:innen zählst. Allerdings gilt auch hier: nicht jeden Tag und nicht bei jeder Übung. Demgegenüber müssten weniger ambitionierte Trainierende wahrscheinlich öfter mal an ihre Grenzen gehen, um bessere Ergebnisse zu erzielen.

Um den Grad der Muskelerschöpfung durch eine Steigerung der mechanischen und metabolischen Reize zu bewirken, gibt es verschiedene Intensivierungstechniken. Von diesen primär in der Praxis entstandenen Maßnahmen verspricht man sich ein effektiveres Muskelaufbautraining. Aufgrund ihrer sehr hohen Intensität sind diese Techniken eher nur fortgeschrittenen Trainierenden zu empfehlen. Alle praktizierten Techniken können wir hier nicht vorstellen, da dies den Umfang des Buchs sprengen würde. Daher möchten wir dir hier nur ein paar Beispiele weitverbreiteter Intensivierungstechniken präsentieren. Trotz ihrer Beliebtheit in der Trainingspraxis des Muskelaufbautrainings gibt es kaum Studien, die sich mit der Effektivität verschiedener Intensivierungstechniken befassen.

Hilfestellung im Krafttraining

Beim Training mit freien Gewichten bis zum Muskelversagen solltest du, wenn das Abwerfen der Hanteln nicht gefahrenlos möglich ist, unbedingt auf spezielle Vorrichtungen wie Sicherheitsbarren (englisch: Safety Bars) oder eine Hilfestellung (englisch: Spotter) zurückgreifen. Dies gilt insbesondere für Übungen, bei denen die Hantel über Kopf gestemmt wird, zum Beispiel beim Schulterdrücken oder wenn sich die Hantel auf deinem Rücken, zum Beispiel bei Kniebeugen, oder über deinem Hals und Gesicht, zum Beispiel beim Bankdrücken, befindet. Einfache Übungen wie Seitheben oder Bizeps-Curls erfordern keine Hilfestellung. Ein Nebeneffekt der Hilfestellung ist, dass dich die Person zusätzlich anfeuern kann. Dies führt wissenschaftlich belegt dazu, dass du mehr Wiederholungen schaffst. Achte dabei jedoch unbedingt darauf, dass dein Spotter erst dann eingreift, wenn es wirklich sein muss. In der Praxis sieht man leider zu häufig, dass die Hilfestellung zu früh im Satz, mit Ausdrücken wie »all you, bro« oder »ganz alleine« die Finger an der Hantel hat und dir damit deine Gains stiehlt. Sprecht euch also vorher gut ab, wie viele Wiederholungen du vorhast, ob du deinen Trainingssatz mit Herausheben beginnst und bei welchem Zeichen der Spotter eingreifen soll.

Exzentrikbetontes Krafttraining

Wie bereits erwähnt, kann es sinnvoll sein, die Time under Tension beziehungsweise die Verteilung der TUT auf die verschiedenen Abschnitte einer Übung – Konzentrik, Exzentrik und Isometrik – zu verteilen. Beim Krafttraining hast du zwei Möglichkeiten, exzentrikbetont zu trainieren: Entweder machst du die nachgebende Phase einer Übung mit submaximalen Lasten (< 100 Prozent 1-RM) bewusst langsamer – das wäre ein »submaximales exzentrikbetontes Krafttraining« oder »Tempo Training«. Oder du bedienst dich bestimmter Übungen und Hilfsmittel, welche die exzentrische Phase im Vergleich zur konzentrischen zusätzlich erschweren. Dabei kann der Widerstand zum Teil sogar 20 bis 60 Prozent über deiner konzentrischen Maximalkraft liegen. Deshalb wird diese Art des Trainings als »supramaximales exzentrisches Krafttraining« oder »Negativwiederholungen« bezeichnet. Die neuronalen, das heißt die das Nervensystem betreffenden Anpassungen unterscheiden sich beim exzentrischen Krafttraining erheblich von denen eines konventionellen oder rein konzentrischen Krafttrainings. Diese hier umfassend darzustellen, würde bei Weitem den Rahmen dieses Buchs sprengen und weit über das Thema Hypertrophie hinausgehen. Daher möchten wir uns vor allem auf die praktische Anwendung verschiedener Möglichkeiten des exzentrikbetonten Krafttrainings im Kontext des Muskelaufbaus befassen. In Studien konnte gezeigt werden, dass verschiedene Methoden des exzentrischen Krafttrainings gegenüber einem rein konzentrischen Training mindestens gleich effektiv, wenn nicht sogar effektiver in Bezug auf das Muskelwachstum sind (51–53).

Die konzentrische Kraft im Krafttraining

Traditionelle Krafttrainingsformen sind typischerweise durch deine konzentrische Kraft limitiert. Wir möchten dir dies anhand zweier Beispiele aus der Praxis veranschaulichen.

1. Auch wenn du während eines Satzes maximal erschöpft bist und beispielsweise die Hantel beim Bankdrücken nicht mehr hochbekommst, so kannst du diese dennoch langsam und kontrolliert absenken, wenn dir jemand vorher beim Anheben geholfen hat.
2. Stell dir vor, du vertust dich im Gewicht und belädst eine Hantel mit 120 Prozent deines Kniebeuge-1-RMs. Du wirst sicher ohne große Schwierigkeiten runter in die Kniebeuge kommen, jedoch nicht wieder aufstehen können.

Interessanterweise konnten insbesondere nach supramaximalem Krafttraining eine Steigerung der Sarkomere in Serie – das ist die sogenannte serielle Hypertrophie – und Hypertrophieeffekte am distalen, also dem Körperstamm fernen Teil des Muskels gezeigt werden (49). Demgegenüber führt rein konzentrisches Krafttraining eher zu paralleler Hypertrophie und einem Dickenwachstum in der Mitte des Muskels. Mögliche Erklärungen für diese Effekte sind, dass zum einen durch supramaximales exzentrisches Krafttraining höhere mechanische Spannungen auf den Muskel appliziert werden können als bei konventionellen Trainingsformen. Zum anderen führt submaximales exzentrikbetontes Training zu einer Verlängerung der Zeit unter Spannung (TUT).

Rein exzentrisches Krafttraining wird in der Praxis relativ selten eingesetzt, da Übungen in der Regel sowohl eine exzentrische als auch eine konzentrische Phase besitzen. Außerdem ist die Studienlage bezüglich der Überlegenheit eines submaximalen exzentrikbetonten Krafttrainings bezüglich der Hypertrophie nicht eindeutig. Zudem erfordert das supramaximale Krafttraining einen gewissen Aufwand, was den praktischen Einsatz erschwert. Nun stellst du dir wahrscheinlich die Frage, ob exzentrikbetontes Krafttraining diesen Mehraufwand wert ist. Unserer Auffassung nach ist es das auf jeden Fall, wenngleich es nach dem aktuellem Forschungsstand schwierig ist, wissenschaftlich fundierte Empfehlungen zum Einsatz der exzentrikbetonten Krafttrainingsmethoden zu geben. Und zwar aus dem einfachen Grund, dass die Methoden des exzentrikbetonten Trainings nachweislich funktionieren. Damit ergeben sich auch viele Möglichkeiten, dein Training abwechslungsreicher zu gestalten. Wir sind überzeugt davon, dass gerade die stetige Variation der Trainingsbelastung und die regelmäßige Konfrontation mit neuen Reizen der Schlüssel für ein langfristig effektives Hypertrophietraining sind. Daher möchten wir dir nachfolgend die gängigsten Varianten des exzentrikbetonten Krafttrainings und deren Einsatz näher vorstellen.

Die exzentrische Kraft im Krafttraining

Exzentrikbetontes Krafttraining hat das Potenzial, starken Muskelkater auszulösen. Besonders dann, wenn man diese Trainingsform nicht gewohnt ist. Dies gilt insbesondere für supramaximales exzentrikbetontes Krafttraining. Daher sollten diese Trainingsformen gut dosiert eingesetzt und langsam gesteigert werden.

Das Tempo-Training ist wahrscheinlich die einfachste Möglichkeit, submaximales exzentrikbetontes Training bei jeder Übung einzusetzen. Man muss nichts anderes tun, als die exzentrische Phase beliebig zu verlängern. Wie lange diese optimalerweise sein sollte, lässt sich anhand der vorhandenen Studien nicht sagen. Unserer Meinung nach ist es jedoch kaum zumutbar, die Exzentrik einer Wiederholung auf mehr als zehn Sekunden zu verlangsamen. Wichtig ist dabei lediglich zu beachten, dass, wenn die exzentrische Phase länger dauert, du entweder das Gewicht gegenüber eines normalen Trainingssatzes reduzieren musst oder du wissen musst, dass du mit dieser Methode weniger Wiederholungen schaffst. Eine einfache Möglichkeit für supramaximales Krafttraining ist das sogenannte Cheating beziehungsweise »Abfälschen«. Du könntest beispielsweise beim Bizeps-Curl bewusst ein zu schweres Gewicht nehmen und mit Schwung die konzentrische Phase überwinden, um dann die Hantel kontrolliert abzulassen. Ein weiteres Beispiel wären angesprungene Klimmzüge, bei denen durch den Sprung zur Stange die Konzentrik erleichtert wird oder komplett entfällt. Übrigens ist dies auch eine super Möglichkeit, als Anfänger:in Klimmzüge zu erlernen.

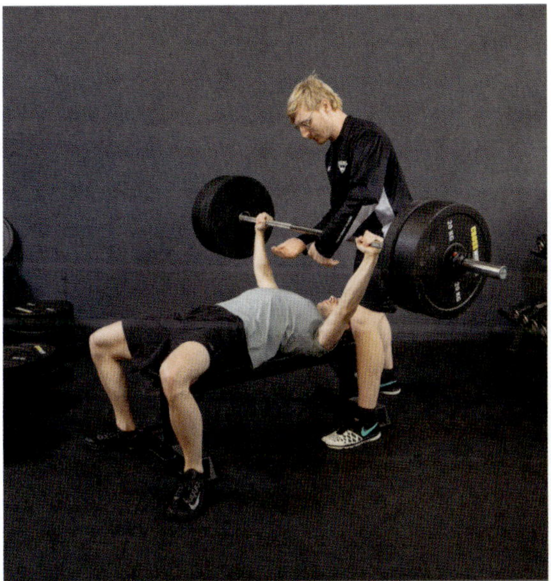

Beim Bankdrücken kann dich ein Trainingspartner oder ein Spotter unterstützen, sodass dir mehr Variationsmöglichkeiten zur Verfügung stehen.

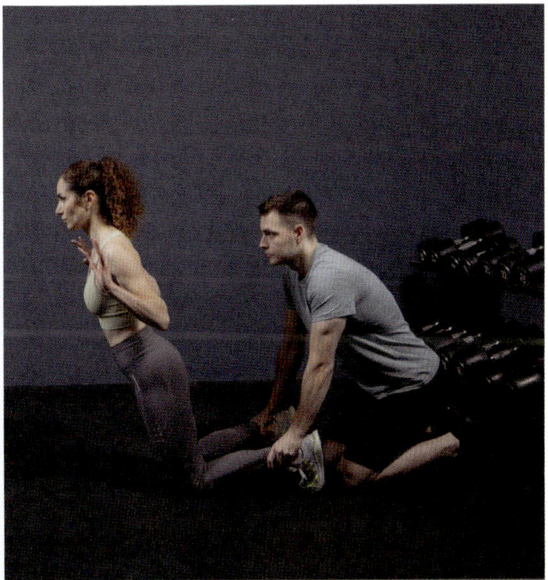

Beim Nordic Hamstring Curl brauchst du eine Fixierung deiner Unterschenkel. Dein Trainingspartner hält dich hier am Sprunggelenk fest.

Außerdem gibt es supramaximale Körpergewichtsübungen, die vor allem im Kontext des Athletiktrainings von Sportler:innen eingesetzt werden. Beispiele hierfür sind der Nordic Hamstring Curl und die Copenhagen Adduction Exercise. Wie die Letztere aussieht, kannst du mit wenigen Clicks im Internet herausfinden. Weiterhin kannst du bei verschiedenen Übungen, beispielsweise der Beinpresse oder dem Beinstrecker, die Konzentrik bilateral (mit beiden Extremitäten) absolvieren, um danach die Exzentrik unilateral (mit nur einer Extremität) und damit doppelt so schwer zu trainieren.

Wenn du nicht allein trainierst, sondern mit einem Partner, der dir Hilfestellung gibt, kannst du ebenfalls supramaximales Krafttraining durchführen. Beispielsweise könntest du beim Bankdrücken eine hohe Last auflegen und diese langsam und kontrolliert selbstständig ablassen. Danach unterstützt dich dein »Spotter« bei der konzentrischen Phase, des Drückens nach oben. Diese Intensivierungstechnik ist auch unter den Begriffen der »Forced Reps« und »Assisted Reps« bekannt. Aus den angeführten Beispielen wurde das Prinzip der Anwendung des supramaximalen Krafttrainings wahrscheinlich klar. Du solltest nun in der Lage sein, weitere kreative Lösungen für deine Lieblingsübungen zu finden und als Variationen in deinen Trainingsplan zu integrieren.

Neben diesen eher einfachen Varianten des exzentrikbetonten Trainings gibt es noch eine Reihe von Hilfsmitteln, die vielversprechend eingesetzt werden können. Zum Beispiel gibt es sogenannte Eccentric Hooks beziehungsweise Weight Releaser, die an Hanteln angebracht werden können und dadurch die Gesamtlast erhöhen. Sie sind so konstruiert, dass sie sich am Ende der Exzentrik aushacken und die Hantel vor der konzentrischen Phase leichter wird.

Das supramaximale Krafttraining

Beim supramaximalen exzentrikbetonten Krafttraining wird als Ausgangspunkt empfohlen, Gewichte im Bereich von 105 bis 130 Prozent deines 1-RM zu verwenden. Wenn du dich an diese Form des Trainings gewöhnt hast, steht es dir natürlich frei, das Gewicht zu steigern. Wir empfehlen das supramaximale Training jedoch eher fortgeschrittenen Leistungssportler:innen, deren Ziel die Leistungsoptimierung und weniger der Muskelaufbau ist.

Unserer Auffassung nach eignen sich Weight Releaser jedoch eher weniger für das Muskelaufbautraining, da nur einzelne Wiederholungen oder Cluster absolviert werden können und so die Zeit unter kontinuierlicher Spannung eher gering ausfällt.

Immer häufiger findet man in Fitnessstudios Maschinen, die dir in der Exzentrik meist durch einen Motor zusätzlichen Widerstand bieten können (siehe Stichwort Isokinetik auf Seite 37). Dabei lässt sich sehr einfach einstellen, wie hoch die zusätzliche Belastung in der exzentrischen Phase sein soll. Der einzige Nachteil dieser Maschinen ist, dass es sich um geführte Geräte handelt. Wenn du Zugang zu solchen Geräten hast, probiere diese gerne aus und genieße den sehr wahrscheinlich auftretenden Muskelkater.

In den letzten Jahren gewann eine weitere Form des exzentrikbetonten Trainings an Popularität: das sogenannte Flywheel- oder Schwungscheibentraining. Diese Geräte funktionieren vereinfacht gesprochen nach dem Prinzip eines Jo-Jos. Du ziehst in der konzentrischen Phase mit einem Griff oder Gurt an einem Kabel, das um eine Drehachse gewickelt ist, und wickelst dieses dadurch ab. Dadurch setzt du eine Schwungscheibe, die mit der Drehachse verbunden ist, in Bewegung. Hierbei wird Rotationsenergie erzeugt, die in der Schwungscheibe gespeichert wird. Je stärker gezogen wird, desto mehr Rotationsenergie wird erzeugt und gespeichert. Da das Kabel fest mit der Drehachse verbunden ist, wird die Rotation der Scheibe dazu führen, dass sich das Kabel am Ende der Abwicklung wieder aufwickelt. Dadurch wirst du in entgegengesetzter Richtung zur Konzentrik in die exzentrische Phase der Übung gezogen.

Die Energie der Exzentrik ist, wenn man Reibungsverluste vernachlässigt, dabei gleich groß wie die Energie, die in der Konzentrik in die Schwungscheibe übertragen wurde. Dir steht es frei, wann und wie abrupt du diese Rotation der Schwungscheibe und damit die exzentrische Bewegung bremst. Eine abrupte Bremsung geht mit einer höheren exzentrischen Kraft einher. Du kannst so deine Bewegungsausführung bestimmen, bei welchen Gelenkwinkeln die Zielmuskulatur supramaximal belastet wird. Zudem kannst du verschieden große und schwere Scheiben verwenden, um die Belastungsgestaltung zu variieren.

Bislang existieren nur wenige Studien, die die Effekte eines Flywheel-Trainings mit traditionellen Krafttrainingsmethoden verglichen haben (52). Dabei waren die Ergebnisse eher widersprüchlich und eine klare Überlegenheit dieser Trainingsform konnte gegenüber traditionellen Methoden nicht eindeutig bewiesen werden (52). Zudem fehlt es an Studien mit Trainierten. Außerdem ist die Frage nach den Belastungsnormativen und der optimalen Übungsausführung für diese Art des Muskelaufbautrainings noch nicht abschließend geklärt. Daher ist es zum jetzigen Zeitpunkt schwierig, konkrete Empfehlungen abzuleiten. Dennoch hat es sich gezeigt, dass das Flywheel-Training nachweislich zu Hypertrophie und Kraftsteigerungen führt (54). Zu den Vorteilen des Flywheel-Trainings gehört, dass es je nach Bauart vielseitig und platzsparend einsetzbar ist. Damit eignet es sich besonders für den Einsatz im Home Gym. Ansonsten sorgt Flywheel-Training vor allem für Abwechslung und kann unserer Meinung nach ein konventionelles Muskelaufbautraining hervorragend ergänzen.

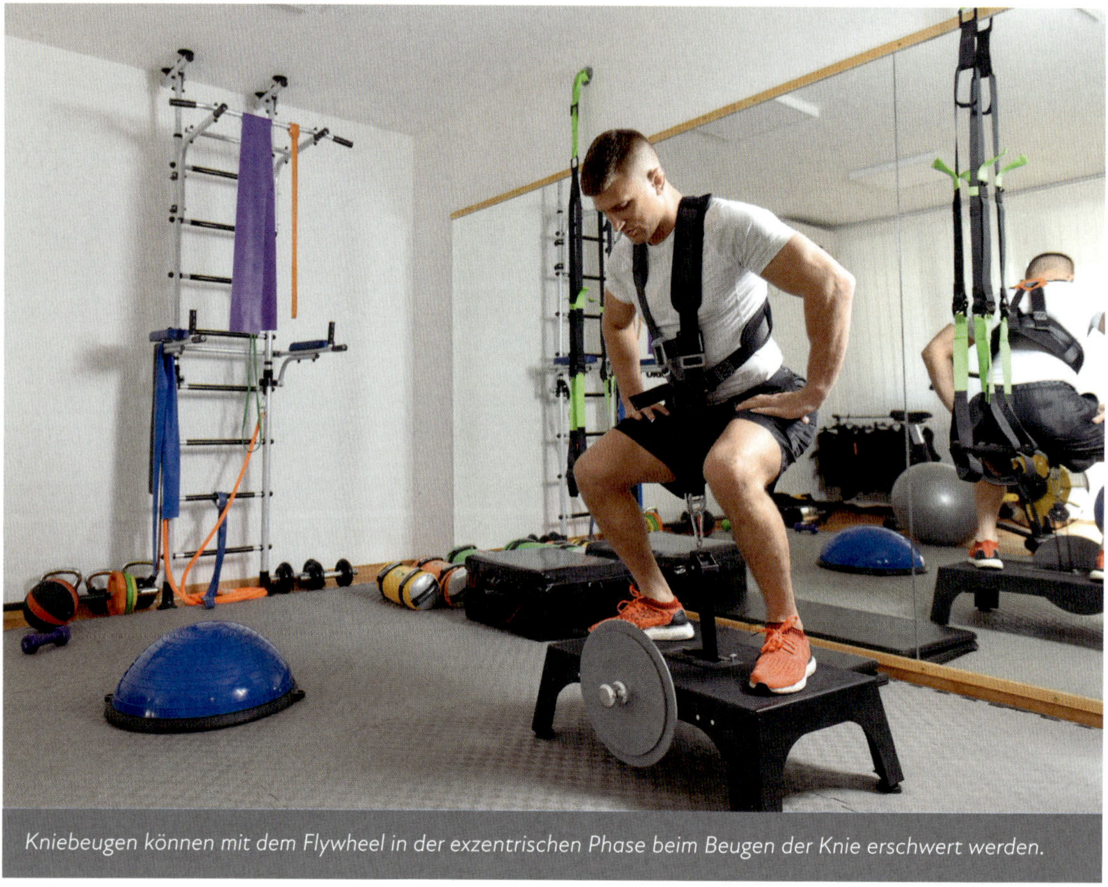

Kniebeugen können mit dem Flywheel in der exzentrischen Phase beim Beugen der Knie erschwert werden.

Die Besonderheit des Flywheel-Trainings

INFO

Da das Flywheel-Training schwerkraftunabhängig funktioniert, wird diese Trainingsform auch von Astronauten der Internationalen Raumstation (ISS) genutzt, deren Ziel es ist, dem durch längere Aufenthalte in der Schwerelosigkeit verursachten Rückgang der Muskulatur entgegenzuwirken.

In den meisten Studien wurden zweimal wöchentlich mit einem Abstand von mindestens 48 Stunden vier Sätze und sieben Wiederholungen bei 90 bis 180 Sekunden Satzpause absolviert. Die Proband:innen wurden dabei angewiesen, die konzentrische Phase der Übung so schnell wie möglich zu absolvieren.

Blood Flow Restriction Training

In den letzten Jahrzehnten hat das Interesse der Wissenschaft als auch Trainierender an einer eher brutal aussehenden Krafttrainingsmethode zugenommen. Es handelt sich um das sogenannte Krafttraining unter Blutflussrestriktion (englisch: Blood Flow Restriction Training [BFR]), welches seinen Ursprung in den 1960er-Jahren in Asien hatte. Hierbei werden verschiedene Hilfsmittel, wie Bänder und Manschetten, möglichst nahe am Körperstamm an den Extremitäten angebracht, um während des Trainings den venösen Rückstrom des Blutes zu unterbinden und gleichzeitig den arteriellen Zustrom zu verlangsamen.

Dies führt während des Trainings zu einem massiven »Pump« und langfristig zu Verbesserungen der Maximalkraft als auch zu Muskelhypertrophie. Die Besonderheit des BFR-Trainings ist, dass dies mit eher leichten Trainingswiderständen von 20 bis 40 Prozent des 1-RM erreicht werden kann und dennoch ähnlich hoch ausfällt, verglichen mit einem konventionellen Krafttraining ohne BFR (55, 56). Als Erklärung für diese erstaunlichen Effekte können wahrscheinlich vor allem die Anpassungsmechanismen, die mit metabolischem Stress in Verbindung gebracht werden, genannt werden. Dabei gilt das BFR-Training als sicher und birgt kein höheres gesundheitliches Risiko als konventionelles Krafttraining (57). Damit ist das BFR-Training eine gute Alternative oder Ergänzung zum konventionellen Hypertrophietraining.

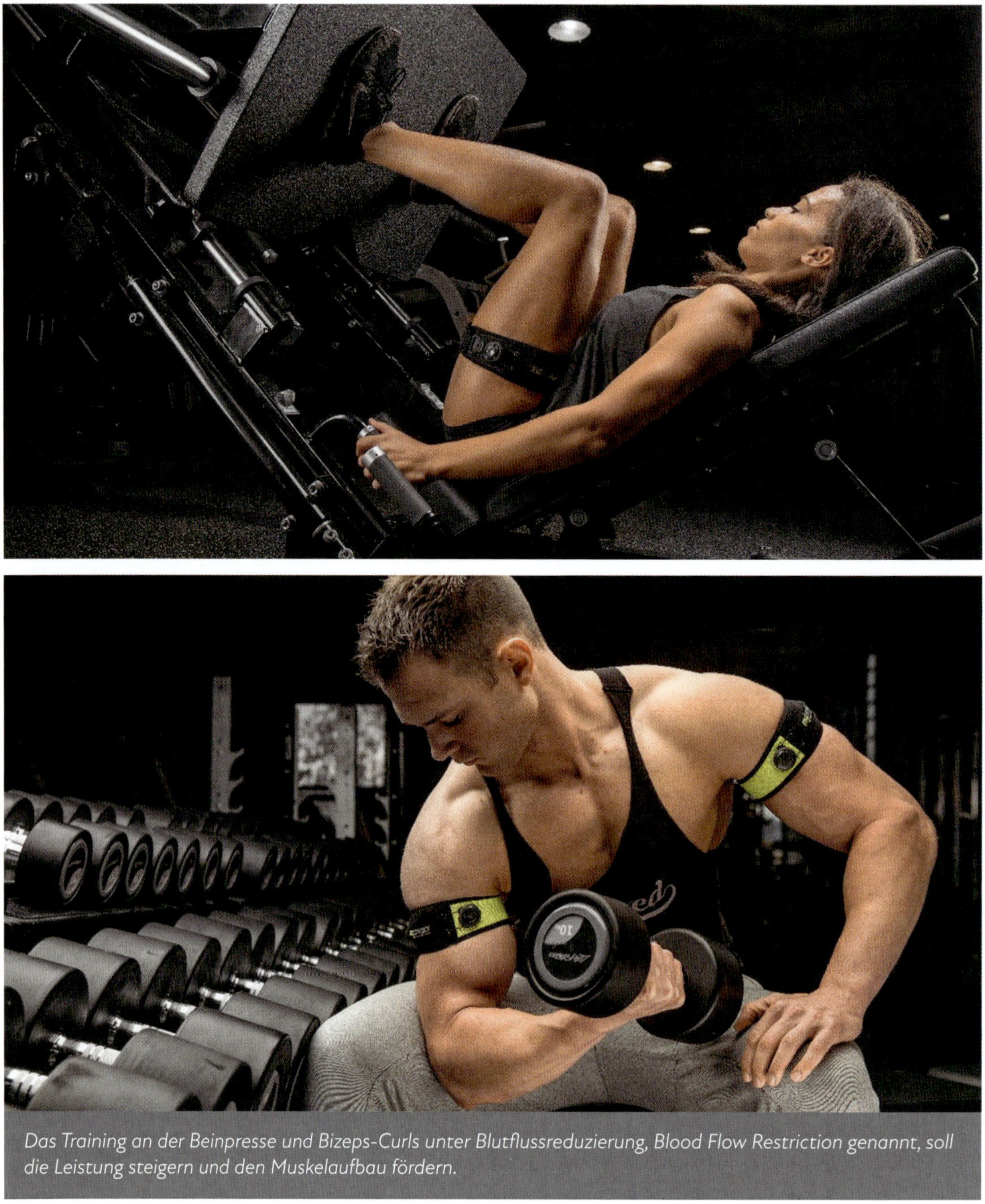

Das Training an der Beinpresse und Bizeps-Curls unter Blutflussreduzierung, Blood Flow Restriction genannt, soll die Leistung steigern und den Muskelaufbau fördern.

Wie genau man diese Methode in den langfristigen Trainingsprozess einbinden sollte, muss noch wissenschaftlich geklärt werden. Sollten keine medizinischen Kontraindikationen bestehen, empfehlen wir dir ein BFR-Training vor allem dann, wenn du dich gerade in der Rehabilitation einer Verletzung befindest, um einen Verlust der Muskelmasse auszugleichen. So kannst du trainieren, ohne dass du hierfür hohe Gewichte verwenden musst. Zusätzlich kannst du, wenn du gesund bist, zwei bis vier Trainingstage pro Woche als Alternative für eine konventionelle Trainingseinheit eine solche mit der BFR-Methode absolvieren oder einzelne Übungen im normalen Training ergänzend mit BFR durchführen. Dabei gelten für die Durchführung folgende Empfehlungen:

1. Verwende für die Beine 6 bis 14 Zentimeter beziehungsweise für die Arme 3 bis 6 Zentimeter breite Manschetten oder elastische Bänder.
2. In der Praxis gilt für den Verschlussdruck die Faustregel »7 von 10« auf einer subjektiven Schmerzskala von 1 bis 10, wobei 10 den höchsten Schmerz darstellt.
3. Absolviere mit 20 bis 40 Prozent deines 1-RM pro Übung vier Sätze mit 30, 15, 15, 15 Wiederholungen, oder vier Sätze bis zum maximalen Muskelversagen mit einer Satzpause von 30 bis 60 Sekunden, ohne die Manschetten beziehungsweise Bänder zu öffnen oder zu lockern.

Drop-Sets und Burns

Zwei weitere Intensivierungstechniken sind »Drop-Sets« (auch »Strip-Sets«) und »Burns«. Bei Drop-Sets wird zum Zeitpunkt des Muskelversagens, nach dem Ablegen des Gewichts, der Trainingswiderstand so schnell wie möglich reduziert. Danach wird die Arbeit sofort fortgesetzt. Dieses Vorgehen kannst du mehrfach wiederholen, bis eventuell gar kein Gewicht mehr auf der Stange ist. Bei Burns wird dahingegen eine Übung bis zum Muskelversagen über den vollen Range of Motion trainiert und direkt im Anschluss mit weiteren fünf bis sechs Wiederholungen bei reduziertem Bewegungsumfang fortgesetzt. Probiere gern beide Techniken aus und bring so etwas mehr Variation in dein Training. Wenn du auf das Gefühl des »Pumps« und Schmerzen stehst, wirst du sie gleichzeitig lieben und hassen.

Um das Kapitel abzurunden, möchten wir dir zwei Tabellen zur groben Übersucht der hier genannten Empfehlungen geben. Dabei wird anhand des Trainingsstatus zwischen Anfängern, Fortgeschrittenen und sehr weit Fortgeschrittenen wie folgt unterschieden:

Der aktuelle Trainingsstatus zur Bestimmung deines Ausgangspunkts

	Anfänger:in (untrainiert)	**Fortgeschrittene:r (moderat trainiert)**	**Sehr weit Fortgeschrittene:r (gut bis sehr gut trainiert)**
Aktuelles Trainingsprogramm	nicht im Training oder gerade begonnen	derzeit im Training	derzeit im Training
Trainingsalter	0–1 Jahr	1–3 Jahre	≥ 4 Jahre
Trainingshäufigkeit	≤ 1–2-mal/Woche	≤ 2–3-mal/Woche	≥ 3–5-mal/Woche
Trainingsbelastung und -beanspruchung	nicht vorhanden oder niedrig	mäßig	hoch
Technisches Fertigkeitsniveau	niedrig	mäßig	hoch

Grundlegende Trainingsempfehlungen je nach Trainingsstatus

	Anfänger:in	Fortgeschrittene:r	Sehr weit Fortgeschrittene:r
Belastungsintensität (% 1-RM)	40–80		
Anzahl der Wiederholungen	je nach Intensität und Übung mit RPE 7–10		
Primäre Trainingsübungen	mehrgelenkige Übungen	mehrgelenkige Übungen, ergänzt durch Isolationsübungen	mehrgelenkige Übungen, ergänzt durch Isolationsübungen
Range of Motion	maximal	maximal	maximal, ergänzt durch gezielte Partial Reps
Tempo (exz : iso : konz : iso) (Sekunden)	1–4 : 0–2 : X–2 : 0–2	1-10 : 0-4 : X-2 : 0-2 auch Tempo Training	1-10 : 0-4 : X-2 : 0-45 auch Tempo Training und Cluster
Satzpause (Minuten)	1–4		
Intensivierungstechniken	keine	optional	vermehrt
Belastungsumfang (Sätze/Muskel/Woche)	5–9	10–16	≥ 16
Trainingshäufigkeit (Muskel/Woche)	2–3	3–4	≥ 3

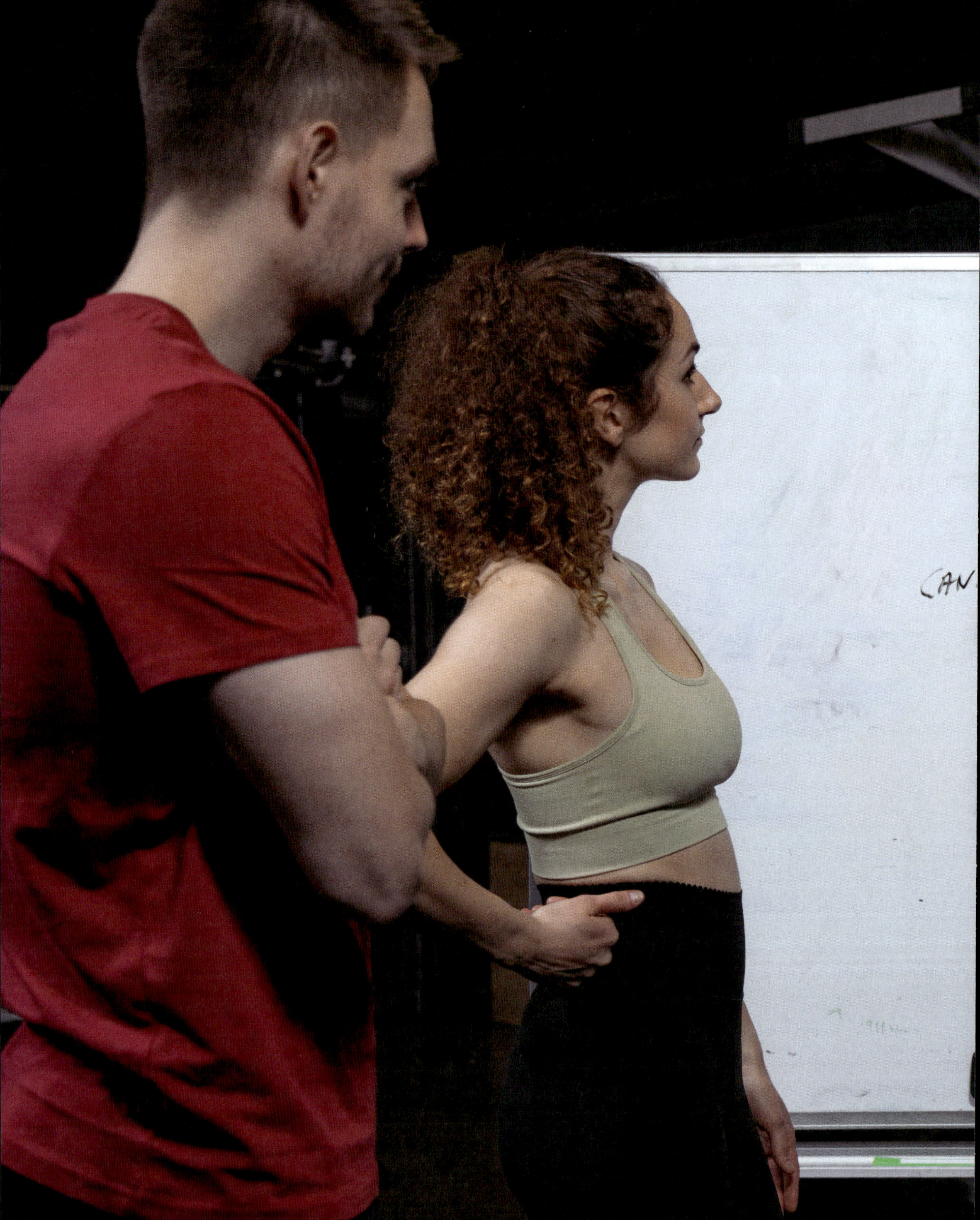

3 TRAININGS PLANUNG

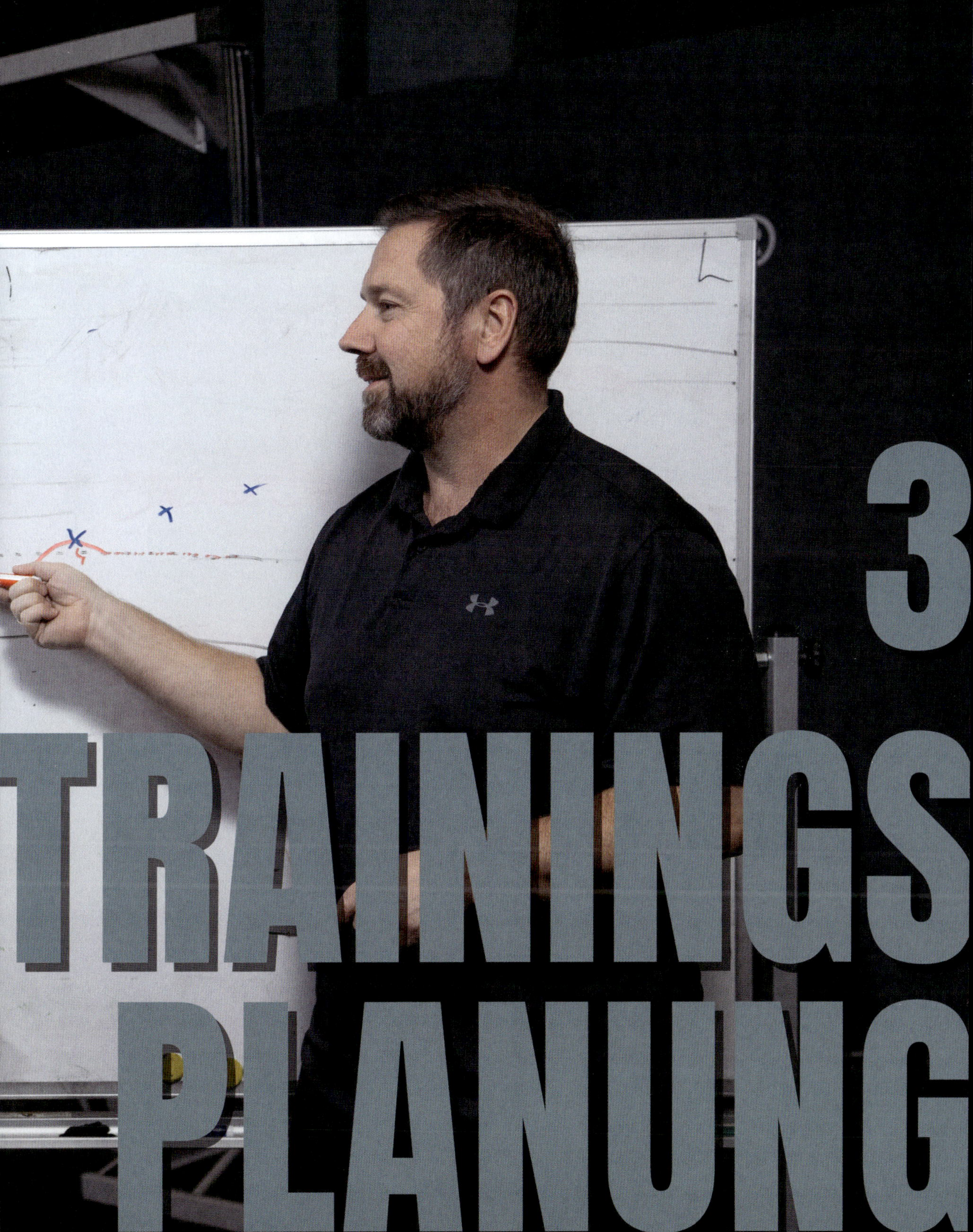

Grundlagen der Krafttrainingsplanung

Die Erstellung eines Krafttrainingsplans stellt aufgrund der Vielzahl unterschiedlicher Übungen, Trainingsformen und Belastungsnormativen eine große Herausforderung dar. Das Schöne dabei ist jedoch, dass du, wenn du einige Grundregeln befolgst, deiner Kreativität freien Lauf lassen kannst und in der Lage bist, so sehr abwechslungsreiche und sehr effektive Trainingspläne zu erstellen. Auf den folgenden Seiten stellen wir dir unsere fünf Schritte der Trainingsplanung vor.

Schritt 1 – Zielsetzung und Übungsauswahl

Werde dir zuallererst darüber klar, welche Ziele du verfolgst, zum Beispiel allgemein mehr Muskelmasse zu besitzen oder konkreter dir dickere Arme oder einen größeren Po anzutrainieren. In Abhängigkeit deiner Ziele, zusammen mit deiner Übungskompetenz und den dir zur Verfügung stehenden Möglichkeiten, was das Equipment anbelangt, triffst du im ersten Schritt eine geeignete Übungsauswahl für das Training der entsprechenden Muskelgruppen. In der nachfolgenden Tabelle, angelehnt an eine Veröffentlichung von Suchomel und Kollegen (28), findest du eine Übersicht, welche Trainingsmittel und -übungen wir für das Hypertrophietrraining als besonders geeignet einstufen (je mehr »+« desto besser). Zusätzlich erfährst du später, welche Übungen, Übungsausführungen und Griffarten sich im Speziellen für bestimmte Muskelgruppen eignen.

Geschlechtsspezifische Übungsauswahl – notwendig oder Mythos? **INFO**

Beim Krafttraining gibt es keine speziellen Übungen für Männer oder Frauen, da die Muskulatur beider biologischer Geschlechter anatomisch und funktionell nahezu identisch ist. Demnach liegen die Hauptunterschiede bei den Vorlieben, was das Training einzelner Körperpartien anbelangt. Es ist außerdem völlig überflüssig, nach neuen, nie da gewesenen Übungen speziell für Frauen zu suchen, da die Wahrscheinlichkeit sehr hoch ist, dass diese nicht zielführend sind. Bleibe lieber bei bewährten Basics, auch wenn diese dir vielleicht weniger Klicks auf deinen Social-Media-Kanälen bescheren.

Welches Equipment und welche Übungen für das Hypertrophietraining am effektivsten sind

Trainingsmittel und Übungsauswahl	Effektivität für das Hypertrophietraining
Exzentrikbetontes Training	++++++
Lang- und Kurzhanteln	+++++
Geräte mit Isokinetik	+++++
Geräte	++++
Übungen des Olympischen Gewichthebens	+++
Kettlebells	++
Körpergewichtsübungen	++
Krafttraining mit elastischem Widerstand	++
Elektromyostimulation	+
Ganzkörper-Vibrationstraining	+
Sprünge	+

Schritt 2 – die Trainingshäufigkeit: »To split or not to split?«

Der nachfolgende Planungsschritt umfasst zunächst die Trainingshäufigkeit. Sie ist auch davon abhängig, ob du Anfänger, Fortgeschrittener oder bereits »Profi« bist. Das bedingt nämlich, wie oft pro Woche du eine Muskelgruppe optimalerweise trainieren musst, damit du weitere Fortschritte erzielst. Zur Orientierung bezüglich deines Trainingsstatus schau in der Tabelle auf Seite 68 nach. Anhand der dort aufgeführten Faktoren kannst du deinen Trainingsstand besser einordnen.

Langsam beginnen, dann steigern

Wenn du dir nicht sicher bist, wo du dich einordnen sollst, orientiere dich lieber am niedrigeren statt am höheren Status. Steigern musst du dein Training sowieso früher oder später. Unterfordere dich zu Beginn lieber leicht, als dass du eine Überlastungserscheinung riskierst.

Wenn du die für dich ideale und passende Trainingshäufigkeit ermittelt hast, dann mache dir Gedanken darüber, wie du die für dich im ersten Schritt ausgewählten Übungen über die Woche verteilen willst. Beim Krafttraining gilt außerdem für die meisten Sportler:innen der Grundsatz, dass Muskeln mindestens zweimal pro Woche trainiert werden sollten. Dabei sollten mindestens 48 Stunden, also zwei Tage, höchstens jedoch drei Tage Pause zwischen den Trainingseinheiten liegen. Daraus ergibt sich, dass bei einem Ganzkörpertrainingsprogramm maximal drei bis vier Trainingseinheiten pro Woche möglich sind, da alle Muskelgruppen in jedem Training beansprucht werden.

Um höhere Trainingshäufigkeiten zu realisieren, wurden sogenannte Split-Trainingsroutinen entwickelt. Hierbei unterteilt man das Training nach Körperregionen oder Bewegungsarten. Das Split-Training erlaubt es dir, öfter pro Woche zu trainieren, ohne die empfohlene Pause zwischen zwei Trainingseinheiten der gleichen Muskelgruppe zu unterschreiten. Split-Training ist folglich für Sportler:innen geeignet, die gerne mehrmals pro Woche mit eher kürzeren Einheiten trainieren wollen. Außerdem eignet es sich für sehr weit Fortgeschrittene, die einen höheren wöchentlichen Belastungsumfang je Muskelgruppe trainieren müssen. Würden Fortgeschrittene nämlich Ganzkörpertrainings mit vielen Sätzen absolvieren, würden die einzelnen Trainingseinheiten sehr lange dauern. Die nachfolgende Tabelle zeigt Beispiele gängiger Split-Trainingsroutinen und die dazugehörigen Trainingshäufigkeiten. In der Praxis existieren darüber hinaus noch viele weitere Varianten, die hier nicht alle aufgeführt werden können.

Split-Training im Wochenverlauf – Beispielpläne

Trainings-tag	Trainierte Körperregion	Mo	Di	Mi	Do	Fr	Sa	So	Trainings-häufigkeit pro Woche	Trainings-häufigkeit pro Muskel-gruppe und Woche
1	Unterkörper			Pause			Pause	Pause	4-mal	2-mal
2	Oberkörper									
1	Brust, Schultern, Trizeps				Pause			Pause	5-mal	1–2-mal
2	Unterkörper									
3	Rücken, Trapezius, Armbeuger									
1	Brust und Rücken				Pause				6-mal	2-mal
2	Unterkörper									
3	Schultern und Arme									

Welche Trainingsform passt zu mir?

Anhand der aktuellen Literatur ist es wahrscheinlich für den Muskelzuwachs nicht entscheidend, ob als Ganzkörper- oder Split-Training trainiert wurde (58), wenn der wöchentliche Belastungsumfang identisch ist. Folglich kannst du wählen, welche Trainingsform am besten zu deinem Alltag passt. Beachte dabei jedoch, dass höhere Trainingshäufigkeiten pro Muskelgruppe wahrscheinlich effektiver sind.

Schritt 3 – Organisationsform und Übungsreihenfolge

Nun ist es Zeit, dass du die Organisationsform des Krafttrainings festlegst. Man unterscheidet die Organisationsformen Zirkel- und Stationentraining. Zirkeltraining kennen viele wahrscheinlich aus der Schule oder dem Vereinstraining. Hierbei absolvierst du nacheinander mehrere Übungen mit nur einem Satz und einer kurzen Pause von maximal 30 Sekunden. Von dieser Abfolge führst du dann eine oder mehrere Runden aus. Diese Trainingsform ist sehr zeitsparend, da die Satzpausen zwischen den Übungen weitestgehend wegfallen und höchstens am Ende einer Runde pausiert wird. Gleichzeitig führt das Weglassen der Pausen dazu, dass dein Herz-Kreislauf-System stärker beansprucht wird als beim Stationentraining und somit mittrainiert wird. Das Stationentraining wird in der Krafttrainingspraxis sehr viel häufiger angewendet als das Zirkeltraining. Beim Stationentraining hast du ebenfalls eine feste Übungsreihenfolge, jedoch absolvierst du erst alle Sätze einer Übung, bevor du die »Station« wechselst. Dadurch kannst du, verglichen mit dem Zirkeltraining, einzelne Muskelgruppen sehr viel gezielter ermüden. Die Kehrseite der Medaille ist jedoch, dass eine Trainingseinheit durch die Satzpausen länger dauern wird. Es gibt viele Möglichkeiten, die Übungsreihenfolge bei einer Einheit mit dieser Methode festzulegen. In den meisten Fällen solltest du dich jedoch an folgende Regeln halten:

1. Große Muskelgruppen vor kleinen Muskelgruppen
2. Mehrgelenkige Übungen vor eingelenkigen Isolationsübungen
3. Technisch anspruchsvollere Übungen vor einfachen Übungen

Das Zirkeltraining optimieren — INFO

Wir empfehlen dir, beim Zirkeltraining die Übungsreihenfolge so zu gestalten, dass sich Unterkörper-, Rumpf- und Oberkörperübungen abwechseln. Dadurch können sich einzelne Muskelgruppen etwas erholen, auch wenn du bereits die nächste Übung absolvierst. Zirkeltraining ist je nach Belastungsgestaltung unter Umständen sehr erschöpfend. Daher solltest du eher einfache Übungen und geringere Intensitäten wählen, da gegen Ende einer Runde aufgrund der Ermüdung die Wahrscheinlichkeit zunimmt, dass du komplexere Übungen nicht mehr sauber ausführen kannst.

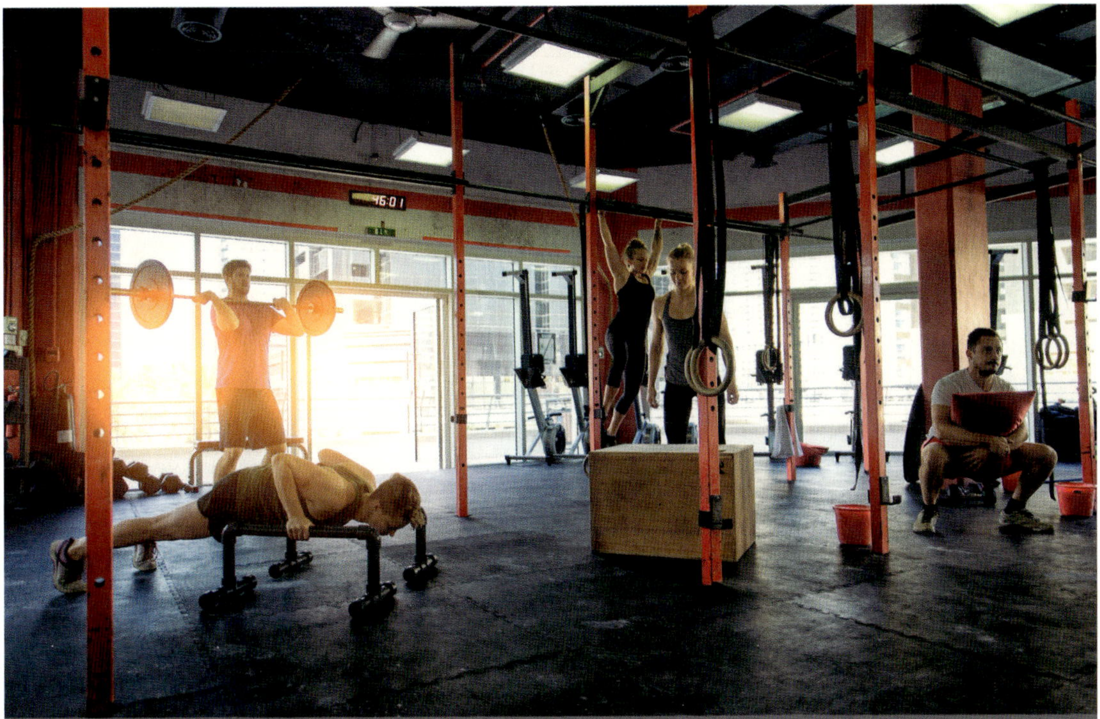

Sportler:innen beim Zirkeltraining – Abwechslung und damit einhergehende Regenerationspausen einzelner Muskelgruppen lassen Pausen überflüssig werden.

Der Grund hierfür ist, dass die wichtigen Übungen für große Muskelgruppen, die meist auch mehrgelenkig und technisch anspruchsvoll sind, am effektivsten trainiert werden können, wenn du nicht vorermüdet bist. Bei Ganzkörper-Trainingsplänen empfehlen wir dir zudem, Übungen für den Unter- und Oberkörper abzuwechseln. Bei Trainingsplänen für nur eine Körperpartie bietet es sich außerdem an, Agonisten und Antagonisten im Wechsel zu trainieren, zum Beispiel Bankdrücken gefolgt von Rudern mit der Langhantel. Dadurch kannst du die Satzpausen zwischen den Übungen etwas verkürzen, da sich die bereits beanspruchten Muskelgruppen erholen können, während du die Antagonisten trainierst. Dadurch kannst du beim Training Zeit sparen. Da es sich nur um Empfehlungen handelt, bestätigen Ausnahmen wie immer die Regel. Dir steht selbstverständlich offen, die Reihenfolge abzuändern, nur muss dir dabei klar sein, dass eine Übung immer die darauffolgende beeinflusst. Zum Beispiel wirst du aufgrund der Vorermüdung nach Sätzen am Beinstrecker weniger Kniebeugen können.

!

Das Prinzip der Vorermüdung

Das Prinzip der Vorermüdung kannst du dir ab und an gezielt zunutze machen. Wenn du beispielsweise deine Brust beim Bankdrücken kaum spürst, da dein Trizeps vor der Brustmuskulatur ermüdet, könntest du vorher Flys am Kabelzug machen. Im Idealfall erreichst du auf diese Weise, dass beim Bankdrücken alle Agonisten in gleichem Maße ermüden. Das gleiche Prinzip kannst du natürlich auch auf andere Übungskombinationen anwenden.

Zwei weitere Möglichkeiten, Zeit durch Weglassen von Satzpausen zu sparen, sind Verbund- und Supersätze. Die Verwendung von Verbundsätzen wird auch als Flushing oder Stacking bezeichnet. Hierbei absolvierst du zwei oder mehr Übungen für ähnliche Muskelgruppen, zum Beispiel Bankdrücken und Liegestütze, unmittelbar aufeinander folgend, ohne Satzpause. Im Gegensatz dazu sind Supersätze aus zwei Kraftübungen gebildet, eine für den Agonisten und eine für den Antagonisten, zum Beispiel Beinbeuger und Beinstrecker, die wie bei Verbundsätzen nacheinander ohne Pause absolviert werden.

Zu guter Letzt ist es in den allermeisten Fällen sinnvoll, Rumpfübungen ans Ende einer Trainingseinheit zu legen. Der Grund dafür ist, dass die Rumpfmuskulatur bei Grundübungen, wie zum Beispiel Kniebeugen, oft synergistisch beteiligt ist und es für die Bewegungstechnik ungünstig wäre, sie vorher zu ermüden.

Der Vorteil von Verbund- und Supersätzen — INFO

Häufig werden Verbund- und Supersätze mit Buchstaben und Ziffern kenntlich gemacht. Die Übungsauswahl und -anordnung könnte zum Beispiel wie folgt aussehen:

- A1: Kniebeugen
- B1: Ausfallschritte
- B2: Good Mornings
- C1: Sit-ups

B1 und B2 sind dabei ein Verbundsatz. Der Vorteil von Verbund- und Supersätzen liegt nicht nur in der Intensivierung des Trainings, sondern auch in der Zeitersparnis durch das Wegfallen von Satzpausen.

Schritt 4 – Festlegung der Belastungsnormative

Wie bereits im letzten Kapitel dargestellt, bedingt dein Trainingsstatus maßgeblich, wie die Trainingsreize gestaltet sein müssen, wenn du weitere Fortschritte erzielen möchtest. Wichtig zu wissen ist beispielsweise, dass sich der Belastungsumfang von Anfängern und Profis unterscheidet. Die Wahl der angemessenen Belastungsnormative im vierten Planungsschritt ist also von entscheidender Bedeutung. Hierbei hast du aber auch sehr großen Spielraum. Schau dir an dieser Stelle am besten noch einmal die letzte Tabelle des vorherigen Kapitels auf Seite 69 an, in der im Groben dargestellt ist, innerhalb welcher Grenzen du deine Belastungsnormative festlegen kannst. Außerdem ist hier der richtige Zeitpunkt für dich zu entscheiden, ob du dafür vereinzelt Intensivierungstechniken einfließen lassen möchtest.

Der Mythos vom effektivsten Trainingsplan **INFO**

Da jeder andere Ziele verfolgt und einen anderen Trainingsstatus besitzt, kann es niemals den einen »effektivsten Trainingsplan« geben, auch wenn dir dies manch Guru oder Gurvi der Szene so verkauft will. Genau genommen ist ein Trainingsplan schon dann etwas weniger wirksam, nachdem du ihn ein einziges Mal absolviert hast und in einer nächsten Einheit identisch wiederholst. Daher individualisieren gute Trainer:innen die Belastungsnormative maßgeschneidert für jede Person und gegebenenfalls von Trainingseinheit zu Trainingseinheit.

Schritt 5 – Trainingsprogression und Periodisierung

Wie bereits an anderer Stelle erwähnt, verlieren Trainingsbelastungen über die Zeit an Effektivität, da du dich fortlaufend an diese Belastungen anpasst. Daher ist es notwendig, Trainingsreize über die Zeit progressiv zu steigern, damit du weitere Fortschritte erzielst und Trainingsplateaus vermeidest. Zudem geht man davon aus, dass gleichbleibende Trainingsbelastungen, die du über längere Zeit beibehältst, zu Übertraining und Überlastungserscheinungen führen können. Aus diesem Grund sollte das Krafttraining nicht nur progressiv gestaltet, sondern auch in regelmäßigen Abständen variiert werden.

Über Sinn und Unsinn von Variationen von Übungen und Trainingsplänen **INFO**

Wir hören von Trainer:innen häufig, dass Übungen alle acht oder zehn Wochen ausgetauscht werden müssen. In unseren Augen ist das Quatsch. Du hast allein über die Belastungsnormative (Intensität, Wiederholungszahl, TUT und so weiter) so viele Kombinationsmöglichkeiten, dass ein und dieselbe Übung über Jahre verwendet werden kann, ohne dass die Effektivität verloren geht. Dennoch variieren auch wir aus motivationalen Gründen, für den extra Spaßfaktor und um alle Bereiche und Funktionen eines Muskels anzusprechen, bei der Übungsauswahl sehr gerne.

Die beiden Aspekte Progression und Variation sind zentrale Aspekte der Periodisierung. In der Trainingspraxis existieren etliche Periodisierungsstrategien und -modelle, welche jedoch alle eine Gemeinsamkeit aufweisen: eine in regelmäßigen Abständen vorgenommene, gezielte Manipulation der Belastungsnormative. Wir stellen dir hier nun die wichtigsten Merkmale der gängigsten Periodisierungsmodelle kurz vor.

Das lineare Modell der Periodisierung

Das lineare, oder auch traditionelle Modell der Periodisierung, fand seinen Ursprung wahrscheinlich in der Antike und wurde über Jahrhunderte in der Praxis weiterentwickelt, bevor es das erste Mal in den 1960er-Jahren vom russischen Sportwissenschaftler Lew Matwejew systematisch beschrieben wurde. Zu den wichtigsten Merkmalen dieses Modells gehört die über Monate nahezu lineare Zunahme der Belastungsintensität, bei simultaner Abnahme des Umfangs. Diese Vorgehensweise kann dabei beliebig oft nacheinander wiederholt werden. In den 1980er-Jahren wurde das Modell von den Amerikanern Stone und Kollegen für das Training von Kraftsportlern aufgegriffen und modifiziert. Hieraus ergaben sich vier Trainingsphasen mit dem charakteristischen linearen Verlauf von Belastungsumfang und -Intensität:

1. Hypertrophie-Phase: hoher Belastungsumfang, niedrige Intensität
2. Maximalkraft-Phase: mittlerer Belastungsumfang, hohe Intensität
3. Schnellkraft-Phase: niedriger Belastungsumfang, sehr hohe Intensität
4. Erholungsphase: sehr niedriger Belastungsumfang, sehr niedrige Intensität

Da eine Schnellkraft-Phase für den Muskelaufbau nicht zielführend ist, kann diese weggelassen werden. Dafür lässt sich nach der ersten Hypertrophie-Phase eine weitere ergänzen, welche sich durch moderate Umfänge mit mittlerer Intensität auszeichnet. Demnach könnte das lineare Modell der Periodisierung für ein zehnwöchiges Hypertrophietraining zum Beispiel wie folgt aussehen:

Beispielplan für ein Hypertrophietraining mit linearer Periodisierung über zehn Wochen

Phase	Woche	Sätze × Wiederholungen
Erste Hypertrophie-Phase	1 2 3	2 × 25–30 2 × 20–25 2 × 15–20
Zweite Hypertrophie-Phase	4 5 6	3 × 12–15 3 × 10–12 3 × 8–10
Maximalkraft-Phase	7 8 9	4 × 6–8 4 × 5–6 4 × 3–5
Erholungsphase (Deload)	10	2 × 8–12

Variation beim Training nach dem linearen Modell INFO

In der Regel kommt es auch im Verlauf einer Trainingswoche zu leichten Variationen der Intensität und des Umfangs beziehungsweise »schweren« und »leichteren« Trainingstagen, wenn die sich anhäufende Ermüdung mitberücksichtigt wird. Daher ist der Begriff »linear« für dieses Modell nicht wörtlich zu nehmen. Zudem werden die Variationen der Belastung primär nur für Grundübungen und nicht für alle Übungen der Trainingseinheit angewendet.

Undulierende Periodisierung

In den 1970er- und 1980er-Jahren entstanden unabhängig voneinander in Deutschland und in Nordamerika Alternativen zur linearen Periodisierung, da man davon ausging, dass mehr oder weniger gleichbleibende Trainingsbelastungen über einen längeren Zeitraum zu ungünstigen Anpassungen führen und »sprunghafte« Wechsel der Belastung von Vorteil wären.

Diese Trainingsmodelle mit sogenannten Wechselrhythmen, bestehend aus Trainingseinheiten mit hoher, mittlerer und geringerer Belastungsintensität, wurden als Pendeltraining, nicht lineare oder wellenförmige (undulierende) Periodisierung bezeichnet. In Abhängigkeit davon, wie häufig die Trainingsbelastung variiert wird, unterscheidet man zwischen täglichem und wöchentlichem Wechsel, also zwischen der »Daily Undulating Periodization«, der täglich wechselnden wellenförmigen Periodisierung, und der »Weekly Undulating Periodization«, der wöchentlich wechselnden wellenförmigen Periodisierung. Üblicherweise wechseln sich dabei im Leistungssport Trainingseinheiten mit Hypertrophie-, Maximalkraft- und Schnellkraftmethoden ab. Doch da, wie bereits erwähnt, die Schnellkraft im Muskelaufbautraining eine geringe Relevanz besitzt, können diese Modelle für das Hypertrophietraining abgeändert werden. Demnach wechseln sich Trainingseinheiten mit hohem, mittlerem oder geringem Belastungsumfang mit dazu passender niedriger, mittlerer und hoher Intensität entweder täglich oder wöchentlich ab. Dies könnte zum Beispiel wie folgt aussehen:

Daily Undulating Periodization – die täglich wechselnde wellenförmige Periodisierung

WOCHE	BEISPIEL A			BEISPIEL B		
	Tag 1	Tag 2	Tag 3	Tag 1	Tag 2	Tag 3
	Sätze × Wiederholungen			Sätze × Wiederholungen		
1–3	2 × 25–30	4 × 5–6	3 × 10–12	2 × 15–20	3 × 8–10	4 × 3–5
4 (Deload)	1 × 25–30	2 × 5–6	2 × 10–12	1 × 15–20	2 × 8–10	2 × 3–5

Weekly Undulating Periodization – die wöchentlich wechselnde wellenförmige Periodisierung

WOCHE	BEISPIEL C	BEISPIEL D
	Sätze × Wiederholungen	Sätze × Wiederholungen
1 2 3	2 × 25–30 4 × 5–6 3 × 10–12	2 × 25–30 3 × 10–12 4 × 5–6
4 (Deload)	2 × 8–12	2 × 8–12

WOCHE	BEISPIEL E	BEISPIEL F
	Sätze × Wiederholungen	Sätze × Wiederholungen
1–2 3–4 5–6	2 × 25–30 3 × 10–12 4 × 5–6	2 × 25–30 4 × 5–6 3 × 10–12
7–8 (Deload)	2 × 8–12	2 × 8–12

Die flexible Handhabung der wellenförmigen Periodisierung

Wie du an den Beispielen wahrscheinlich bemerkt hast, gibt es nach der aktuellen Studienlage keine eindeutig richtige oder falsche Reihenfolge der Trainingseinheiten. Dies gilt sowohl für die tägliche als auch für die wöchentliche wellenförmige Periodisierung. Deiner Kreativität sind bei der langfristigen Trainingsplanung mit der undulierenden Periodisierung folglich kaum Grenzen gesetzt. Zudem könntest du die Trainingseinheiten einer Woche flexibel absolvieren und jeweils an deine private und berufliche Belastung anpassen. So könntest du beispielsweise leichtere Trainingseinheiten dann einplanen, wenn du einen stressigen Tag hattest oder lange arbeiten musstest, und schwere Trainingseinheiten am Wochenende absolvieren, wenn du viel Zeit und Energie für das Training hast. Diese Vorgehensweise nennt man »Flexible Daily Undulation Periodization«, also flexible täglich wechselnde wellenförmige Periodisierung, welche sich auch im Leistungssport zunehmender Beliebtheit erfreut.

Blocktraining – Alternative zur undulierenden Periodisierung

Kritiker der undulierenden Periodisierung sehen in den häufigen und sehr ausgeprägten Wechseln der Krafttrainingsmethoden die größte Schwäche dieses Modells. Sie vertreten die Meinung, dass Trainingsziele besser mit hoch konzentrierten Blöcken gleicher Trainingsmethoden, statt parallel gemischt, trainiert werden sollten. Aus diesem Grund wird diese Art des Trainings auch Block-Periodisierung oder Blocktraining genannt. Dieses Modell der Periodisierung basiert primär auf den Überlegungen der russischen Sportwissenschaftler Anatolij Bondartschuk und Yuri Verkhoshansky und wurde von Vladimir Issurin bis heute weiterentwickelt.

Beim Blocktraining werden Trainingsabschnitte von mehreren Monaten in Blöcke von mehreren Wochen unterteilt. Diese Blöcke bestehen aus hoch konzentrierten Belastungen und verfolgen nur ein oder zwei Haupttrainingsziele. Dadurch sollen negative Folgen, die aus dem häufigen Wechsel unterschiedlicher Trainingsmethoden entstehen können, vermieden werden. Außerdem werden die einzelnen Trainingsblöcke so angeordnet, dass sie aufeinander aufbauen. Begründet wird diese Vorgehensweise damit, dass erzielte Anpassungen nach Beendigung eines konzentrierten Trainingsblocks für eine bestimmte Zeit erhalten bleiben (»Resteffekte«), wenngleich diese im darauffolgenden Block nicht mehr trainiert werden.

Verdeutlichen lässt sich das Prinzip der Resteffekte anhand des Blocktrainings von Schnellkraftsportarten. Hier folgt auf einen Hypertrophie-Trainingsblock ein Block mit Fokus auf die Maximalkraft und anschließend ein Schnellkraft-Trainingsblock mit Deload-Phase. Die Reihenfolge ergibt sich dadurch, dass die Schnellkraft wesentlich von der Maximalkraft und diese wiederum zum Teil von der Muskelmasse abhängt. In der Trainingspraxis besteht die Schwierigkeit jedoch darin, die Länge und Reihenfolge der einzelnen Blöcke so zu wählen, dass eine bestmögliche Kombination aus Rest- und Trainingseffekten erzielt wird.

Kluge Planung des Blocktrainings

Die hoch konzentrierten Trainingsblöcke ähnlicher Belastungen bergen das Risiko von Überlastungserscheinungen und Übertraining. Daher raten wir dir auch beim Blocktraining, im Verlauf einer Trainingswoche schwere und leichtere Tage einzuplanen.

In der Literatur lassen sich hierzu folgende Empfehlungen finden:

1. Anreichender Block: 2 bis 6 Wochen mit hohem Belastungsumfang und niedriger Intensität
2. Umsetzender Block: 2 bis 4 Wochen mit mittlerem Belastungsumfang und hoher Intensität
3. Ausnutzungsblock: 8 bis 15 Tage mit niedrigem Belastungsumfang und sehr hoher Intensität

Im Hypertrophietraining können auch bei diesem Modell der Periodisierung die Schnellkraftblöcke weggelassen werden. Stattdessen könnte man das Training um einen Trainingsblock mit sehr hohem Belastungsumfang ergänzen. Exemplarisch sähe das Training dann wie folgt aus:

Beispiel-Blocktraining in vier Phasen über zehn Wochen

Phase	Woche	Sätze × Wiederholungen
Anreichender Block (erste Hypertrophie-Phase)	1 2	2 × 20–30
Umsetzender Block (zweite Hypertrophie-Phase)	3 4 5 6	3 × 8–12
Ausnutzungsblock (Maximalkraft-Phase)	7 8 9	4 × 3–5
Erholungsphase (Deload)	10	2 × 8–12

Nachdem du die drei gängigsten Periodisierungsmodelle im Krafttraining kennengelernt hast, fragst du dich sicherlich, welche dieser Strategien nun die beste für dein Muskelaufbautraining ist. Die wissenschaftliche Literatur gibt eine ernüchternde, jedoch erfreuliche Antwort darauf: Alle hier vorgestellten Varianten funktionieren (59). Kein Modell ist dem anderen eindeutig überlegen. Das bedeutet: Du kannst dich frei zwischen den drei Periodisierungsmodellen entscheiden und das auswählen, welches entweder am meisten deinen Vorlieben entspricht oder sich am besten in deinen Alltag integrieren lässt. Wenn du bereits über längere Zeit nach einem der drei Modelle trainierst, raten wir dir außerdem, über einen Wechsel der Periodisierungsstrategie nachzudenken. Getreu nach dem Motto »Variation is key« (Variation ist der Schlüssel zum Erfolg) sind wir der Meinung, dass neue Reize beim Hypertrophietraining meist auch effektive Reize darstellen.

Es steht dir selbstverständlich jederzeit frei, wieder zu deinem ursprünglichen Periodisierungsmodell zurückzukehren. Vom sogenannten »program hopping«, also dem ungeduldigen Wechsel zwischen Programmen nach wenigen Wochen, raten wir dir jedoch ab, da sich die Effektivität der meisten Trainingsprogramme erst nach Monaten, wenn nicht sogar Jahren zeigt.

Leider sehen wir oft, wie Trainierende wegen Videos unwissender Influencer:innen keine oder sehr geringe Widerstände beim Training verwenden, zum Beispiel Wasserflaschen, die höchstens bei absoluten Anfängern zu Muskelaufbau führen. Dabei ist es unabhängig vom Periodisierungsmodell wichtig, dass du dein Training progressiv steigerst, um weitere Anpassungen auszulösen. Du hast viele Möglichkeiten, dein Training progressiv zu steigern, beispielsweise durch die Übungsauswahl – mehr oder schwierigere Übungen –, eine Steigerung der wöchentlichen Trainingssätze oder eine Erhöhung der Trainingsfrequenz. Der wichtigste Faktor wird jedoch eine stetige Steigerung der Intensität beziehungsweise deiner Trainingsgewichte sein. Hierfür gibt es in der Trainingspraxis verschiedene Vorgehensweisen. Zum Beispiel kannst du in regelmäßigen Abständen dein Gewicht um einen vordefinierten Prozentwert deines 1-RM steigern, zum Beispiel alle vier Wochen um fünf Prozent. Das hat jedoch den

Theorie und Praxis – wichtig zu wissen

An dieser Stelle muss betont werden, dass die drei hier dargestellten Varianten der Periodisierung lediglich Modelle sind. In der Praxis des Krafttrainings lassen sich diese selten in ihren Reinformen finden. So weisen undulierende Modelle über längere Zeit gesehen meist eine lineare Reduktion des Belastungsumfangs bei gleichzeitigem Anstieg der Intensität auf. Außerdem werden auch beim Blocktraining im Laufe einer Woche Änderungen der Intensität und des Belastungsumfangs vorgenommen. Die Unterscheidung der Periodisierungsmodelle im Krafttraining ist folglich eher theoretischer oder argumentativer statt trainingspraktischer Natur.

Mehr Abwechslung im Training

In Fitnessstudios bekommst du meist Trainingspläne, die auf dem linearen Modell oder dem des Blocktrainings basieren. Daher empfehlen wir dir, einmal eine Variante der täglich wechselnden wellenförmigen Periodisierung auszuprobieren. Du wirst die Abwechslung beim Training lieben.

Nachteil, dass du entweder zu langsam oder zu schnell steigerst, je nachdem, ob du schnelle oder langsame Fortschritte machst. Da Anpassungen kaum vorhersehbar sind und schon gar nicht linear verlaufen, raten wir dir beim Muskelaufbautraining von dieser Variante der Progression ab. Sinnvoller ist es unserer Auffassung nach, anhand von Regeln zu trainieren, die auf der Basis von mit einem Gewicht geschafften Wiederholungen in Verbindung mit einem Zielwert der subjektiv wahrgenommenen Anstrengung beruhen. In diesem Zusammenhang möchten wir dir die Zwei-für-zwei-Regel vorstellen.

Bei der Zwei-für-zwei Regel gilt, dass wenn du bei einer Übung in zwei aufeinanderfolgenden Sätzen mit einem Gewicht zwei Wiederholungen mehr geschafft hast, als auf dem Trainingsplan vorgesehen war, du das Trainingsgewicht erhöhen sollst. Zum Beispiel stehen drei Sätze Bankdrücken mit zehn Wiederholungen auf dem Plan. Im ersten Satz schaffst du mit dem Gewicht aus der letzten Trainingseinheit 14 Wiederholungen und im zweiten Satz zwölf. Gemäß der Zwei-für-zwei Regel solltest du jetzt im dritten Satz dein Gewicht steigern. Mit dem neuen Gewicht trainierst du jetzt so lange weiter, bis du wieder an dem Punkt bist, dass du mehr Wiederholungen schaffst als vorgesehen.

Wann und wie du das Gewicht steigern solltest

Wie groß die Gewichtssteigerungen bei der Zwei-für-zwei Regel sein sollen, hängt von der Übung ab. Bei Beinübungen kannst du beispielsweise größere Sprünge von mehreren Kilos wählen. Beim Seitheben wiederum kann eine Steigerung von zwei Kilo bereits sehr viel sein. Solltest du einen zu großen Sprung vorgenommen haben und zwei Wiederholungen weniger als vorgesehen schaffen, empfiehlt es sich, das Gewicht etwas zu reduzieren.

Bei unseren Trainingsplänen gehört zu einer Wiederholungszahl immer auch eine Angabe, wie anstrengend ein Satz sein soll, da es nicht immer zielführend ist, »all out«, also bis zum konzentrischen Muskelversagen, zu gehen. Hierfür verwenden wir die vielen bereits bekannte RPE-Skala von 1 bis 10 (»Rate of Perceived Exertion«, kurz RPE, zu deutsch: der Grad der wahrgenommenen [subjektiven] Anstrengung). Diese funktioniert ähnlich wie die Angabe über die Zahl der Wiederholungen, die am Ende eines Satzes noch möglich gewesen wären (»Reps in Reserve«, kurz RIR, zu deutsch: Wiederholungen in Reserve).

Die RPE-/RIR-Skala der subjektiven Wahrnehmung

Subjektive Wahrnehmung	RPE	RIR
Maximal anstrengend; keine Wiederholung mehr möglich	10	0
Sehr anstrengend; 1 Wiederholung wäre noch möglich	9	1
Anstrengend; 2 Wiederholungen wären noch möglich	8	2
Anstrengend; 3 Wiederholungen wären noch möglich	7	3
Moderat; 4 Wiederholungen wären noch möglich	6	4
Moderat; 5 Wiederholungen wären noch möglich	5	5
Moderat; 6 Wiederholungen wären noch möglich	4	6
Leicht; 7 Wiederholungen wären noch möglich	3	7
Leicht; 8 Wiederholungen waren noch möglich	2	8
Sehr leicht; 9 Wiederholungen wären noch möglich	1	9

Ein wirksames Muskelaufbautraining sollte sich im RPE-Bereich von mindestens 7 abspielen. Lediglich in Deload-Phasen könnte es sinnvoll sein, noch leichter zu trainieren.

Die RPE- oder RIR-Skala nutzen

Um die RPE- oder RIR-Skala sinnvoll einsetzen zu können, musst du mindestens einmal am Punkt von RPE 10 beziehungsweise RIR 0 gewesen sein. Gerade Anfänger haben meist eine ungenaue Vorstellung davon, was es heißt, »hart« zu trainieren.

Deloads und Detraining

Beim langfristigen (periodisierten) Hypertrophietraining ist es in vielen Fällen notwendig, dass du in regelmäßigen Abständen Erholungsphasen einplanst. Man spricht hier von gesenkten Wochen oder »Deloads«. Diese Phasen der reduzierten Trainingsbelastung sind sinnvoll, um deinem Körper Zeit zu geben, sich von den durch dein hartes Training »angesammelten« Ermüdungseffekten zu erholen und sich anzupassen. Erfahrungsgemäß steigt ohne Deloads das Risiko, Übertrainingssymptome zu entwickeln. Diese treten zwar nicht von heute auf morgen und schon gar nicht bei niedrigen Umfängen und geringer Trainingsfrequenz auf, doch nimmt die Wahrscheinlichkeit über die Zeit zu, insbesondere dann, wenn du sehr ambitioniert und oft trainierst. Weitere Faktoren, die Übertrainingssymptome begünstigen, sind übrigens privater und beruflicher Stress, mangelnder Schlaf und eine unzureichende Ernährung. Zum Thema Ernährung erfährst du in Kapitel 5 alles Wichtige im Kontext Muskelaufbau.

Bei einer Trainingshäufigkeit von drei oder mehr Trainingseinheiten pro Woche hat es sich bewährt, Deload-Wochen nach der 3-:-1- oder 6-:-2-Struktur einzuplanen. Das bedeutet, dass du drei beziehungsweise sechs Wochen sehr intensiv trainierst, bevor du eine Entlastung von einer oder zwei Wochen vornimmst. Die Entlastung kann dabei sehr unterschiedlich aussehen. Entweder reduzierst du die Trainingsintensität, die Zahl der Trainingssätze oder der Übungen. Wir empfehlen dir eine Kombination aus den ersten beiden Parametern. Das bedeutet: In der Deload-Woche gehst du beim Training nicht zur vollständigen Ausbelastung, sondern lässt bei den Arbeitssätzen noch ein paar Wiederholungen »im Tank« (RPE-Belastungswoche minus 1 oder sogar minus 2). Demzufolge musst du in der Entlastungswoche mit geringeren Gewichten bei gleicher Wiederholungszahl trainieren. Außerdem halbierst du die Zahl der Arbeitssätze jeder Übung, wobei du bei ungeraden Zahlen aufrundest. Wenn du beispielsweise in den Belastungswochen drei Sätze Kniebeugen gemacht hast, wären es in der Deload-Woche zwei. Aus vier Sätzen machst du zwei und so weiter. Die Übungsauswahl kannst du bei dieser Vorgehensweise beibehalten. Nach dieser Woche solltest du dich wieder frisch fühlen und kannst mit neuer Energie in den nächsten Trainingsabschnitt starten.

Neben geplanten Phasen reduzierter Trainingsbelastungen wirst du bestimmt auch mal unfreiwillig erleben, dass du deine Trainingsgewohnheiten einschränken oder reduzieren musst, beispielsweise durch eine Krankheit, mangelnde Motivation oder zu viele Termine, die dir keine Zeit zum Training lassen. Aber auch im wohlverdienten Urlaub kann es passieren, dass das Hotel-Gym mal wieder nur aus zwei Laufbändern, einem Latzug und zwei leichten Kurzhanteln besteht. Wenn diese Trainingsunterbrechungen länger andauern, kann es sein, dass sich Trainingsanpassungen mit der Zeit wieder zurückbilden. Diesen Prozess bezeichnet man in der Sportwissenschaft als Deadaptation oder »Detraining«.

Der zeitliche Verlauf ist dabei von vielen Faktoren abhängig. Zwei wichtige sind zum Beispiel, wie lange du vorher ohne Unterbrechung trainiert hast und wie alt du bist. Es hat sich gezeigt, dass bei erfahrenen Sportler:innen der Rückgang der Muskelmasse langsamer vonstattengeht als bei Krafttrainingsanfängern und dass der Muskelquerschnitt bei jungen Erwachsenen durch Trainingsunterbrechungen langsamer zurückgeht als bei älteren. Die gute Nachricht ist, dass der Verlust erst nach mehreren Wochen kompletter Trainingsunterbrechung messbar wird (60, 61). Das bedeutet: Wenn du ein paar Wochen nicht trainieren kannst, aber normal aktiv bist, brauchst du dir keine Sorgen machen, dass du nach der Unterbrechung wieder bei null anfangen musst. Vielmehr scheint dir dein Kopf subjektiv eine größere »Lauchigkeit« vorzugaukeln, als es tatsächlich objektiv der Fall ist.

Praktisch bedeutet dies, dass du deinen Urlaub auch ohne Training genießen kannst und dir kein schlechtes Gewissen machen musst, wenn du mal eine oder zwei Wochen aussetzt. Wichtig sind jedoch zwei Dinge: zum einen, dass du deine Kalorienaufnahme in Phasen reduzierter Belastung verringerst, um nicht an Fettmasse zuzunehmen, und zum anderen, dass du den Wiedereinstieg ins Training nicht verpasst. Wenn du diese Tipps berücksichtigst, kann es sogar sehr gut sein, dass du leistungsfähiger als vorher in den neuen Trainingsabschnitt startest.

Beispielpläne

Auf den folgenden Seiten möchten wir dir einige Beispielpläne präsentieren. Diese sind nicht dazu gedacht, eins zu eins übernommen zu werden, sondern sie sollen dir vielmehr einen Eindruck vermitteln, wie du vorgehen könntest. Wie du an vielen Stellen des Buchs gemerkt hast, geht es immer darum, den individuellen Zielen, Bedürfnissen und vor allem dem eigenen Trainingszustand gerecht zu werden. Daher ist das unreflektierte Kopieren von Trainingsplänen nie eine gute Idee. Dies gilt insbesondere für die hier vorgestellten Trainingsumfänge mit vorgegebenen Sätzen pro Muskel pro Woche. An manchen Stellen unserer Trainingspläne kommst du vielleicht ins Grübeln, was die Übungsauswahl betrifft. Alle unsere Pläne enthalten spezielle Rumpfübungen, die in klassischen Bodybuildingplänen häufig nicht vorkommen. Beispielsweise Seitneigung, Jefferson-Curl oder Rumpfrotation. Bodybuilder:innen haben in der Regel das Ziel, eine schmale Taille zu behalten, und damit Angst, diese durch bestimmte Rumpfübungen zu verlieren.

Diese Sorge ist bestimmt berechtigt, jedoch hatten wir statt ästhetischer primär gesundheitliche Aspekte bei der Übungsauswahl im Sinn, auch wenn das Hauptziel der Pläne Muskelaufbau ist. Weiterhin haben wir versucht, die Pläne geschlechtsneutral zu gestalten. Dies ist natürlich nur bedingt möglich. Wenn beispielsweise Männer mehr Brust und Arme und Frauen lieber keine Nacken-, dafür mehr Übungen für das Gesäß trainieren wollen, sähen die Pläne entsprechend anders aus. Ansonsten appellieren wir noch mal an dich, die gezeigten Pläne als Quelle der Inspiration für dein eigenes Hypertrophietraining zu verstehen.

Ganzkörper-Trainingsplan für Anfänger

TAG 1				
	Übung	Tempo und RPE	Sätze x Wdh.	Pause (in Min.)
1	Beinpresse (Gerät)	X020 @RPE 8-9	3 x 8	2
2	Brustpresse (Gerät)	X020 @RPE 8-9	4 x 8	2
3	Beinbeuger (Gerät)	X020 @RPE 9	4 x 12	1,5
4	Rudern (Gerät)	X120 @RPE 9	4 x 12	1,5
5	Rückenstrecker (Gerät)	2220 @RPE 8-9	3 x 10	1
6	Bauchpresse (Gerät)	1120 @RPE 9	3 x 10	1

TAG 2				
	Übung	Tempo und RPE	Sätze x Wdh.	Pause (in Min.)
1	Beinpresse einbeinig (Gerät)	X010 @RPE 8-9	2 x 12 je Seite	1
2	Schulterpresse (Gerät)	X010 @RPE 8-9	4 x 8	2
3	Gesäßpresse (Gerät)	X120 @RPE 9	2 x 15 je Seite	1
4	Latzug (Gerät)	X220 @RPE 9	4 x 12	1,5
5	Rückenstrecker segmental (Gerät)	4140 @RPE 8-9	3 x 10	1
6	Twist Maschine (Gerät)	X020 @RPE 9	3 x 12 je Seite	1

Ganzkörper-Trainingsplan für Fortgeschrittene

TAG 1

	Übung	Tempo und RPE	Sätze × Wdh.	Pause (in Min.)
1	Kniebeugen, hohe Ablage (LH*)	20X1 @RPE 8–9	3 × 8	3
2	Bankdrücken (LH)	20X1 @RPE 9–10	3 × 6	2,5
3	Rumänisches Kreuzheben (LH)	22X0 @RPE 8-9	3 × 12	2
4	Rudern (LH)	X220 @RPE 8–9	3 × 8	2
5	Bizeps-Curl (SZ***)	X010 @RPE 10	3 × 8	1,5
6	Skull Crusher (SZ)	22X0 @RPE 10	3 × 8	2
7	Wadenheben stehend (KH**)	1010 @RPE 9	3 × 12	1
8	Seitheben (KH)	1110 @RPE 10	3 × 10	1
9	Jefferson Curl (KH)	4040 @RPE 8–9	2 × 6	1

TAG 2

	Übung	Tempo und RPE	Sätze × Wdh.	Pause (in Min.)
1	Kreuzheben (LH)	X022 @RPE 8–9	3 × 6	3
2	Flys (KH)	22X0 @RPE 9–10	3 × 8	1,5
3	Beinbeuger einbeinig (Gerät)	X020 @RPE 9–10	3 × 8 je Seite	1,5
4	Klimmzug (evtl. mit Zusatzgewicht)	X120 @RPE 9–10	3 × 6	2,5
5	Wadenheben sitzend (Gerät)	X010 @RPE 10	3 × 8	1
6	Shrugs (KH)	X010 @RPE 10	4 × 10	1
7	Vorgebeugtes Seitheben (KH)	1210 @RPE 10	3 × 12	1
8	Russian Twist (evtl. mit Zusatzgewicht)	1010 @RPE 10	2 × 10 je Seite	1
9	Plank, Seit-Plank (evtl. mit Zusatzgewicht)	@RPE 10	2 × 45 Sek.	1

TAG 3				
	Übung	Tempo und RPE	Sätze × Wdh.	Pause (in Min.)
1	Bulgarian Split Squats (LH)	10X0 @RPE 8–9	3 × 10 je Seite	2,5
2	Alternierendes Schrägbankdrücken (KH)	X010 @RPE 9–10	3 × 12 je Seite	2
3	Beinstrecker einbeinig (Gerät)	X120 @RPE 9–10	3 × 20 je Seite	1
4	Rudern (KH)	X220 @RPE 10	3 × 12 je Seite	1
5	Bizeps-Curl im Obergriff (LH)	X020 @RPE 10	2 x 12	1
6	Trizeps Kick-Back (KH)	X120 @RPE 10	3 ×10 je Seite	1,5
7	Seitneigen (KH)	X020 @RPE 8–9	2 × 10	1
8	Beineheben (evtl. mit Zusatzgewicht)	X120 @RPE 10	2 × 8	1
9	Pallof Press (Kabelzug)	4040 @RPE 8–9	2 × 10 je Seite	1

** LH = Langhantel*
*** KH = Kurzhantel*
**** SZ = SZ-Hantelstange*

Ganzkörper-Trainingsplan für sehr weit Fortgeschrittene

TAG 1				
	Übung	Tempo und RPE	Sätze × Wdh.	Pause (in Min.)
1	Tempo-Kniebeuge, hohe Ablage (LH)	52X0 @RPE 8–9	3 × 6	3
2	Tempo-Bankdrücken (LH)	41X0 @RPE 8–9	3 × 8	2,5
3A	Beinstrecker einbeinig (Gerät)	X220 @RPE 9–10	4 × 15 je Seite	1
3B	Beinbeuger einbeinig (Gerät)	X020 @RPE 9–10	4 × 15 je Seite	
4A	Dip (evtl. mit Zusatzgewicht)	20X0 @RPE 9–10	3 × 10	2
4B	Rudern (KH)	X120 @RPE 9–10	3 × 12 je Seite	
5	Hammer-Curl (KH)	X030 @RPE 10	4 × 8 je Seite	2
6A	Frontheben (KH)	X120 @RPE 10	2 × 10	2
6B	Seitheben (KH)	X120 @RPE 10	2 × 10	
6C	Vorgebeugtes Seitheben (KH)	X120 @RPE 10	2 × 10	
7A	Rumpfrotation (Landmine)	1010 @RPE 9	2 × 10 je Seite	1
7B	Hyperextension segmental (evtl. mit Zusatzgewicht)	2020 @RPE 8–9	2 × 8	

TAG 2				
	Übung	Tempo und RPE	Sätze × Wdh.	Pause (in Min.)
1	Konventionelles Kreuzheben (LH)	X020 @RPE 8–9	3 × 6	3
2	Schulterdrücken (LH)	X020 @RPE 8–9	3 × 6	2
3	Bulgarian Split Squat (LH)	1010 @RPE 9	3 × 10 je Seite	2
4	Klimmzug (evtl. mit Zusatzgewicht)	X120 @RPE 9	3 × 8	2
5	Bankdrücken Cluster (LH)	20X0 @RPE 8 & 10	2 × (2 × 10)	2 (0,5)
6	Rudern mit Cheating (Kabelzug)	X030 @RPE 9	2 × 15	2
7A	Bizeps-Curl (Kabelzug)	X020 @RPE 10	3 × 25	1
7B	Trizepsdrücken (Kabelzug)	X020 @RPE 10	2 × 25	
8A	Shrug (KH)	X120 @RPE 10	3 × 15	1
8B	Reverse Fly (Gerät)	X120 @REP 10	3 × 12	
9A	Crunche (Kabelzug)	1010 @RPE 10	2 × 15	1
9B	Seitneigen mit Kurzhantel	1010 @RPE 8–9	2 × 10 je Seite	

TAG 3				
	Übung	Tempo und RPE	Sätze × Wdh.	Pause (in Min.)
1	Split Squat mit vorderer Erhöhung (LH)	1010 @RPE 9	3 × 15 je Seite	1,5
2	Schrägbankdrücken, neutraler Griff (KH)	20X0 @RPE 9	3 × 15	1,5
3	Rumänisches Kreuzheben (LH)	21X0 @RPE 9	3 × 8	2
4	Supramaximaler Klimmzug (evtl. mit Zusatzgewicht)	X040 @RPE 9	3 × 5	2,5
5	Schulterdrücken mit Cheating (LH)	X140 @RPE 9	4 × 6	2
6A	Adduktion (Gerät)	1010 @RPE 10	3 × 20	1
6B	Abduktion (Gerät)	1110 @RPE 10	3 × 20	
7	Seitheben einarmig (Kabelzug)	X120 @RPE 10	3 × 15 je Seite	1
8A	Supramaximales einbeiniges Wadenheben (Gerät)	X040 @RPE 9	3 × 8 je Seite	1
8B	Wadenheben sitzend (Gerät)	1010 @RPE 10	3 × 15	
9A	Farmer Carry	@RPE 8–9	2 × je 30 Meter	1
9B	Plank, Seit-Plank	@RPE 10	2 × 45 Sek. je Seite	

TAG 4				
	Übung	Tempo und RPE	Sätze × Wdh.	Pause (in Min.)
1	Kreuzheben (LH)	X020 @RPE 8–9	3 × 6	3
2	Frontkniebeuge (LH)	20X0 @RPE 8–9	3 × 10	3
3A	Beinbeuger einbeinig (Gerät)	X020 @RPE 10	4 × 12 je Seite	2
3B	Beinstrecker einbeinig (Gerät)	X120 @RPE 10	3 × 15 je Seite	
4A	Adduktoren (Gerät)	X120 @RPE 10	4 × 15	1
4B	Abduktoren (Gerät)	X120 @RPE 10	4 × 15	
5	Shrug (KH)	1410 @RPE 10	3 × 10	2
6	Wadenheben stehend (Gerät)	X010 @RPE 10	3 × 12	1
7	Suitcase Carry (LH)	@RPE 9	2 × je 30 Meter	1

TAG 5				
	Übung	Tempo und RPE	Sätze × Wdh.	Pause (in Min.)
1A	Schrägbankdrücken (LH)	20X0 @RPE 9	3 × 12	2
1B	Cable Fly (Kabelzug)	22X0 @RPE 10	3 × 15	
2A	Latzug (Kabelzug)	X220 @RPE 10	4 × 10	2
2B	Überzug (Kabelzug)	22X0 @RPE 10	3 × 10	
3	Schulterdrücken (KH)	X020 @RPE 9	3 × 8	2
4	Hammer Curl (KH)	X020 @RPE 10	4 × 8	2
5A	Vorgebeugtes Seitheben (KH)	X220 @RPE 10	4 × 12	1
5B	Seitheben (KH)	X120 @RPE 10	3 × 12	
6A	Paloff Press (Kabelzug)	4040 @RPE 9	2 × 10 je Seite	1
6B	Ab Roll-Outs (LH)	20X0 @RPE 9	2 × max. viele	

TAGE 6/7
Pause

Oberkörper-Unterkörper-Split-Plan für Fortgeschrittene

TAG 1

	Übung	Tempo und RPE	Sätze × Wdh.	Pause (in Min.)
1	Tempo-Kniebeuge (LH)	40X0 @RPE 8–9	3 × 5	3
2	Good Morning (LH)	22X0 @RPE 8–9	3 × 10	2
3	Beinstrecker (Gerät)	X010 @RPE 10	3 × 8	2
4	Hip Thrust (LH)	X120 @RPE 9	3 × 10	2
5	Wadenheben sitzend (Gerät)	X010 @RPE 10	2 × 15	1
6	Shrug (LH)	1010 @RPE 10	3 × 20	1
7A	Jefferson Curl (KH)	4040 @RPE 8–9	2 × 6	1
7B	Seitneigen (KH)	1010 @RPE 9	2 × 10 je Seite	

TAG 2

	Übung	Tempo und RPE	Sätze × Wdh.	Pause (in Min.)
1	Tempo-Bankdrücken (LH)	40X0 @RPE 9	3 × 6	2,5
2	Tempo-Rudern (LH)	X140 @RPE 9	4 × 8	2,5
3	Alternierendes Schrägbankdrücken (KH)	10X0 @RPE 9	3 × 12 je Seite	2
4	Skull Crusher (SZ)	20X0 @RPE 10	3 × 15	2
5	Fly (KH)	32X0 @RPE 9	3 × 8	2
6	Bizeps-Curl 21er (SZ)	X010 @RPE 10	3 × 21	1
7	Seitheben einarmig (Kabelzug)	X120 @RPE 10	3 × 8 je Seite	1
8A	Dragon Flag (Körpergewicht)	50X0 @RPE 10	2 × max. viele	1
8B	Rumpfrotation (Kabelzug)	X010 @RPE 10	2 × 10 je Seite	

TAG 3

Pause

TAG 4				
	Übung	Tempo und RPE	Sätze × Wdh.	Pause (in Min.)
1		X020 @RPE 8–9	3 × 6	3
2	Frontkniebeuge (LH)	20X0 @RPE 8–9	3 × 10	3
3A	Beinbeuger einbeinig (Gerät)	X020 @RPE 10	4 × 12 je Seite	2
3B	Beinstrecker einbeinig (Gerät)	X120 @RPE 10	3 × 15 je Seite	
4A	Adduktoren (Gerät)	X120 @RPE 10	4 × 15	1
4B	Abduktoren (Gerät)	X120 @RPE 10	4 × 15	
5	Shrug (KH)	1410 @RPE 10	3 × 10	2
6	Wadenheben stehend (Gerät)	X010 @RPE 10	3 × 12	1
7	Suitcase Carry (LH)	@RPE 9	2 × je 30 Meter	1

TAG 5				
	Übung	Tempo und RPE	Sätze × Wdh.	Pause (in Min.)
1A	Schrägbankdrücken (LH)	20X0 @RPE 9	3 × 12	2
1B	Cable Fly (Kabelzug)	22X0 @RPE 10	3 × 15	
2A	Latzug (Kabelzug)	X220 @RPE 10	4 × 10	2
2B	Überzug (Kabelzug)	22X0 @RPE 10	3 × 10	
3	Schulterdrücken (KH)	X020 @RPE 9	3 × 8	2
4	Hammer Curl (KH)	X020 @RPE 10	4 × 8	2
5A	Vorgebeugtes Seitheben (KH)	X220 @RPE 10	4 × 12	1
5B	Seitheben (KH)	X120 @RPE 10	3 × 12	
6A	Paloff Press (Kabelzug)	4040 @RPE 9	2 × 10 je Seite	1
6B	Ab Roll-Outs (LH)	20X0 @RPE 9	2 × max. viele	

TAGE 6/7
Pause

Oberkörper-Unterkörper-Split-Plan für sehr weit Fortgeschrittene

TAG 1

	Übung	Tempo und RPE	Sätze × Wdh.	Pause (in Min.)
1	Tempo-Bankdrücken (LH)	52X0 @RPE 8–9	4 × 6	3
2	Schulterdrücken (KH)	X020 @RPE 9	3 × 12	2
3A	Cable Fly (Kabelzug)	X022 @RPE 9–10	4 × 20	1
3B	Trizepsdrücken (Kabelzug)	1020 @RPE 10	3 × 20	
4A	V-Up	1010 @RPE 9	2 × max. viele	1
4B	Windshield Wiper (Körpergewicht)	2020 @RPE 10	2 × max. viele	

TAG 2

	Übung	Tempo und RPE	Sätze × Wdh.	Pause (in Min.)
1	Tempo-Kniebeuge (LH)	52X0 @RPE 8–9	4 × 5	3
2A	Ausfallschritt zur Seite (LH)	1010, @RPE 9	3 × 10 je Seite	2
2B	Aufsteiger (LH)	1010, @RPE 9	3 × 8 je Seite	
3	Beinstrecker einbeinig (Gerät)	X120 RPE 9	4 × 15 je Seite	2
4	Wadenheben stehend (Gerät)	X120 @RPE 9	3 × 10	1
5	Hyperextension segmental (evtl. Zusatzgewicht)	2020 @RPE 8–9	2 × 10	1

TAG 3

	Übung	Tempo und RPE	Sätze × Wdh.	Pause (in Min.)
1	Pendlay Row (LH)	X040 @RPE 8–9	3 × 8	3
2A	Tempo-Latzug (Gerät)	X240 @RPE 10	3 × 8	2
2B	Reverse Fly (KH)	1010 @RPE 10	3 × 20	
3	Bizeps-Curl (LH)	X010 @RPE 10	4 × 12	2
4	Shrug (KH)	1410 @RPE 9–10	3 × 10	2
5	Seitneigen (KH)	1010 @RPE 9	3 × 10 je Seite	1

TAG 4

Pause

TAG 5				
	Übung	Tempo und RPE	Sätze x Wdh.	Pause (in Min.)
1	Schrägbankdrücken (LH)	20X0 @RPE 9	3 × 15	2
2	Bankdrücken Cluster im neutralen Griff (KH)	20X0 @RPE 8 & 10	2 × (2 × 10)	2 (0,5)
3A	Fly (KH)	22X0 @RPE 9	3 × 20	2
3B	Skull Crusher (SZ)	22X0 @RPE 10	3 × 8	
4A	Dragon Flag (Körpergewicht)	42X0 @RPE 10	2 × max. viele	1
4B	Pallof Press (Kabelzug)	4040 @RPE 9	2 × 10	

TAG 6				
	Übung	Tempo und RPE	Sätze x Wdh.	Pause (in Min.)
1	Kreuzheben (LH)	X020 @RPE 8–9	4 × 4	3
2	Rumänisches Kreuzheben (LH)	42X0 @RPE 9	4 × 8	2
3	Beinbeuger Cluster (Gerät)	X020 @RPE 8 & 9	2 × (2 × 10)	2 (0,5)
4	Beinstrecker (Gerät)	1010 @RPE 10	4 × 8	2
5	Wadenheben sitzend (Gerät)	1010 @RPE 10	3 × 15	1
6	Reverse Hyperextension (Gerät)	1010 @RPE 9	3 × 10	1

TAG 7				
	Übung	Tempo und RPE	Sätze x Wdh.	Pause (in Min.)
1	Klimmzug (evtl. mit Zusatzgewicht)	X120 @RPE 8–9	3 × 12	2
2	Rudern Cluster (KH)	X020 @RPE 8 & 10	2 × (2 × je 10)	2 (0,5)
3	Vorgebeugtes Seitheben (KH)	X120 @RPE 10	3 × 10	1
4A	Supination Curl (KH)	1010 @RPE 10	4 × 8	1
4B	Shrug im breiten Griff (LH)	1010 @RPE 10	3 × 15	
5	Suitcase Carry (LH)	@RPE 9	3 × je 30 Meter	1

TAG 8
Pause

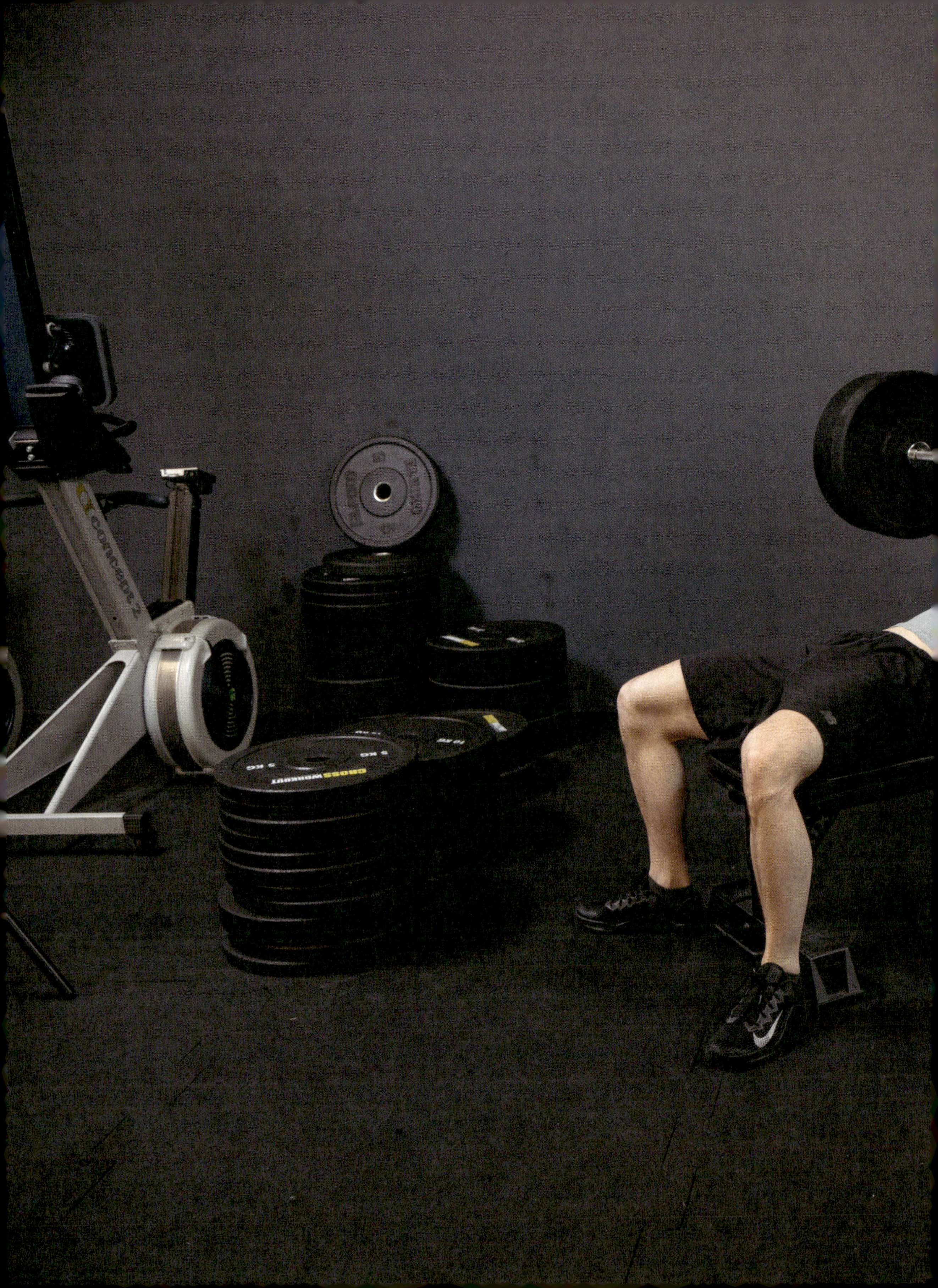
concept2
CROSS WORKOUT
5 KG

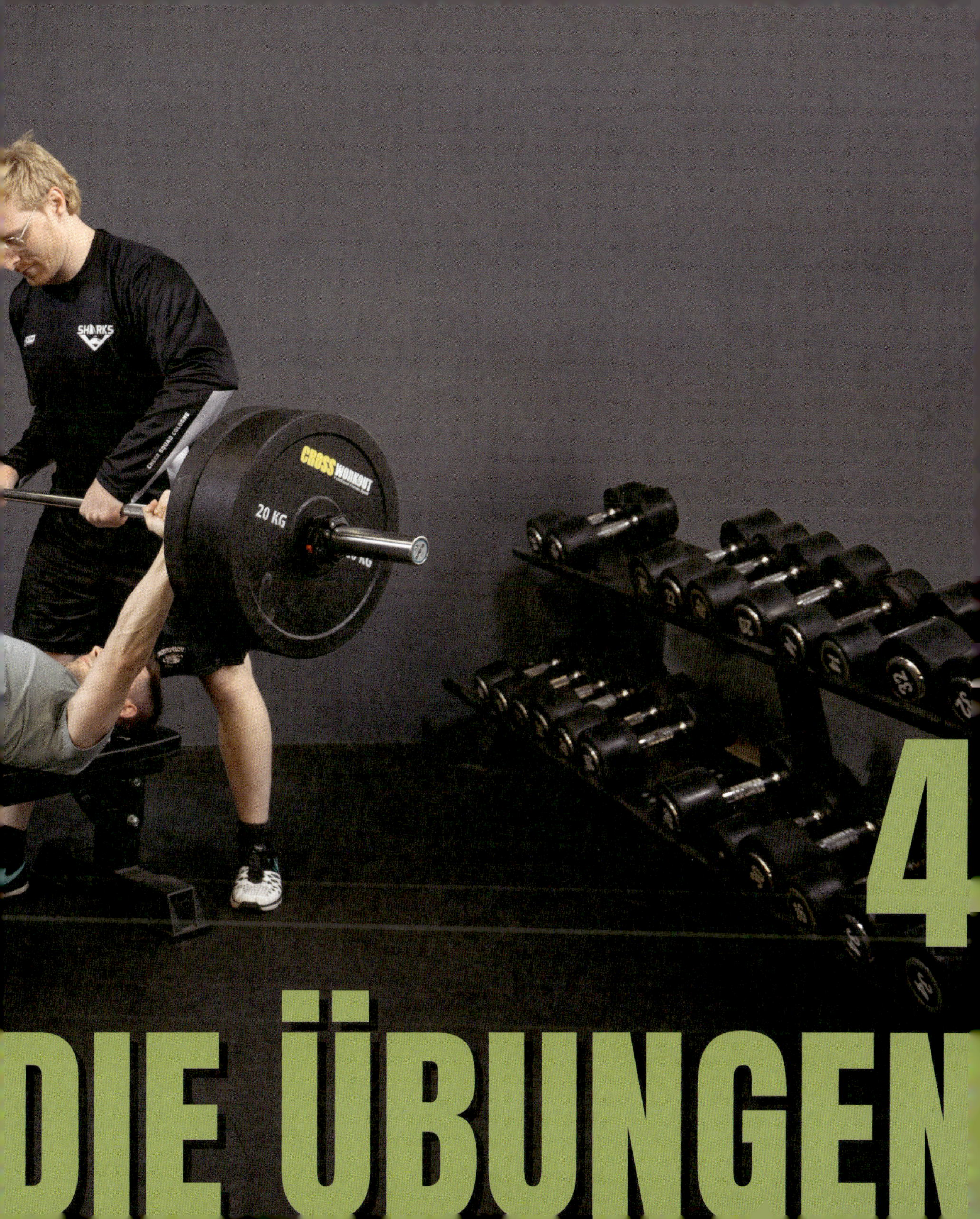

4 DIE ÜBUNGEN

Eine Auswahl der effektivsten Übungen für die Hypertrophie

Aufbauend auf den vorherigen Kapiteln werden wir nun die Übungsauswahl für deine Trainingsplanung genauer besprechen. Diese stellt einen wesentlichen Teil deines Trainingserfolges dar. Um die effektivsten Übungen für einen bestimmten Muskel beziehungsweise für eine bestimmte Muskelgruppe zu finden, können biomechanische Faktoren mithilfe von Muskelfunktionen und elektromyografischen (EMG) Aktivitäten herangezogen werden. Die EMG-Aktivität stellt den Erregungszustand eines Muskels durch das Nervensystem dar, der mittels Elektroden während der Ausführung dieser Übung gemessen werden kann. Da es einen Zusammenhang zwischen der Krafteinwirkung auf die Muskulatur und der Muskelaktivität gibt, können Übungen und Übungsvariationen innerhalb von Studien miteinander in Beziehung gesetzt werden. Nachfolgend sollen die effektivsten Übungen der jeweiligen Muskelgruppe durch das Zusammenspiel von anatomischer Muskelfunktion und den Forschungsstand bezüglich EMG-Aktivität und (Langzeit-)Studien wiedergegeben werden.

Die EMG-Aktivität als Marker der Muskelaktivierung **INFO**

Die EMG-Aktivität erlaubt keine (Vor-)Aussagen über die Wahrscheinlichkeit des Muskeldickenwachstums, da dieses von zu vielen Faktoren beeinflusst werden kann. Dennoch kann die EMG-Aktivität ein Marker für die Involvierung einer jeweiligen Muskelgruppe innerhalb einer spezifischen Bewegung unter einer spezifischen Last sein.

Die Oberkörpermuskulatur

Die Oberkörpermuskulatur kann in die Brust-, Schulter-, Schultergürtel-, Rücken- und Armmuskulatur unterteilt werden. Um dir eine große Übungsvielfalt zu bieten, werden im Folgenden sowohl Übungen mit freien Gewichten, Übungen an Geräten als auch Übungen mit dem eigenen Körpergewicht vorgestellt. Zunächst findest du Interessantes zum aktuellen Stand der Forschung, bevor eine Beschreibung der jeweiligen Übungsausführung folgt.

Die Brustmuskulatur

Der Brustmuskel hat seinen Ursprung am Schlüsselbein, am Brustbein, an den Rippen sowie an der Rektusscheide der geraden Bauchmuskeln, sein anatomischer Ansatz befindet sich am Oberarm. Daraus ergeben sich folgende Funktionen: das Heranführen des Oberarms, das Nach-vorn-Führen des Oberarms sowie eine Innenrotation des Oberarms.

FLACHBANKDRÜCKEN MIT DER LANGHANTEL

Als Königsdisziplin der Brustmuskulatur zählt das Langhantel-Bankdrücken. Es trainiert neben dem großen Brustmuskel *(Musculus pectoralis major)* ebenfalls die vordere Schulterpartie wie auch den Ellbogenstrecker *(Musculus trizeps brachii)*. Aus der Literatur ergeben sich häufig folgende genutzte Griffweiten für das Bankdrücken:

- Weiter Griff: 81 Zentimeter
- Enger Griff: Abstand zwischen den Achselhöhlen
- Moderater Griff: Mittelwert aus dem engen und weiten Griff

Dabei kann ein weiter Griff gegenüber einem engen Griff bei gleicher Trainingsintensität zu einer leicht geringeren Trizeps-Aktivität führen (62). Wird die Übung im weiten Griff ausgeführt, ist tendenziell eine höhere Aktivität im vorderen Schulterbereich sowie im großen Brustmuskel zu beobachten – im Vergleich zu einem engen Griff (63). Außerdem ermöglicht die Verwendung eines moderaten und breiten Griffs eine höhere zu bewegende Last (64). Eine höhere Kraftentfaltung könnte sich deshalb positiv auf die muskuläre Hypertrophie auswirken, da eine höhere mechanische Spannung erzeugt werden könnte. Wenn du das Beste aus deiner Langhantel-Bankdrücktechnik herausholen willst, ist es ratsam, mit einem breiteren Griff zu trainieren, um mehr Gewicht bewegen zu können und die Brustmuskulatur optimal zu stimulieren. Wenn dein Ziel vor allem darin besteht, den Ellbogenstrecker innerhalb der Bankdrückübung zu trainieren, solltest du einen engeren Griff wählen.

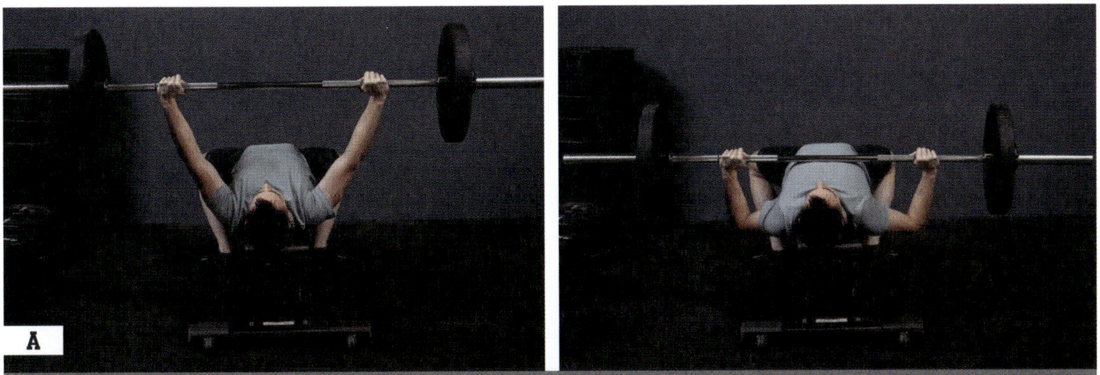

A

Flachbankdrücken im weiten Griff

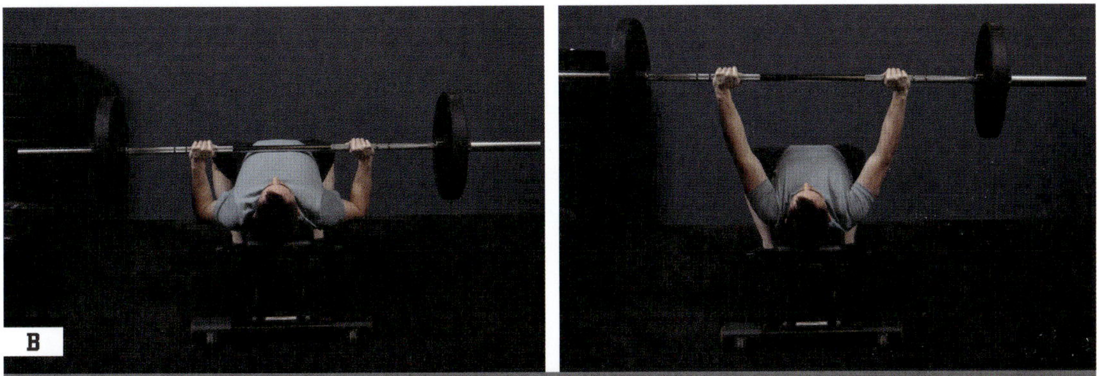

B

Flachbankdrücken im moderaten Griff

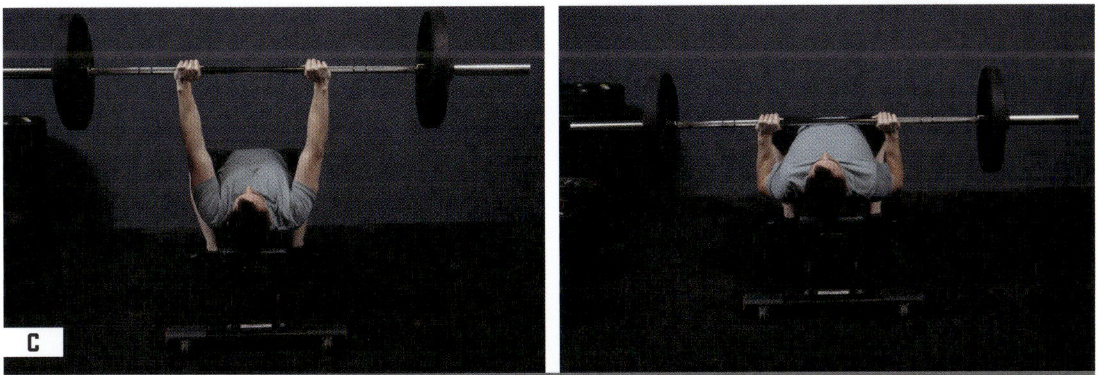

C

Flachbankdrücken im engen Griff

1. Halte, unabhängig von deiner Griffweite, drei Kontaktpunkte mit der Bank: Kopf, Schulterblätter und Gesäß. Ziehe in der Ausgangsposition deine Schulterblätter zusammen und stabilisiere die Langhantel mit gestreckten Armen auf Höhe deiner Schulterblätter.
2. Führe die Langhantel zum unteren Anteil deiner Brust (Brustwarzenhöhe), indem du die Ellbogen beugst und deine Unterarme in der Abwärtsbewegung unter die Langhantel bringst. Sobald du die Brust berührt hast, drücke die Langhantel zurück in die Ausgangsposition.

Hinweis: Je enger dein Griff, desto tiefer wirst du die Langhantel ablegen müssen.

Variante an der Maschine: Das Langhantel-Bankdrücken kann ebenso an einer sogenannten Smith-Maschine ausgeführt werden. Hier wird die Stabilitätskomponente dadurch entfernt, dass sich die Langhantel – zumindest meistens – ausschließlich in einer geführten geraden Linie bewegen kann. Das ist ebenfalls in der Muskelaktivität beobachtbar. Denn vergleicht man das Bankdrücken an der Smith-Maschine mit dem Langhantel-Bankdrücken mit freien Gewichten, so weist ausschließlich die Schultermuskulatur, und hier speziell die mittlere Partie, eine reduzierte Aktivität auf (65). Die Brustmuskulatur ist identisch aktiv. Somit musst du das Bankdrücken nicht unbedingt frei ausführen.

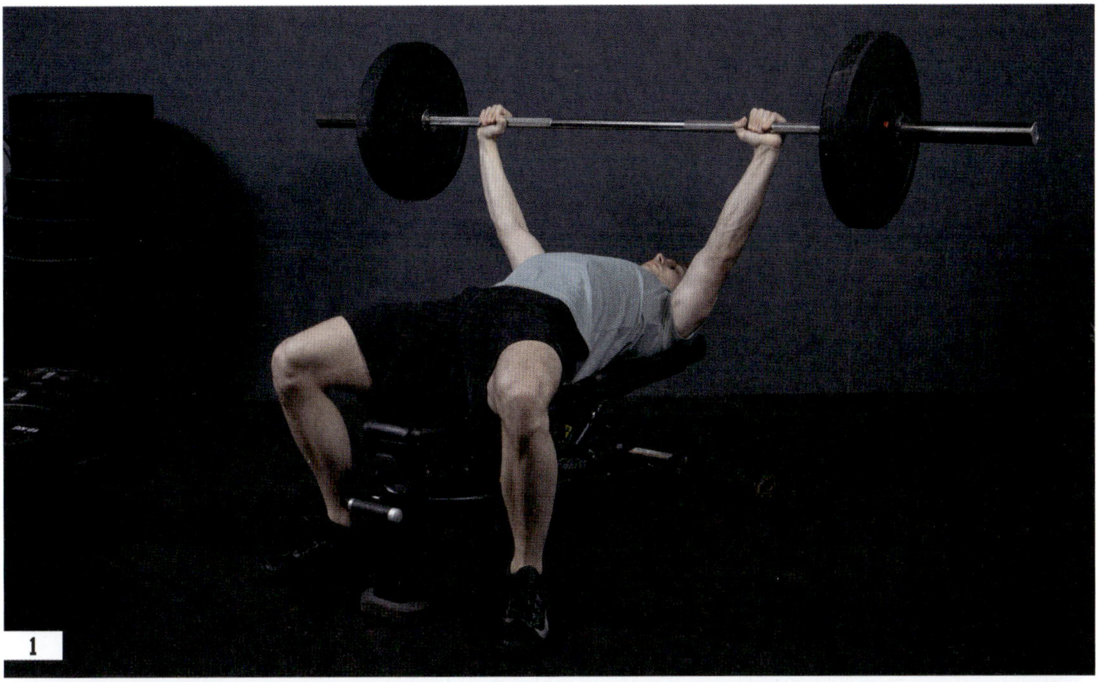

1

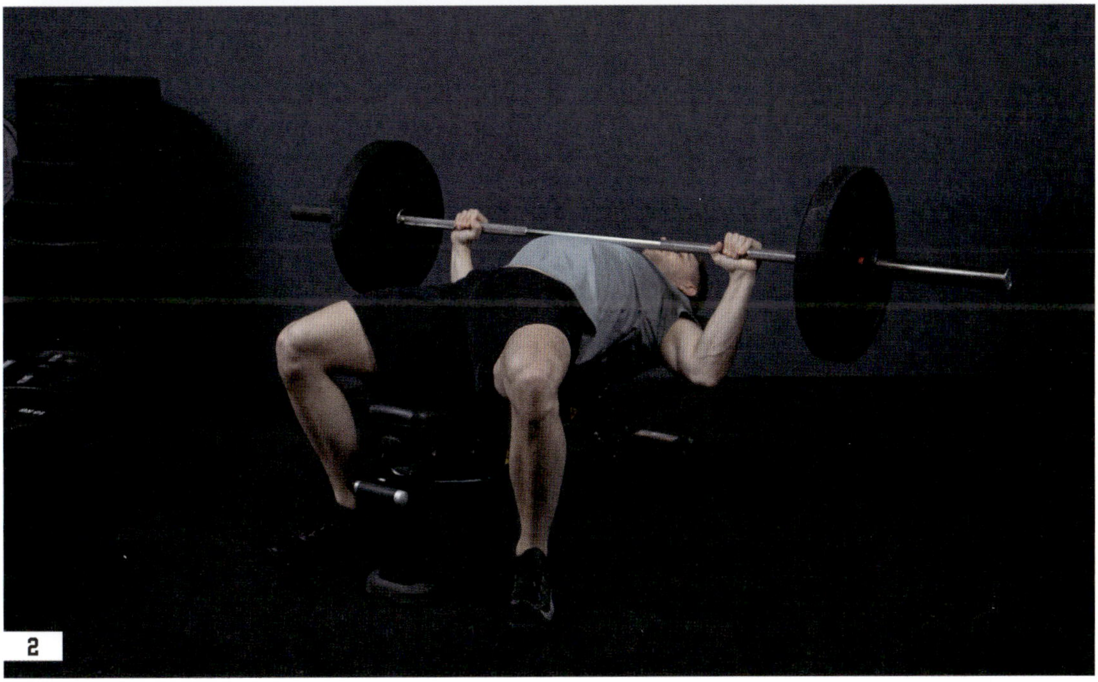

2

SCHRÄGBANKDRÜCKEN MIT DER LANGHANTEL

Neben der Griffweite kann ebenso der Neigungswinkel der Bank verändert werden, was einen Einfluss auf die Muskelaktivität hat. So zeigte sich hinsichtlich des Neigungswinkels im Schrägbankdrücken mit der Langhantel, dass mit ansteigendem Neigungswinkel der Bank (0 Grad, 30 Grad, 45 Grad) der klavikulare, also obere Anteil der Brustmuskulatur aktiver involviert zu sein scheint (66–68). Allerdings sinkt ebenso mit ansteigendem Bankwinkel die Aktivität des mittleren und sternokostalen Anteils, also der untere Brustmuskelanteil (69).

Neben der Veränderung der Muskelbeteiligung in Abhängigkeit vom Neigungswinkel zeigten die Untersuchungen, dass auch das Kraftpotenzial verändert werden kann. Je steiler der Bankwinkel eingestellt wird, desto stärker reduziert sich die Krafterzeugung. Was die Griffweite betrifft, so scheint diese in der Literatur zu variieren. Einige Studien arbeiten mit der maximalen Griffweite beim Kraftdreikampf (81 Zentimeter zwischen den Handflächen), während andere Studien einen 150-prozentigen Achselabstand als Richtwert verwenden.

Im Grunde ist es deine Entscheidung, wie weit du greifen willst. Aus anatomischer Sicht können die gleichen Aussagen zur Griffweite gemacht werden wie beim Flachbankdrücken (siehe Seite 106). Willst du also tendenziell eher die oberen Brustmuskelfasern trainieren, dann solltest du eher das Schrägbankdrücken als das Flachbankdrücken mit der Langhantel nutzen. Je steiler der Bankwinkel allerdings wird, desto stärker integrierst du die vordere Schulterpartie in die Übung. Dies solltest du im Belastungsmanagement beachten.

1. Halte drei Kontaktpunkte mit der Bank: Kopf, Schulterblätter und Gesäß. Ziehe in der Ausgangsposition die Schulterblätter zusammen und stabilisiere die Langhantel mit gestreckten Armen auf Höhe deiner Schulterblätter.
2. Führe die Langhantel auf Brustwarzenhöhe, indem du die Ellbogen beugst und in der Abwärtsbewegung deine Unterarme unter die Langhantel bringst. Berühre deine Brust kurz mit der Hantelstange und drücke die Langhantel zurück in die Ausganposition.

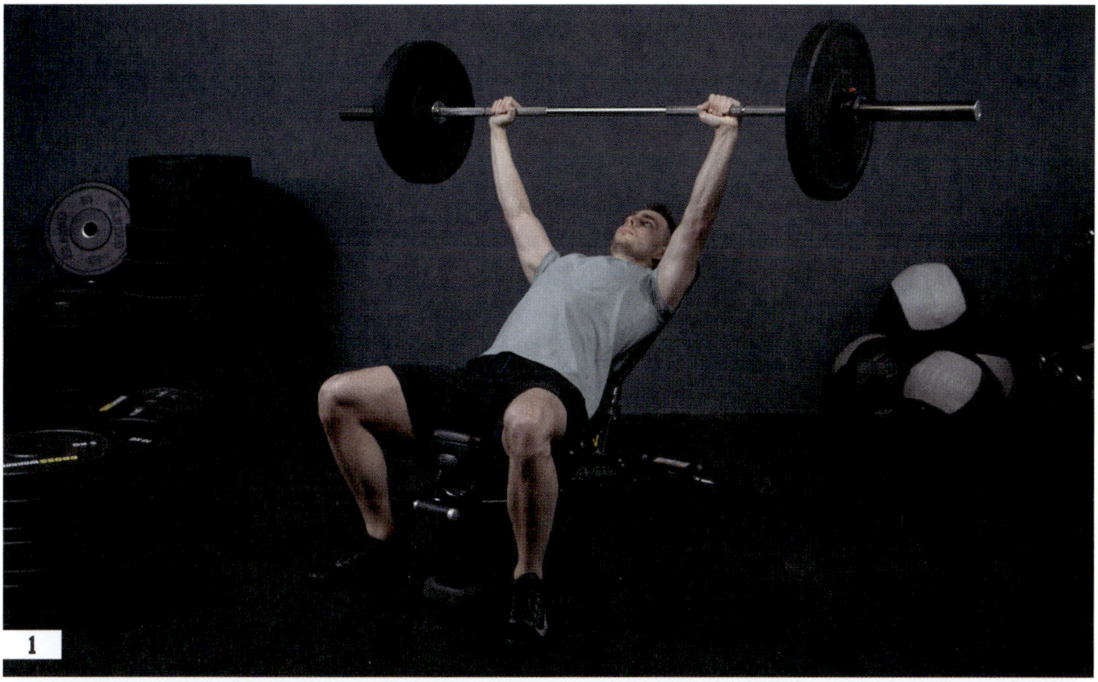

1

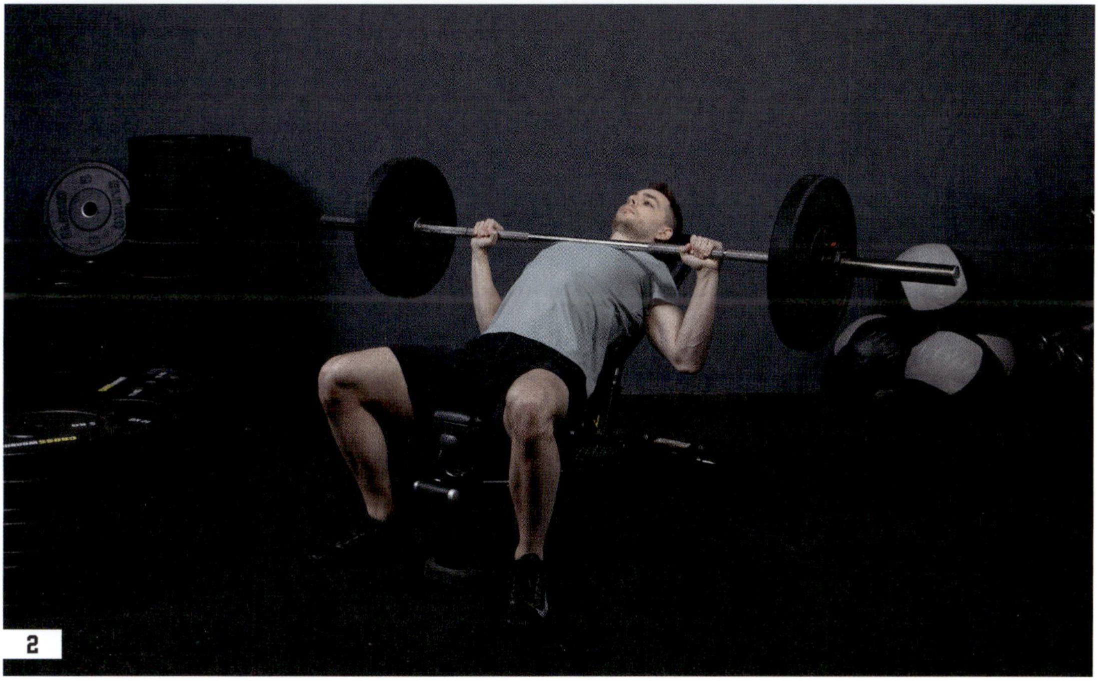

2

NEGATIVBANKDRÜCKEN MIT DER LANGHANTEL

Betrachtet man die Langhantelbank als Nulllinie, so kann der Bankwinkel nicht nur ins Positive gesteigert werden. Eine andere Option ist ein negativer Winkel. Führst du das Bankdrücken auf einer so eingestellten Bank aus, spricht man umgangssprachlich von Negativbankdrücken. Im Vergleich zum Flachbankdrücken mit der Langhantel oder dem Schrägbankdrücken können tendenziell die unteren Brustmuskelfasern, also der sternokostale Anteil, im Negativbankdrücken etwas mehr stimuliert werden (66). Allerdings ist der Unterschied nicht so ausgeprägt wie beim Schrägbankdrücken. Ein Grund dafür könnte die in einigen Studien beobachtete eher stärkere Brückenbildung beim regulären Bankdrücken sein. Weil sich hier ein Hohlkreuz in der Lendenwirbelsäule bildet, wirkt es für Außenstehende wie eine Brücke. Diese Technik wird häufig von eher wettkampfambitionierten Kraftsportler:innen verwendet, um den Langhantelweg zu verringern. Grundsätzlich ist diese Technik für gesunde Menschen absolut unbedenklich, führt aber zwangsläufig dazu, dass eine Bankposition eingenommen wird, in der das negative Bankdrücken imitiert wird (69).

Im Gegensatz zum Schrägbankdrücken sind beim Negativbankdrücken keine signifikanten Kraftverluste zu beobachten, wenn man von den Werten im Flachbankdrücken ausgeht. Auf der Basis der Studien wird häufig ein negativer Neigungswinkel von minus 15 bis minus 25 Grad gewählt. Hinsichtlich der Griffweiten werden häufig ähnliche Positionen eingenommen wie auch im Schräg- oder Flachbankdrücken mit einem Handflächenabstand von 81 Zentimetern oder einem Achselabstand von 150 Prozent.

Wenn du also eher die unteren Brustmuskelfasern stimulieren willst, kannst du entweder eine stärkere Brückenbildung beim Langhantel-Flachbankdrücken anstreben oder das Negativbankdrücken als Variation.

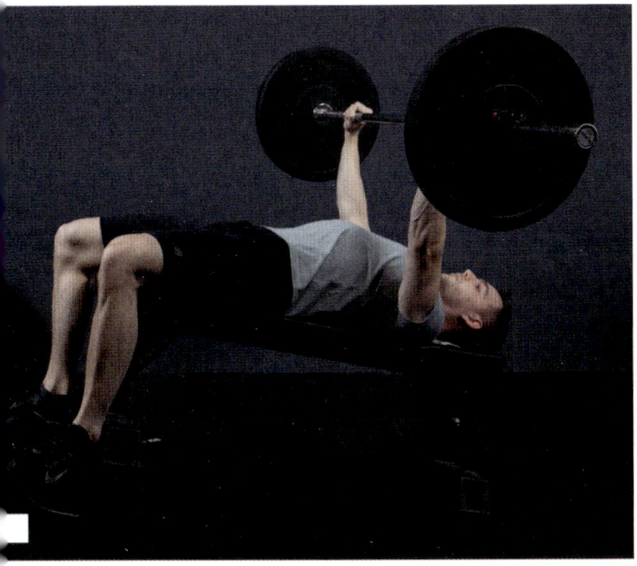

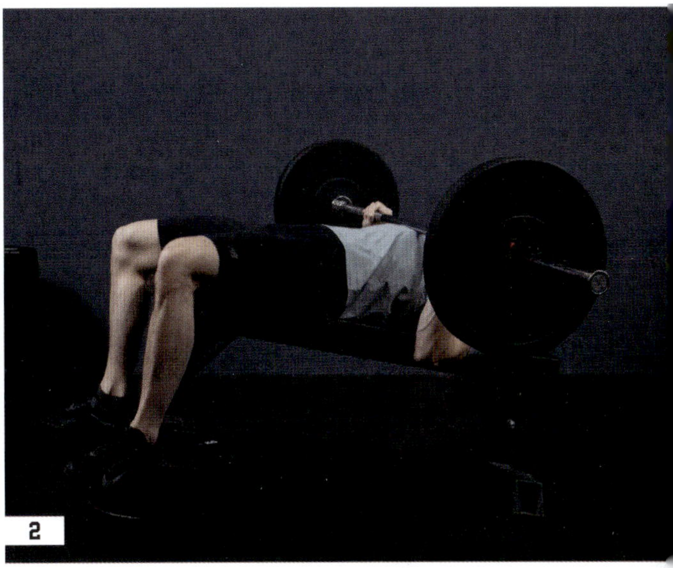

2

1. Halte drei Kontaktpunkte mit der Bank: Kopf, Schulterblätter und Gesäß. Ziehe deine Schulterblätter zusammen und stabilisiere die Langhantel mit gestreckten Armen auf Höhe deiner Schulterblätter.
2. Führe nun die Langhantel zum unteren Anteil deiner Brust (Brustwarzen), indem du die Ellbogen beugst und deine Unterarme während der Abwärtsbewegung unter die Langhantel bringst. Sobald du die Brust kontrolliert berührt hast, schiebe das Gewicht zurück in die Ausgangsposition.

Hinweis: Die Brückenbildung im Bankdrücken stellt bei gesunden Menschen keine gesundheitliche Gefahr dar! Die Brückenbildung reduziert die vertikale Langhantelverschiebung sowie den Hebelarm zwischen der Langhantel und dem Glenohumeralgelenk (Schultergelenk), wodurch mehr Last genutzt werden kann (70). Diese Tatsache kann die mechanische Arbeit der Brustmuskulatur reduzieren. Aus diesem Grund kann eine stärkere Brückenbildung für Kraftphasen sinnvoller als in einem Hypertrophie-Block sein.

FLACHBANKDRÜCKEN MIT KURZHANTELN

Neben dem Langhantelequipment können Übungen auch mit Kurzhanteln ausgeführt werden. So verglichen Studien die agonistische Muskelaktivität von Brust- und Schultermuskulatur sowie Trizeps beim Flachbankdrücken mit der Kurzhantel gegenüber dem Langhantel-Bankdrücken. Es konnten keine Unterschiede innerhalb der Aktivität der Brustmuskulatur oder der vorderen Schulterpartie festgestellt werden (71, 72).

Weiterhin konnte gezeigt werden, dass ebenso der Brust- und Schultermuskelvergleich zwischen dem Kurzhantel-Flachbankdrücken und dem an der Smith-Maschine ausgeführten Bankdrücken zu identischen Aktivitäten führte. Es wurde jedoch festgestellt, dass die Aktivität des *Trizeps brachii* beim Kurzhantel-Bankdrücken im Vergleich zu den geführten und freien Langhantelversionen tendenziell abnimmt, während die Aktivität des *Bizeps brachii* – dem Antagonisten des Trizeps – zunimmt. Aus diesem Grund geht man davon aus, dass die Kurzhantelversion einen höheren Stabilitätsfaktor aufweist.

Die verringerte Trizeps-Aktivität hingegen lässt sich durch die absolut geringeren Belastungen bei der Kurzhantelübung erklären. Ist es also dein Ziel, die Brustmuskulatur optimal zu trainieren, so kannst du das Flachbankdrücken mit der Kurzhantel mindestens genauso effektiv nutzen wie selbige Übung mit der Langhantel. Du kannst sogar davon ausgehen, dass die Kurzhantelvariante einen Vorteil hat. Da es keine Langhantel gibt, die den Bewegungsumfang begrenzt, ist es möglich, den Bewegungsradius mit der Kurzhantel zu vergrößern. Dadurch könnte sich sogar das Potenzial für den Muskelaufbau erhöhen.

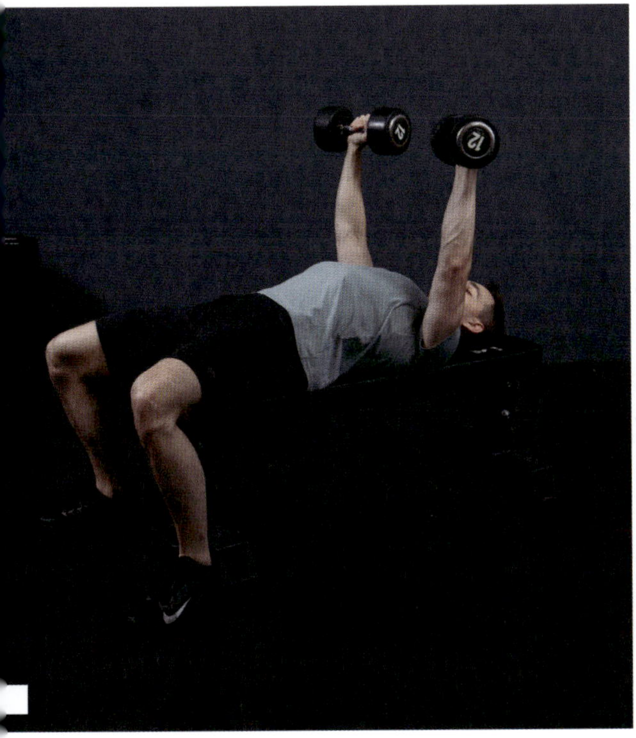

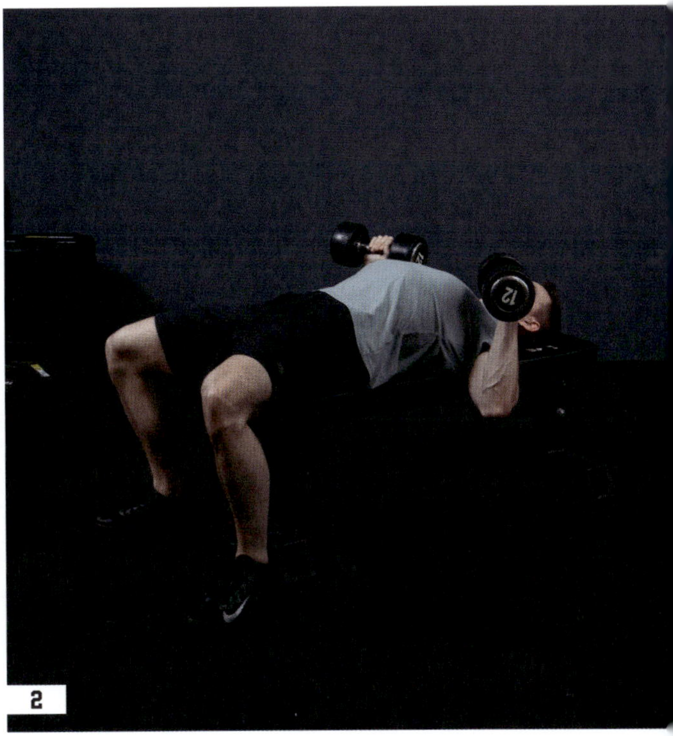

2

1. Halte beim Flachbankdrücken mit Kurzhanteln drei Kontaktpunkte mit der Bank: Kopf, Schulterblätter und Gesäß. Ziehe deine Schulterblätter zusammen und stabilisiere die Kurzhanteln mit beiden gestreckten Armen auf Höhe deiner Schulterblätter.
2. Führe nun die Kurzhanteln zum unteren Anteil deiner Brust, indem du die Ellbogen beugst und deine Unterarme während der Abwärtsbewegung unter die Kurzhantel bringst. Sobald du die Brust kontrolliert berührt hast, bewege das Gewicht zurück in die Ausgangsposition.

Hinweis: Konzentriere dich darauf, nicht ins T-Bankdrücken zu fallen, indem du deine Arme in einen Winkel von ungefähr 45 Grad zum Körper bringst Im T-Bankdrücken sind die Oberarme in einem 90-Grad-Winkel vom Körper abgespreizt, wodurch eine »T-Form« entsteht. Dies bringt die Schultern in eine eher ungünstige Position und sollte vermieden werden.

SCHRÄGBANKDRÜCKEN MIT KURZHANTELN

Wie auch im Langhantel-Bankdrücken kann der Winkel der Bank ebenso im Kurzhantel-Bankdrücken verändert werden. Da dies eine häufig genutzte Übung im Krafttraum ist, macht es Sinn, sich auch hier anzuschauen, was eine veränderte Bankwinkeleinstellung für eine Auswirkung hat. Analysiert man diese Übung mit einem Bankwinkel von 45 Grad und vergleicht sie mit dem Kurzhantel-Flachbankdrücken, lassen sich höhere Aktivitäten im oberen Kapuzenmuskel (Trapezius), im vorderen Schultermuskel und im klavikularen Brustmuskelanteil beobachten (73).

Zudem sinkt tendenziell die Aktivität des sternalen Brustmuskelanteils, des oberen Anteils, im Vergleich zum Flachbankdrücken mit den Kurzhanteln. Diese Ergebnisse bestätigen in gleicher Weise, was auch für die Langhantelversionen gilt. Aus diesem Grund kannst du beim Schrägbankdrücken alternativ Kurzhanteln verwenden, wenn dein Ziel darin besteht, deine oberen Brustmuskelfasern zu trainieren.

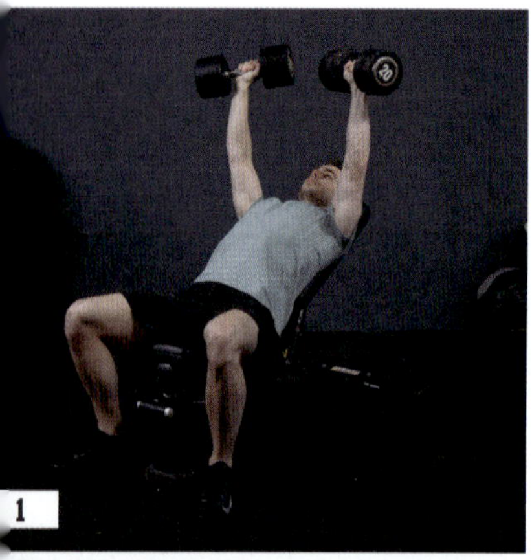

1

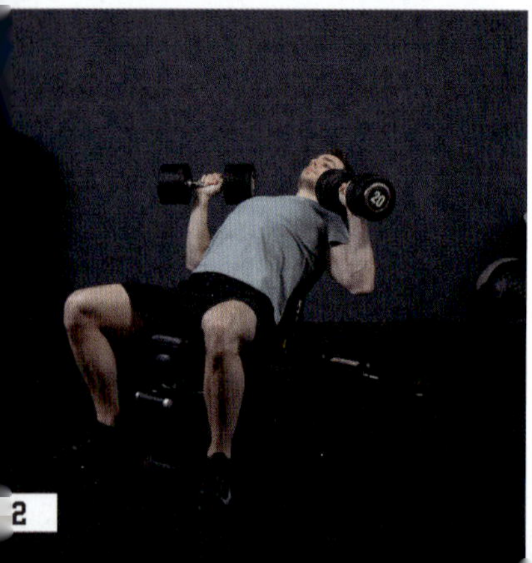

2

1. Halte beim Schrägbankdrücken mit Kurzhanteln drei Kontaktpunkte mit der Bank: Kopf, Schulterblätter und Gesäß. Ziehe deine Schulterblätter zusammen und stabilisiere die Kurzhanteln mit beiden gestreckten Armen auf Höhe deiner Schulterblätter.
2. Führe nun die Kurzhanteln zu deiner Brust, indem du die Ellbogen beugst und deine Unterarme während der Abwärtsbewegung unter die Kurzhantel bringst. Sobald du die Brust kontrolliert berührt hast, schiebe das Gewicht zurück in die Ausgangsposition.

Hinweis: Konzentriere dich auch hier darauf, nicht ins T-Bankdrücken zu fallen, indem du deine Arme in einen Winkel von ungefähr 45 Grad zum Körper bringst. Auch hier beschreibt das T-Bankdrücken eine Oberarmstellung im 90-Grad-Winkel zum Oberkörper, was die Schultern ungünstig belasten könnte. Aus diesem Grund sollte diese Technik vermieden werden.

KURZHANTEL-FLY

Anders als beim Bankdrücken, wo das Gewicht mittels Ellbogenbeugung und -streckung bewegt wird, sind die Ellbogengelenke bei den Kurzhantel-Flys über die Bewegung in einem gleichbleibend leicht gebeugten Zustand. Die Bewegung wird hier nur durch die Schultergelenke gesteuert, indem die Arme seitlich in einem 90-Grad-Winkel zum Körper gesenkt und wieder gehoben werden. Vergleicht man die Kurzhantel-Flys mit dem Langhantel-Bankdrücken oder dem Kurzhantel-Bankdrücken bei gleicher relativer Intensität, so können identische bis leicht reduzierte Brustmuskelaktivitäten speziell in der exzentrischen Bewegungsphase erwartet werden (72, 74).

Schaut man sich nun die konzentrische Bewegungsphase genauer an, speziell kurz nach dem Umkehrpunkt, so wird hier die Brustmuskelaktivität ähnlich aktiviert. Aus diesem Grund ist das Langhantel-Bankdrücken als Grundübung für die Brustmuskulatur dem Kurzhantel-Fly vorzuziehen. Möchtest du jedoch eine weitere Brustmuskelübung in dein Training integrieren, um dieser Muskelgruppe einen zusätzlichen Reiz zu bieten, kann sich der Kurzhantel-Fly als sinnvolle Assistenzübung erweisen. Das ist vor allem auch deswegen sinnvoll, weil die Muskelfasern durch das seitliche Abspreizen der Arme anders stimuliert werden als beim Bankdrücken.

1. Halte beim Kurzhantel-Fly drei Kontaktpunkte mit der Bank: Kopf, Schulterblätter und Gesäß. Ziehe deine Schulterblätter zusammen und stabilisiere die Kurzhanteln mit beiden gestreckten Armen auf Höhe deiner Schulterblätter.
2. Stabilisiere die Kurzhanteln mit leicht gebeugten Armen (150 bis 160 Grad). Führe nun deine Arme seitlich vom Körper weg, bis sich die Kurzhanteln circa auf Brusthöhe befinden. Bewege die Kurzhanteln anschließend zurück in die Ausgangsposition.

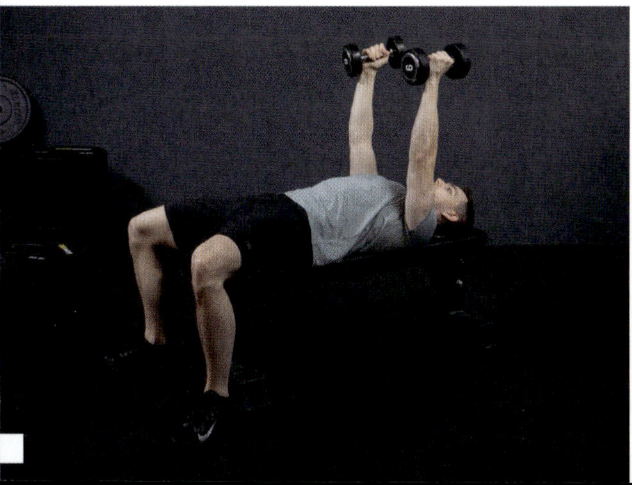

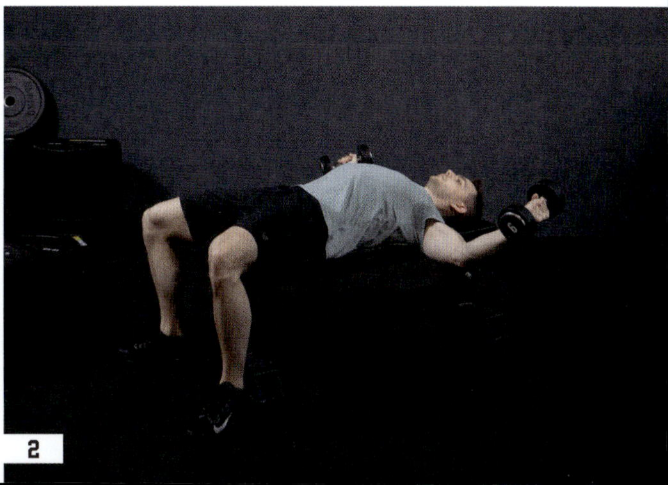

2

PULL-OVER MIT LANGHANTEL

Speziell die Schulterstreckfunktion durch ein gemeinsames Zusammenspiel aus Brust- und Rückenmuskulatur ist im Pull-Over mit der Langhantel involviert. Ob mit Kurz- oder Langhanteln ausgeführt, die Übung beginnt mit gestreckten Armen in der Rückenlage. Die Last befindet sich vertikal über dem Schultergelenk und wird bei Bewegungsausführung mit leicht gebeugtem Ellbogengelenk hinter den Kopf und wieder zurück in die Startposition bewegt. In der exzentrischen Bewegungsphase werden der große Rückenmuskel *(Musculus Latissimus dorsi)* und der große Brustmuskel *(Musculus pectoralis)* stark gedehnt und müssen, um aus dem Umkehrpunkt herauszukommen, funktionell ebenso stark kontrahieren.

Es gibt allerdings Hinweise, dass die Muskelaktivität in der Brustmuskulatur eher höher zu sein scheint als im *Musculus Latissimus dorsi* (75). Im Gegensatz dazu wurde in einer anderen Untersuchung festgestellt, dass beim Pull-Over die Latissimus-Muskeln stärker beansprucht werden als die Brustmuskulatur, wobei die unteren und oberen Brustmuskelpartien sogar weniger aktiv zu sein scheinen als beim Bankdrücken mit der Langhantel (76). Der Trizeps und der Latissimus hingegegen waren im Pull-Over stärker involviert als beim Bankdrücken. Es scheint also, dass der Pull-Over mit der Langhantel eher als eine Hybridübung zwischen Brust- und Rückenmuskulatur angesehen werden kann. Dadurch, dass die Arme einen anderen Winkel als im Bankdrücken einschlagen, werden die Muskelfasern jedenfalls auf eine andere Art und Weise stimuliert. Aus diesem Grund kann der Pull-Over als Zusatzübung einen weiteren Reiz liefern.

1. Halte drei Kontaktpunkte mit der Bank: Kopf, Schulterblätter und Gesäß. Ziehe deine Schulterblätter zusammen und stabilisiere die Langhantel oder die Kurzhanteln mit leicht gebeugten Armen (150 bis 160 Grad) auf Höhe deiner Schulterblätter. Dabei können die Achseln als Indikator für die Griffweite dienen.
2. Führe nun deine Arme via Schulterbeugung hinter deinen Kopf, bis die Langhantel sich circa auf Höhe der Bank befindet. Der Winkel in deinen Ellbogen bleibt gleich. Bewege von dort aus die Langhantel innerhalb einer Zugbewegung zurück in die Ausgangsposition über die Brust beziehungsweise die Schulterblätter.

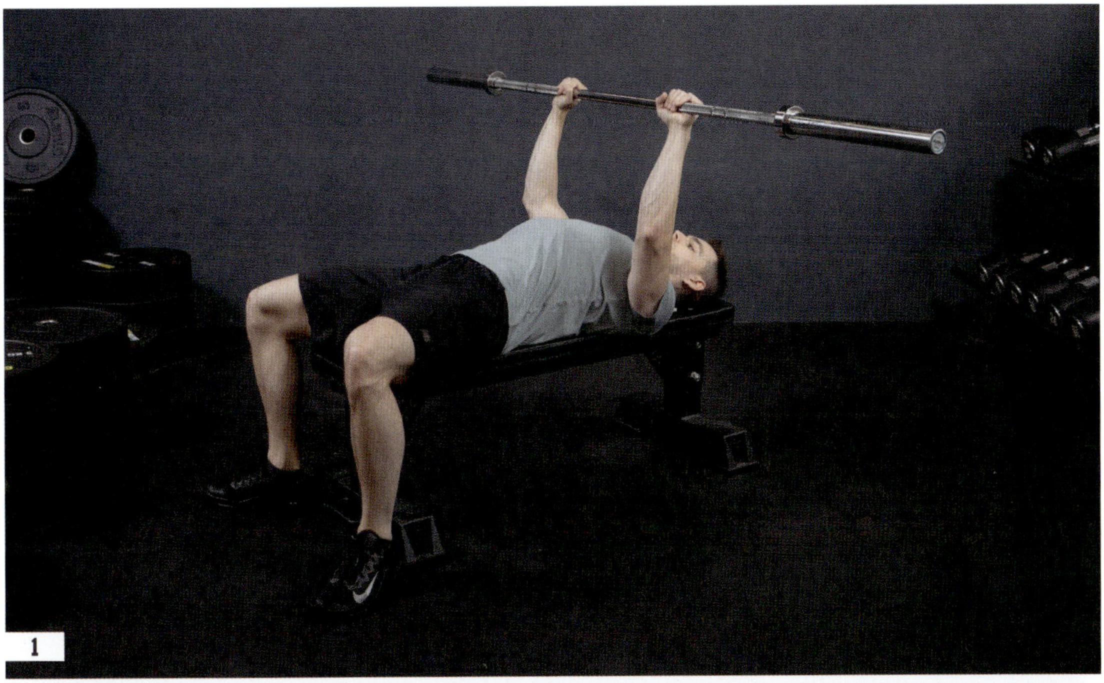
1

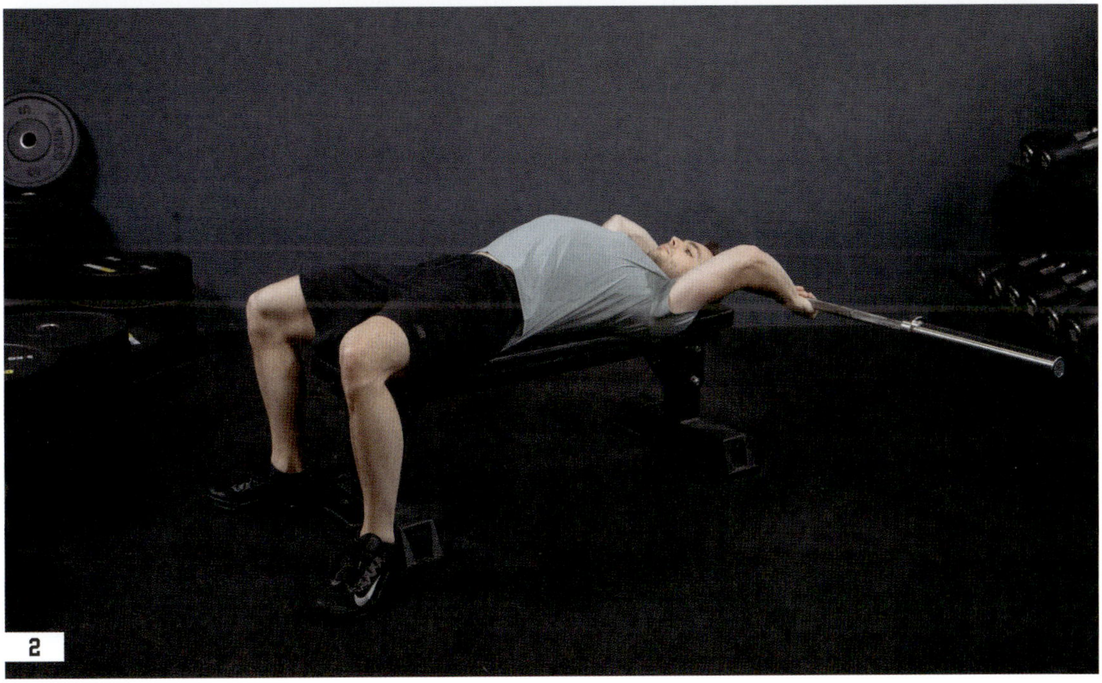
2

BRUSTPRESSE

Vergleicht man nun die Brustpresse zum Freihantel-Bankdrücken mit der Langhantel bei identischer relativer Intensität (60 und 80 Prozent 1-RM), dann lassen sich höhere Schulteraktivitäten in der mittleren und vorderen Schulterpartie beim Freihantel-Bankdrücken bei 60 Prozent 1-RM feststellen, allerdings nicht bei höheren Intensitäten. Es ist also zu vermuten, dass freie Gewichte tendenziell eine höhere Instabilität der Schultermuskulatur hervorrufen. Die Brustmuskelaktivität bleibt hingegen identisch (77).

Unterschiedliche Variationen und Griffmöglichkeiten könnten Muskelfasern auf unterschiedliche Weise stimulieren. Da die Griffweite im Freihantel-Bankdrücken einen kleinen Einfluss auf die Muskelaktivität hat, ist es die logische Konsequenz, dass dies ebenso an Maschinen der Fall sein wird. Demnach musst du deine Brustmuskulatur nicht unbedingt mit freien Gewichten trainieren. Maschinen können eine ebenso wirkungsvolle Alternative darstellen, denn du kannst die Griffweite an einer Maschine ebenfalls variieren, indem du den Neigungswinkel anders einstellst oder die Griffweite modifizierst. So kannst du auch hier das Training deiner Zielsetzung anpassen.

1. Stelle die Sitzposition so ein, dass du eine angenehme, stabile Position gewährleisten kannst. Die Griffposition sollte auf Höhe der Brustmitte sein, wie beim Bankdrücken. Wähle, je nach Zielsetzung, einen engen bis weiten Abstand deiner Hände. Ziehe deine Schulterblätter zusammen und stabilisiere deinen Oberkörper.
2. Strecke nun die Arme, um das Gewicht zu bewegen. Achte darauf, dass du ein Winkel von ungefähr 45 Grad zwischen deinem Oberarm und deinem Oberkörper hältst. Führe das Gewicht anschließend wieder zurück zur Brust, bis die Griffe circa auf Brusthöhe sind.

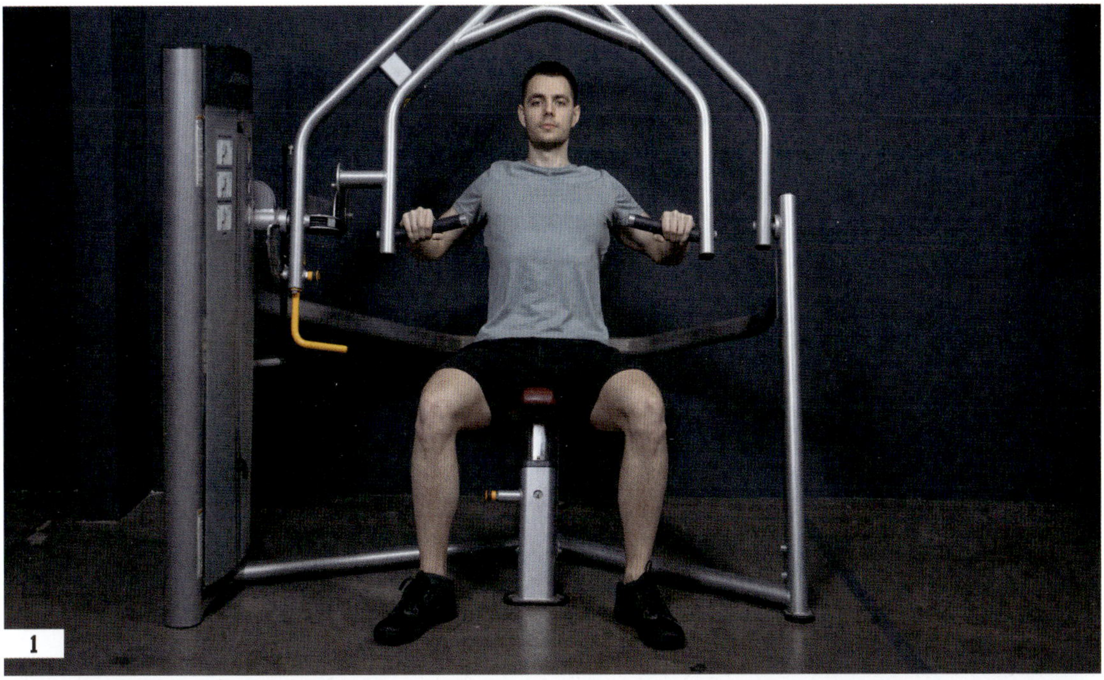

1

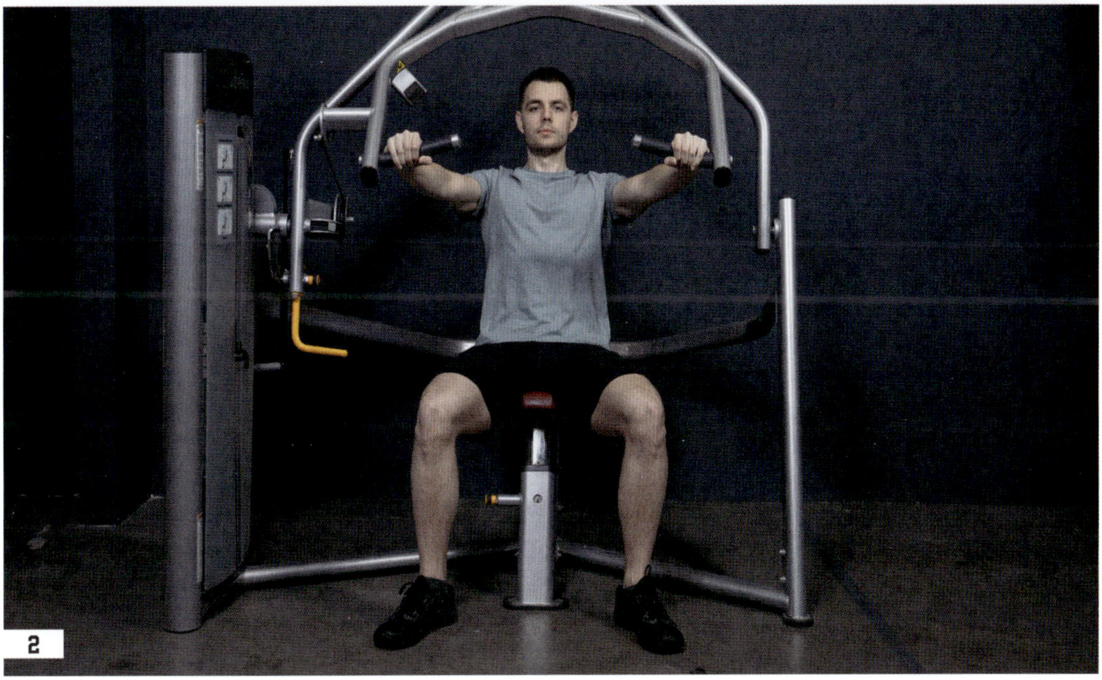

2

LIEGESTÜTZ MIT WIDERSTANDSBAND

Häufig wird im Kraftraum debattiert, ob Körpergewichtsübungen genauso effektiv wie herkömmliche Trainingsmaschinen oder Freihantelübungen seien. So stellt zum Beispiel der Liegestütz eine der bekanntesten Körpergewichtsübungen dar, um sowohl die Brustmuskulatur als auch den Trizeps zu trainieren. Da das eigene Körpergewicht ab einem bestimmten Zeitpunkt allerdings nicht mehr ausreichend wird, um einen adäquaten Stimulus zu setzen, muss die Übung progressiv erschwert werden. Das kann durch Bänder oder Zusatzgewichte geschehen. Wird der Liegestütz mit kräftigen Widerstandsbändern verbunden, sodass diese Übung eine identische relative Intensität zum Smith-Maschinen-Bankdrücken darstellt, so lassen sich nicht nur identische Brust- und Schultermuskelaktivitäten beobachten (78, 79), sondern ebenso ähnliche Kraftzuwächse im 6-RM- und 1-RM-Smith-Maschinen-Bankdrücken nach einer fünfwöchigen Trainingsintervention (78). Allerdings zeigte sich, dass die Kraftzuwächse in der Bankdrückgruppe tendenziell höher sind. Da die eine Gruppe spezifisch das Bankdrücken trainiert hatte, ist es die logische Konsequenz, dass sich die ausgeübte Übung und Disziplin tendenziell auch verbessert.

Willst du also den Liegestütz nutzen, um die Brustmuskulatur zusätzlich zu trainieren, dann musst du darauf achten, eine angemessene Trainingsintensität zu gewährleisten. Hierfür kannst du Widerstandsbänder, Gewichtswesten oder Zusatzgewicht nutzen. Eine weitere Möglichkeit wäre, den Neigungswinkel beim Liegestütz zu variieren oder dicke Hantelscheiben als Unterlage zu verwenden, um noch tiefer in den Liegestütz zu kommen. Ähnlich wie beim Bankdrücken können die Griffweiten variiert werden, um entweder den Trizeps oder die Brustmuskulatur ein wenig mehr zu beanspruchen.

1. Spanne das Widerstandsband um deine Schulterblätter und halte es jeweils mit beiden Händen fest. Achte darauf, dass dein Rücken gerade und gestreckt ist. Platziere deine Arme gestreckt neben deinem Körper auf Brusthöhe.
2. Abhängig davon, wie weit die Griffweite ist, führe deine Ellbogen zum Körper, der Oberkörper bewegt sich dabei Richtung Boden. Sobald du mit einem Körperteil den Boden berührt hast (zum Beispiel Brust oder Nase), strecke deine Arme und schiebe deinen Oberkörper damit zurück in die Ausgangsposition.

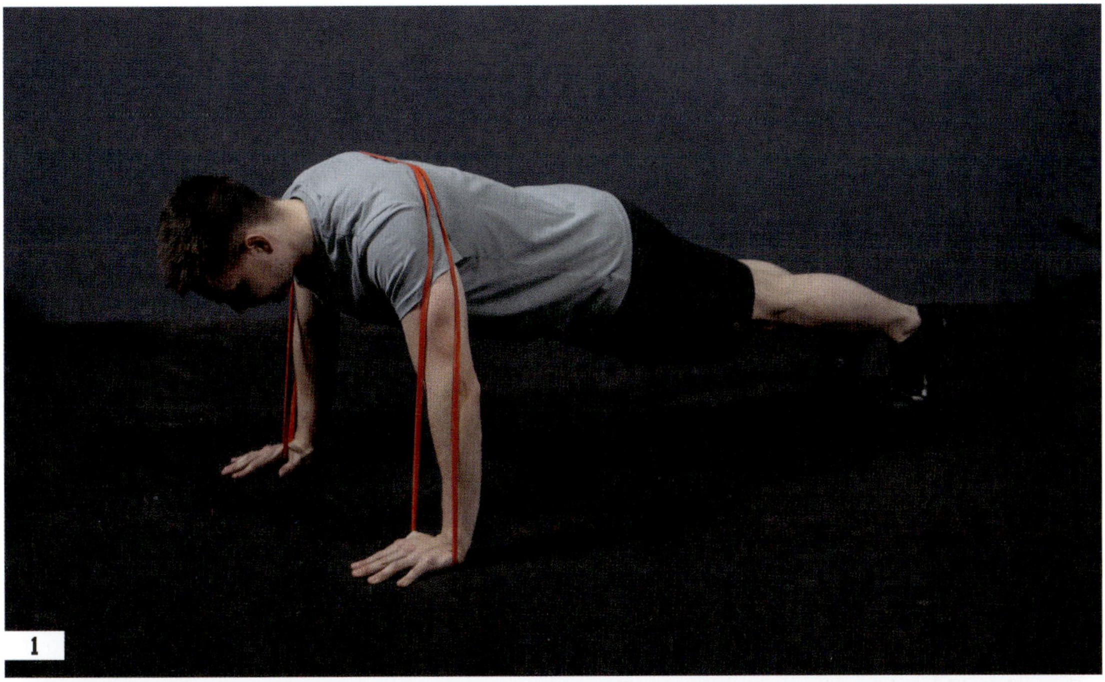
1

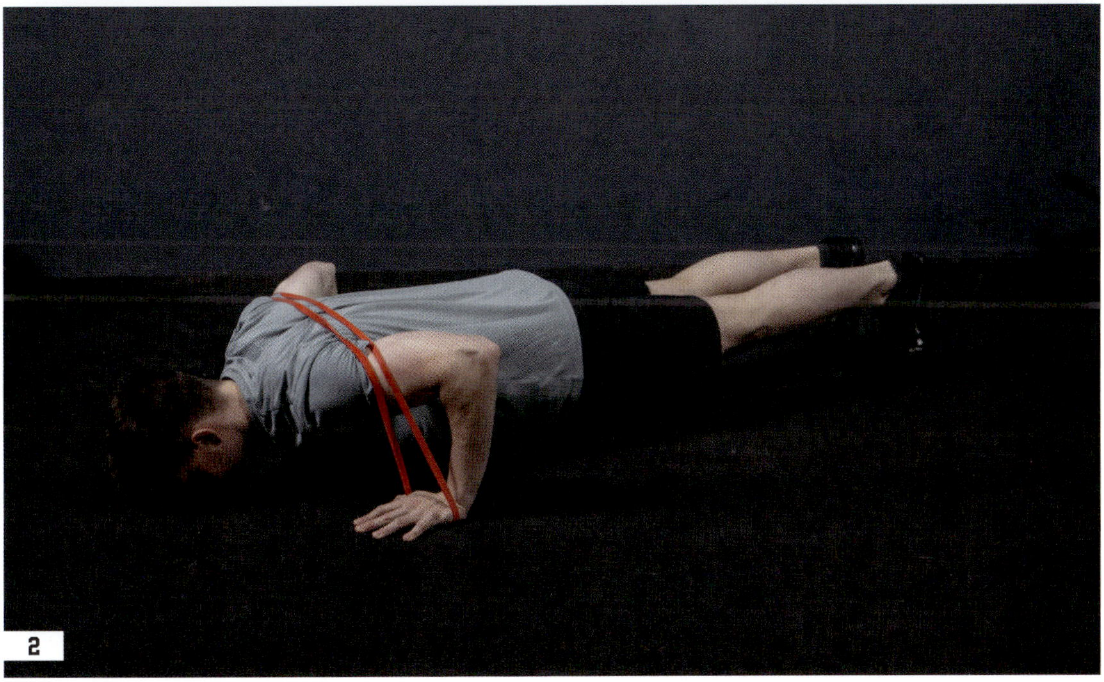
2

Die Schultermuskulatur

Die Schultermuskeln *(Musculus Deltoideus)* haben ihren Ursprung an drei verschiedenen Stellen: Schlüsselbein, Schulterhöhe und Schulterblattgrat. Ihr Ansatz befindet sich am Oberarmknochen. Aus diesem Grund ist der vordere Teil der Schultermuskeln *(Pars clavicularis)* besonders daran beteiligt, den Oberarm vor dem Körper anzuheben, die seitlichen Schultermuskeln *(Pars acromialis)* daran, den Oberarm von der Seite wegzuführen, und die hinteren Schultermuskeln *(Pars spinalis)* daran, den Oberarm nach hinten zu führen. Diese Funktionen stellen wichtige Bestandteile der Übungsauswahl dar.

SCHULTERDRÜCKEN MIT KURZHANTELN IM SITZEN

Das Schulterdrücken ist eine gängige Übung im Kraftraum, um die Schultermuskulatur zu trainieren. Diese Übung kann sowohl mit Kurzhanteln als auch mit der Langhantel im Stehen oder im Sitzen ausgeführt werden. Je nachdem, welches Equipment du beim Schulterdrücken wählst, kann im Sitzen ein Unterschied in der neuromuskulären Aktivität festgestellt werden. Es zeigt sich nämlich bei identischer Intensität eine reduzierte EMG-Aktivität der vorderen Schultermuskelpartie innerhalb der Langhantelvariation, was vermutlich durch die höhere Instabilitätskomponente der Kurzhanteln zu begründen ist (80).

Da das Gewicht von zwei Kurzhanteln gegenüber einer großen Langhantel innerhalb der gesamten Bewegung stabilisiert werden muss, wird in der Kurzhantelvariante besonders die vordere Schulterpartie mehr involviert. Allerdings scheint die Aktivität der mittleren und hinteren Schulterpartie in der Kurzhantel- sowie Langhantelvariante identisch hoch zu sein (81). Möchtest du also eine sitzende Schulterdrückvariation nutzen, um speziell deine vordere Schulterpartie zu stärken, dann scheinen Kurzhanteln die etwas bessere Option zu sein. Außerdem empfehlen wir dir, für diese Variation den Bankwinkel so einzustellen, dass du einerseits aufrecht sitzt und du andererseits dank des Rückenpolsters deinen Rücken entlastest.

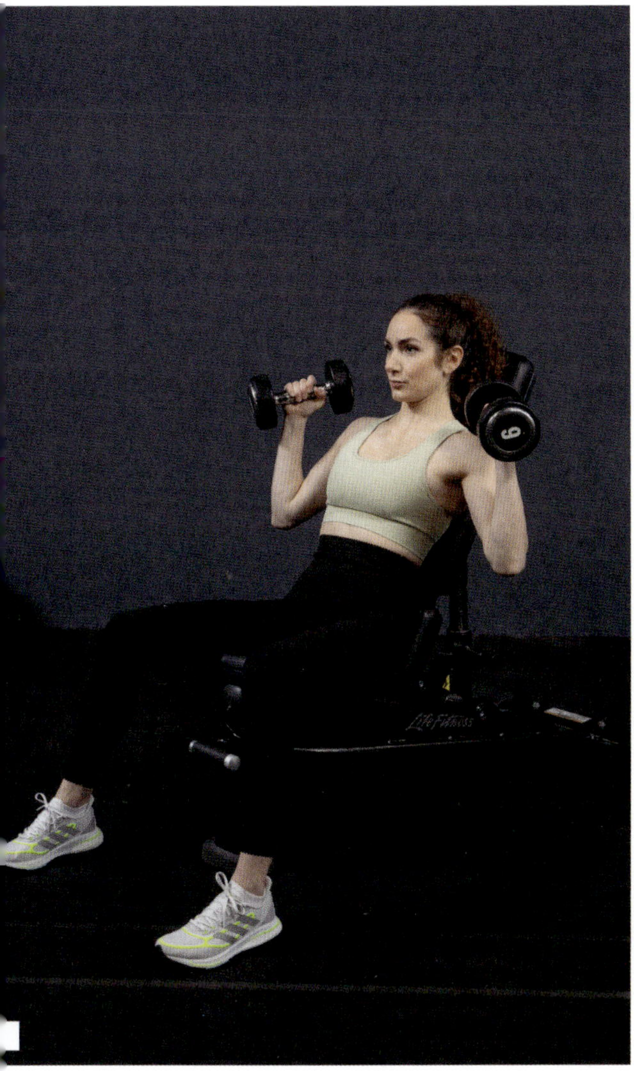

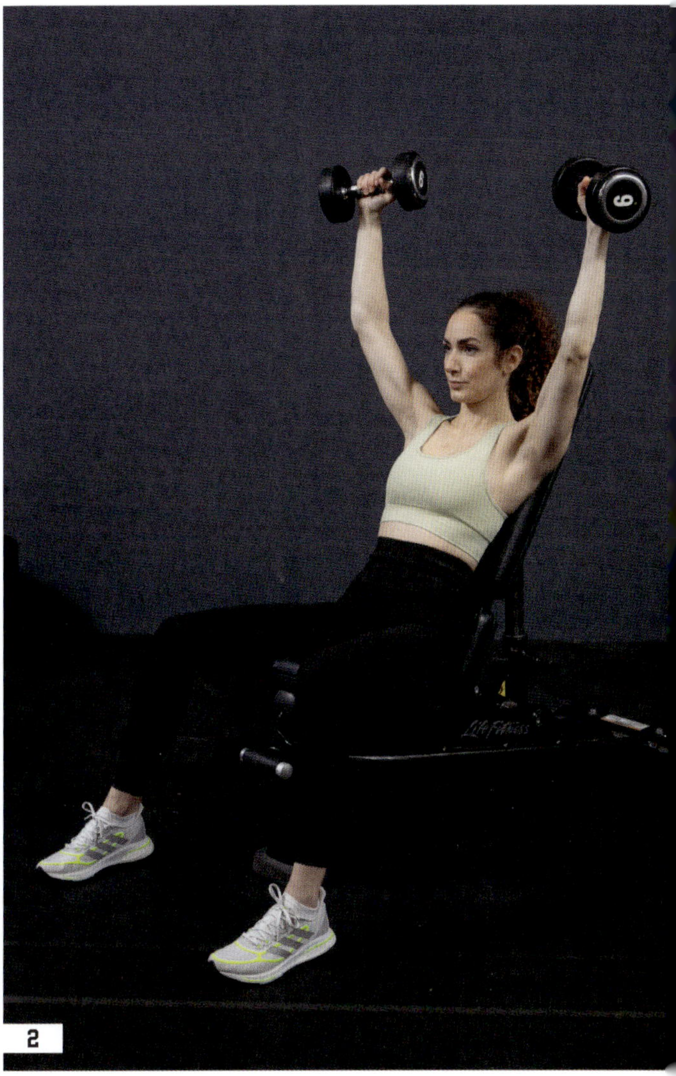

2

1. Stelle die Bank so ein, dass du einerseits aufrecht sitzt und andererseits deine Wirbelsäule entlasten kannst (zum Beispiel in einem 75-Grad-Winkel). Hebe die Kurzhanteln auf Höhe deiner vorderen Schulter und achte dabei darauf, die Unterarme unter den Kurzhanteln zu platzieren. Die Arme sollten circa in einem 45-Grad-Winkel zum Körper positioniert sein.
2. Drücke die Kurzhanteln nun in einer geraden Linie über den Kopf, indem du deine Arme streckst. Führe die Kurzhanteln anschließend zurück in die Ausgangsposition.

SCHULTERDRÜCKEN MIT KURZHANTELN IM STEHEN

Neben dem Schulterdrücken mit Kurzhanteln im Sitzen ist die stehende Variation eine weitere nützliche Alternative. Im Stehen erreichst du nämlich leicht höhere vordere, mittlere und hintere Schultermuskelaktivität als in der sitzenden Variante (80) sowie eine höhere vordere und mittlere Aktivität als im stehenden Langhantel-Schulterdrücken. Auch der Bizeps ist im Stehen stärker involviert, was auf eine höhere Stabilitätskomponente bei dieser Kurzhantelvariante aufgrund von Co-Kontraktion schließen lässt. Co-Kontraktion bedeutet, dass aufgrund der durch die Instabilität erzeugten Reflexmechanismen nicht nur die primäre agonistische Muskulatur (Trizeps), sondern auch die antagonistische Gegenspielermuskulatur (Bizeps) aktiver wird.

Obwohl die Schulteraktivität insgesamt höher ist als bei der sitzenden Kurzhantelübung, zeigt die Literatur, dass beim Schulterdrücken circa zehn Prozent weniger Gewicht gestemmt werden kann, was ebenfalls auf eine höhere Instabilitätskomponente schließen lässt. Das stehende Kurzhantel-Schulterdrücken stellt daher eine Variation mit höherem Schwierigkeitsgrad dar.

1. Nimm einen hüft- bis schulterbreiten Stand ein und hebe die Kurzhanteln auf Höhe deiner vorderen Schultern. Achte dabei darauf, deine Unterarme unter den Kurzhanteln zu platzieren. Der Winkel vom Oberarm zum Körper sollte circa 45 Grad betragen; das erlaubt einen größeren Bewegungsradius. Achte auf einen festen Rumpf und vermeide es, in ein verstärktes Hohlkreuz zu fallen.
2. Drücke nun die Kurzhantel innerhalb einer geraden Linie über deinen Kopf, indem du die Arme streckst. Führen die Kurzhanteln anschließend wieder zurück in die Ausgangsposition.

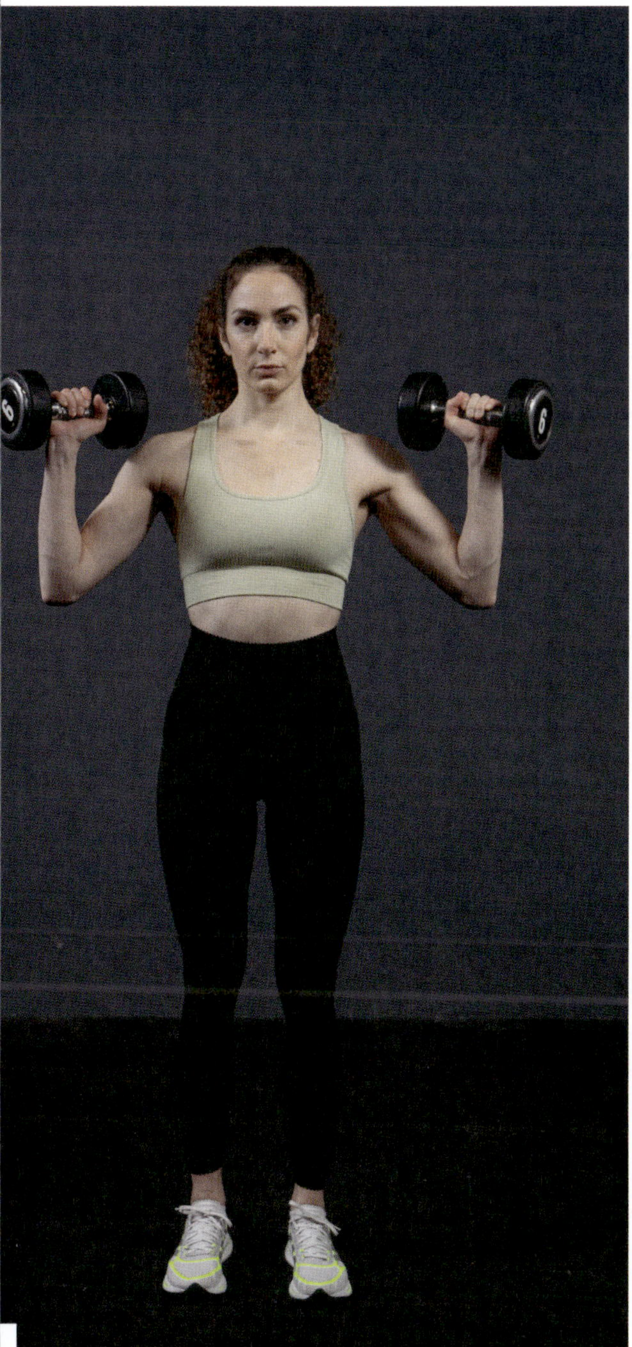

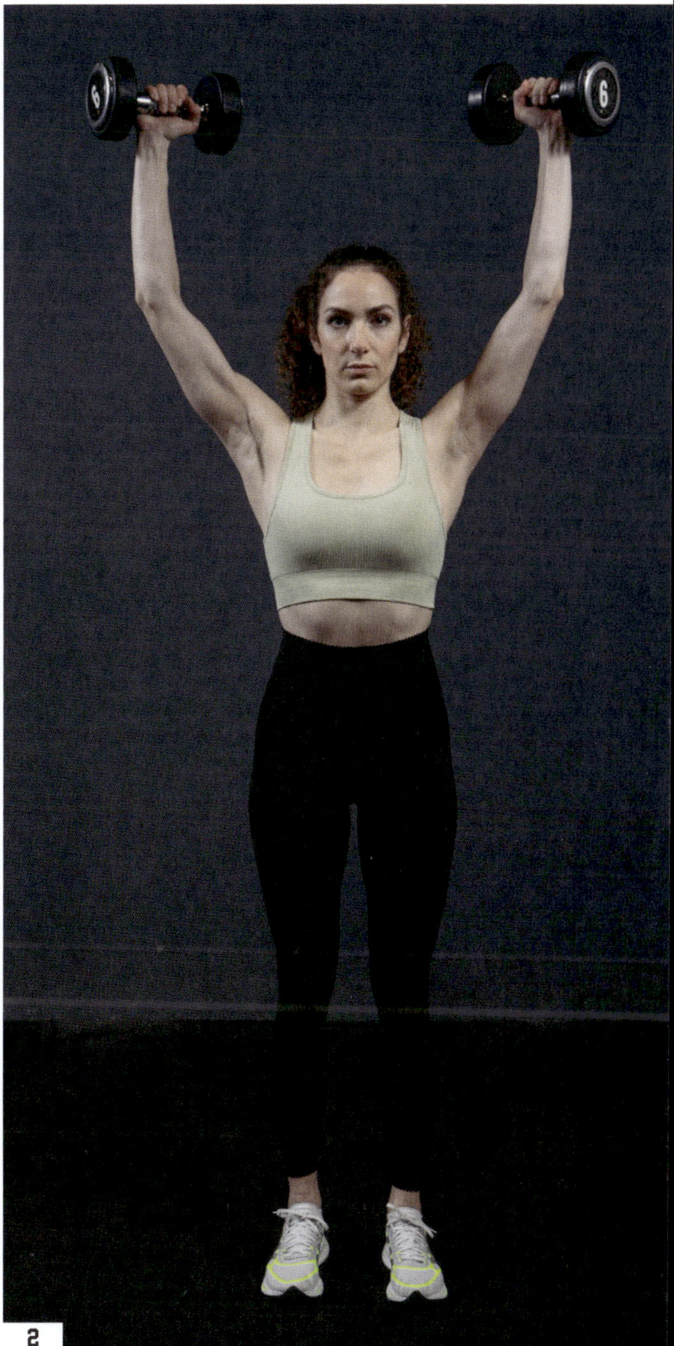

2

SCHULTERDRÜCKEN MIT LANGHANTEL IM STEHEN

Wenn man beim Schulterdrücken im Stehen das Equipment von Kurzhanteln auf Langhanteln wechselt, ändert sich auch der Widerstand. Beim Schulterdrücken im Stehen mit Langhanteln ist die Aktivität der Schultermuskulatur tendenziell geringer als bei der Version mit Kurzhanteln im Stehen, aber die mittlere und hintere Schultermuskulatur wird immer noch stärker beansprucht, als wenn du das Langhantel-Schulterdrücken im Sitzen ausführst (80). Ebenso variiert die Muskelaktivität in der Armmuskulatur. So scheinen der Bizeps als auch der Trizeps im stehenden Langhantel-Schulterdrücken involvierter zu sein als in der Kurzhantelvariante. Da die absolute Last in der Langhantelübung deutlich höher war, erklärt dies auch die Unterschiede in der Armmuskulatur. Das Schulterdrücken mit der Langhantel trainiert demnach die agonistische Muskulatur in der Gesamtheit, während die Kurzhantelalternativen eher die Schultermuskulatur insgesamt involvieren.

Für das Training der reinen Schultermuskulatur ist die Kurzhantelvariation daher besser geeignet. Wenn dein Ziel jedoch ist, die gesamte agonistische Muskulatur (Schulter und Trizeps) beim Schulterdrücken zu trainieren und zu stärken, solltest du das stehende Schulterdrücken mit der Langhantel bevorzugen.

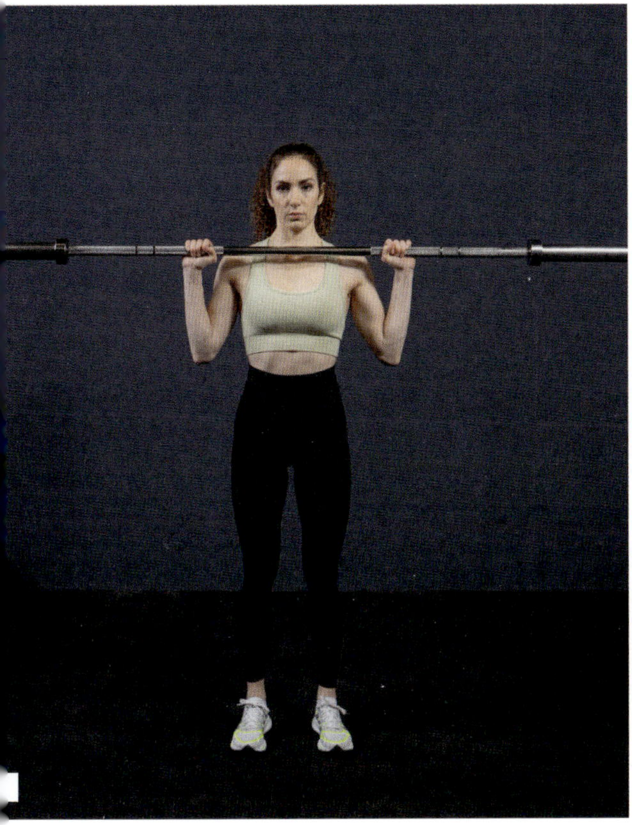

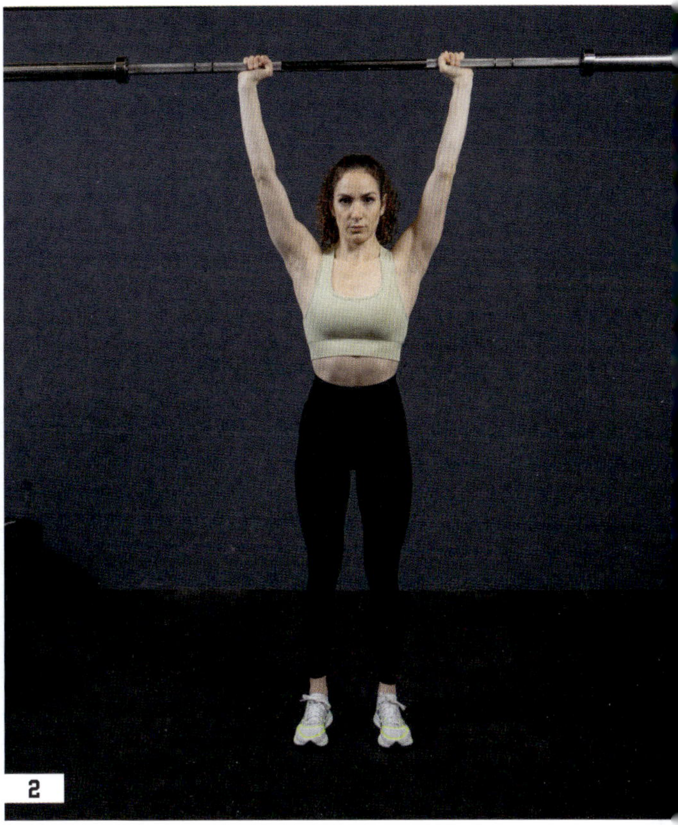
2

1. Nimm einen hüft- bis schulterbreiten Stand ein und hebe die Langhantelstange auf Schulterhöhe vor deinem Körper. Die Stange ist unter deinem Kinn. Achte darauf, dass sich deine Unterarme vertikal unter der Langhantel befinden. Halte die Ganzkörperspannung, indem du deinen Rumpf sowie deinen Unterkörper fest machst.
2. Drücke die Langhantel über deinen Kopf. Ziehe den Kopf dabei ein wenig nach hinten, um Platz für die Langhantel zu schaffen. So gewährleistest du, dass du die Langhantel in einer geraden Linie über deinen Kopf drücken kannst. Sobald sich die Langhantel über deinem Kopf befindet, kommt dieser in die Ausgangsposition zurück und ist jetzt direkt unter der Langhantel. Die Endposition hast du erreicht, wenn sich die Langhantel mit gestreckten Armen über deinem Kopf befindet. Bring die Langhantel in die Ausgangsposition zurück, indem du den Kopf nach hinten ziehst und die Hantel wieder vor dir auf Schulterhöhe absenkst.

FRONTHEBEN

Eine ebenso beliebte Übung für die Schultermuskulatur ist das Frontheben. Hier wird eine Kurzhantel oder Hantelscheibe mit gestreckten Armen und einem aufrechten Oberkörper in einem 90-Grad-Winkel vor dem Körper gehoben. Wie diese Bewegung vermuten lässt, ist hier eher die vordere Schultermuskelpartie involviert, da diese für die Schulterflexion (Vorführen des Arms) verantwortlich ist, die man mit dem Frontheben ausführt. Hier wird ein starker Hebelarm auf die Schulter generiert, was die Muskulatur stark aktiviert. In einer Untersuchung von zehn verschiedenen Schulterübungen stellte sich heraus, dass das Kurzhantel-Frontheben nach dem Schulterdrücken die effektivste Übung für die vordere Schulterpartie ist (82). Auch im direkten Vergleich zu mehrgelenkigen Übungen wie dem Liegestütz oder dem Dip zeigt sich, dass das Frontheben die vordere Schulterpartie stärker beteiligt.

Weitere Untersuchungen mit Übungen, die primär auf die vordere Schulterpartie zielen, sind sehr rar. In einem Vergleich von Frontheben und Seitheben konnte allerdings gezeigt werden, dass nicht nur die vordere Schulterpartie stärker im Frontheben involviert ist als beim Seitheben, sondern auch, dass der klavikulare (also schlüsselbeinnahe) Brustmuskelanteil ebenso stärker involviert ist (83). Das Nach-vorn-Führen des Arms ist ja auch eine grundlegende Funktion der Brustmuskulatur. Wenn du dich auf die vorderen Schultermuskeln konzentrieren möchtest, ist das Frontheben eine empfehlenswerte Übung. Du solltest jedoch bedenken, dass an dieser Bewegung auch die Brustmuskulatur beteiligt ist und dass andere Brustübungen ebenso auf die vordere Schultermuskulatur abzielen. Behalte dies im Hinterkopf, wenn du die Belastungssteuerung planst.

1. Nimm einen hüft- bis schulterbreiten Stand und halte den Körper aufrecht. Greife die Kurzhanteln in einem neutralen Hammergriff mit gestreckten Armen neben und leicht vor deinem Körper.
2. Hebe beide Kurzhanteln mit gestreckten Armen an, bis diese waagerecht zum Boden sind, also bis auf Brust- oder Schulterhöhe. Senke das Gewicht nun wieder zurück in die Ausgangsposition.

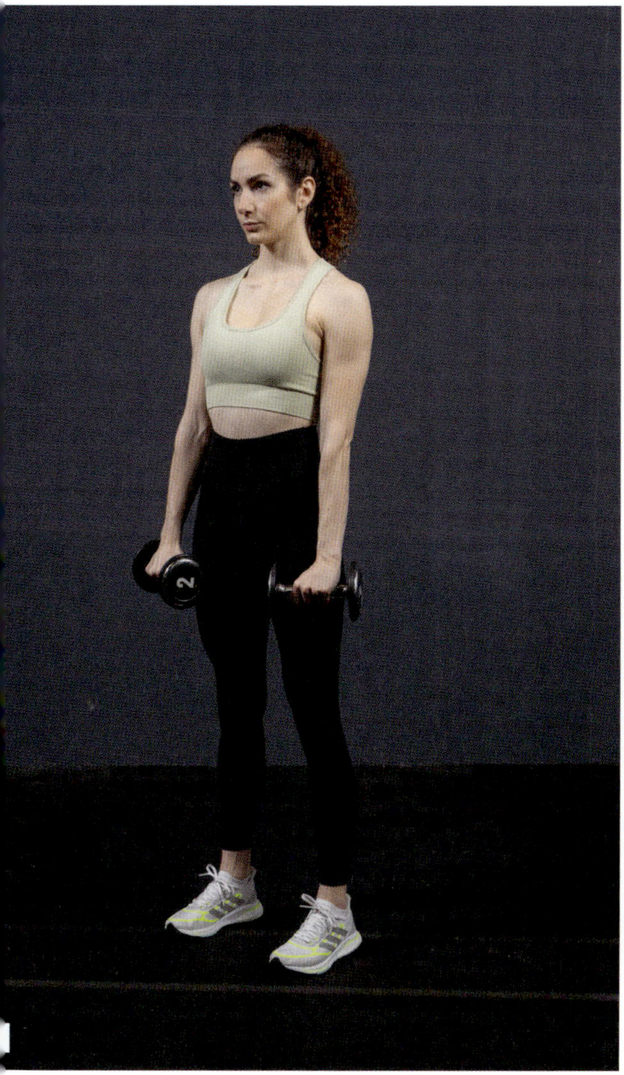

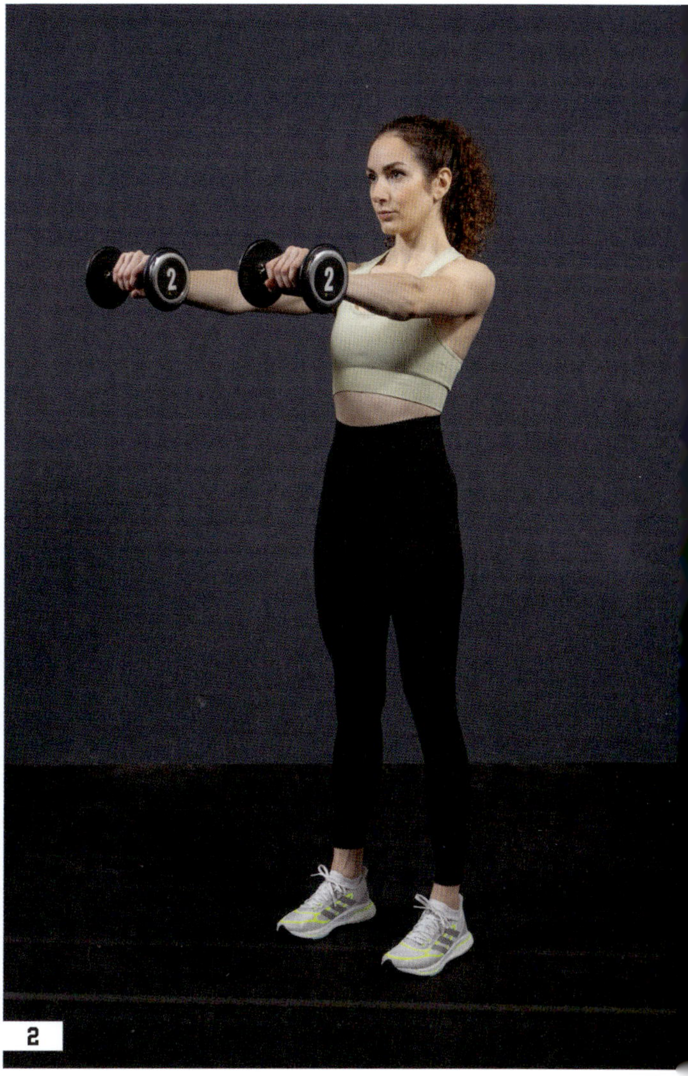

2

SEITHEBEN

Wer die seitliche Schultermuskulatur trainieren möchte, bekommt im Fitnessstudio gern das Seitheben empfohlen. Dies ist nicht verkehrt, da die seitliche Abduktion (Abspreizen) des Oberarms einen großen Hebel zum Schultergelenk erzeugt. Da die seitliche Schulterpartie für die Abduktion des Oberarms geschaffen ist, spiegelt das Seitheben diese Funktion perfekt wider. Das Seitheben kann übrigens eine identische isolierte muskuläre Aktivität in der seitlichen Schultermuskulatur wie das Schulterdrücken erzeugen (84). Die Frage ist jedoch, welche Griffhaltung oder welcher Ellbogenwinkel am effektivsten ist. Grundsätzlich kann das Seitheben mit Außen- oder Innenrotation sowie mit einem neutralen Griff mit gestreckten Armen ausgeführt werden (83).

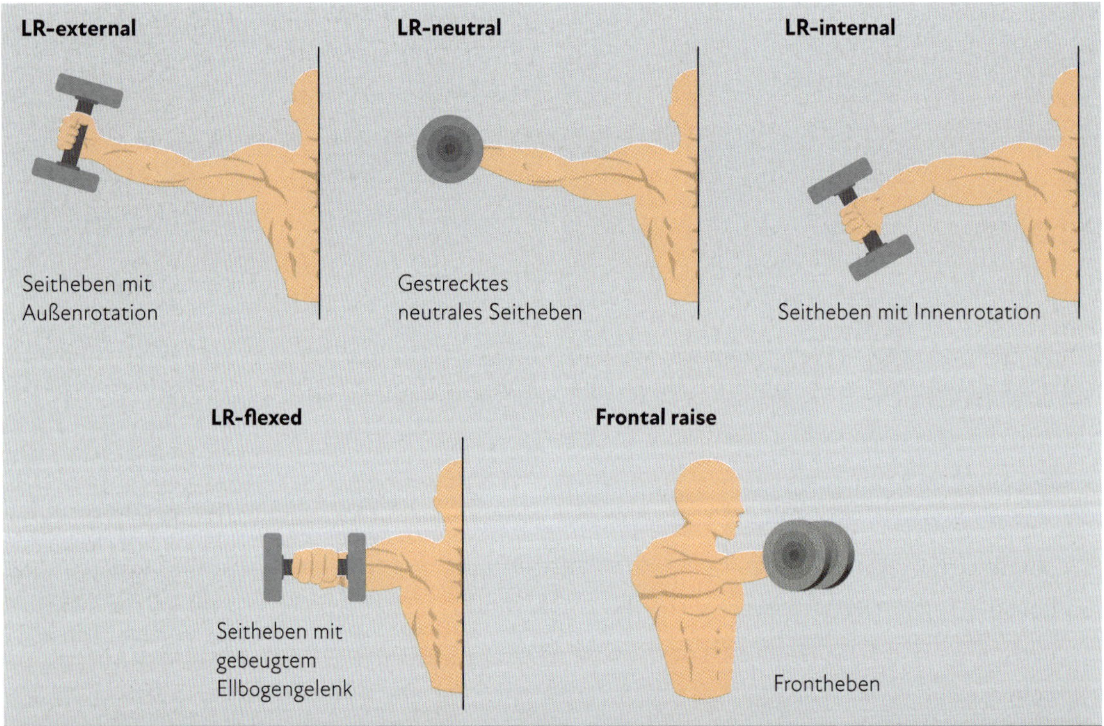

Beim Seitheben kann die Kurzhantel in verschiedenen Positionen gehalten werden. Je nach Griffart werden etwas andere Muskelanteile angesprochen.

In der Abbildung mit den Seithebevariationen wird deutlich, dass das neutrale Seitheben zu einer etwas höheren Aktivität in der konzentrischen und exzentrischen Bewegungsphase der seitlichen Schultermuskulatur führt als das Seitheben mit Außenrotation. In der Außenrotation zeigt sich wiederum eine erhöhte Beteiligung der vorderen Schultermuskelpartie, allerdings geringer als beim Frontheben. Im Vergleich zwischen dem neutralen Seitheben und dem Seitheben mit Innenrotation zeigt sich in der konzentrischen Bewegung kein Unterschied in der seitlichen Schulteraktivität. Allerdings war bei der Innenrotation die exzentrische Phase der seitlichen und die gesamte Bewegung der hinteren Schultermuskelpartie etwas aktiver als in der neutralen Haltung.

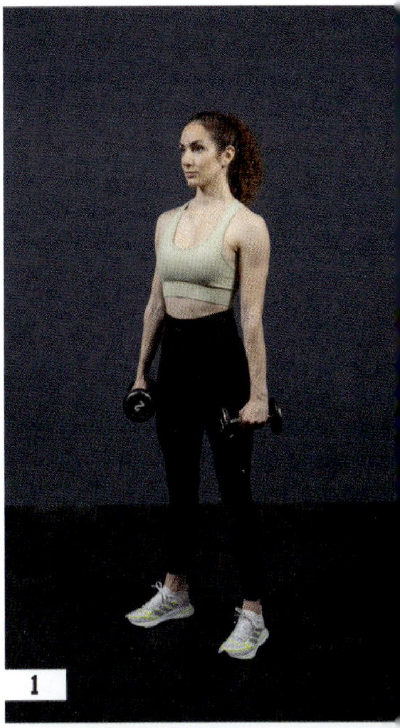

1

Im Kraftraum sieht man das Seitheben häufig auch mit gebeugtem Ellbogengelenk. Doch in der vorangegangenen Untersuchung konnte gezeigt werden, dass bei gleichem Gewicht das neutrale Seitheben mit gestreckten Armen deutlich höhere Aktivitäten als das Seitheben mit gebeugten Ellbogengelenk generieren kann. Das liegt vermutlich am größeren Hebel des gestreckten Arms. Um optimal die seitliche Schultermuskelpartie zu trainieren, solltest du das neutrale Seitheben mit gestreckten Armen oder mit Innenrotation wählen. Je nach Zielsetzung kannst du aber auch hier die Gelenkstellung variieren, um die vordere Schulterpartie (Außenrotation) oder die hintere Schulterpartie (Innenrotation) zusätzlich zu stimulieren. Beim regulärem Seitheben ist es allerdings zu empfehlen, die Arme gestreckt zu lassen.

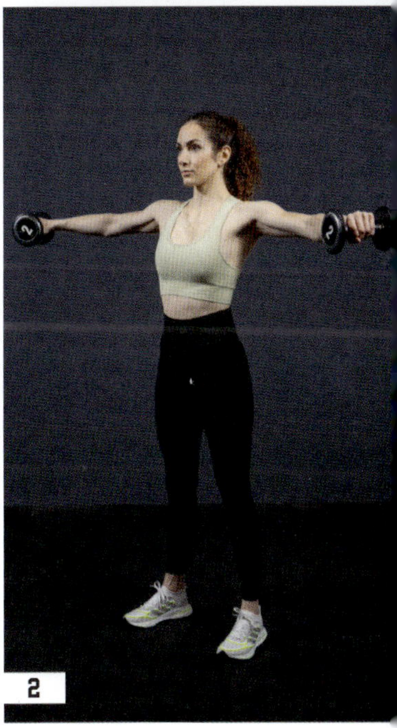

2

1. Nimm einen hüft- bis schulterbreiten Stand ein, halte den Oberkörper aufrecht. Greife die Kurzhanteln in einem neutralen Hammergriff und positioniere deine Arme neben deinen Oberschenkeln.
2. Hebe beide Kurzhanteln mit gestreckten Armen zu beiden Seiten an, bis diese waagerecht zum Boden sind (Schulterhöhe). Senke das Gewicht anschließend wieder zurück in die Ausgangsposition.

AUFRECHTES RUDERN MIT LANGHANTEL

Eine weitere häufig und gern genutzte Übung für die Schulterpartie und den Kapuzenmuskel (Trapezius) ist das aufrechte Rudern. Hier wird die Langhantel durch eine körpernahe Zugbewegung im Obergriff auf Höhe der Brust gehoben und wieder gesenkt. Das aufrechte Rudern weist ähnliche muskuläre Aktivitäten der seitlichen Schultermuskulatur auf wie das Seitheben, Seithebevariationen oder das Kurzhantel-Schulterdrücken (82). Das aufrechte Rudern mit der Langhantel zählt also zu den Übungen mit der höchsten mittleren Schultermuskelaktivität.

Du kannst die Übung in verschiedenen Griffweiten ausführen. Vergleicht man hier einen engen Griff (50-prozentiger Achselabstand) mit einem moderaten (100-prozentiger Achselabstand) und einem weiten Griff (200-prozentiger Achselabstand), so lässt sich tendenziell eine höhere konzentrische und exzentrische seitliche Schultermuskelaktivität sowie exzentrische Kapuzenmuskelaktivität (oberer und mittlerer Trapezius-Anteil) bei einem weiten Griff gegenüber den anderen Griffvarianten beobachten (85). Je weiter der Griff, desto weniger wird dabei der Bizeps involviert und desto weniger Bewegungsumfang wird benötigt, um die Übung zu absolvieren. Willst du also die seitliche Schultermuskelpartie und den Kapuzenmuskel trainieren, kann das aufrechte Rudern hier die optimale Übungswahl sein. Achte darauf, dass die die beteiligte Muskulatur und der Bewegungsablauf von der Griffweite, die du wählst, beeinflusst wird.

1. Nimm einen hüft- bis schulterbreiten Stand ein und halte den Körper aufrecht. Greife die Langhantel achsel- bis schulterbreit.
2. Ziehe die Langhantel nah am Körper in Richtung deiner Brustmuskulatur. Initiiere die Bewegung in den Ellbogen. Wenn du den obersten Punkt erreicht hast, befinden sich die Unterarme unter deinen Ellbogen. Führe das Gewicht anschließend zurück in die Ausgangsposition.

Hinweis: Die Handgelenke dürfen beim Heben leicht angewinkelt sein.

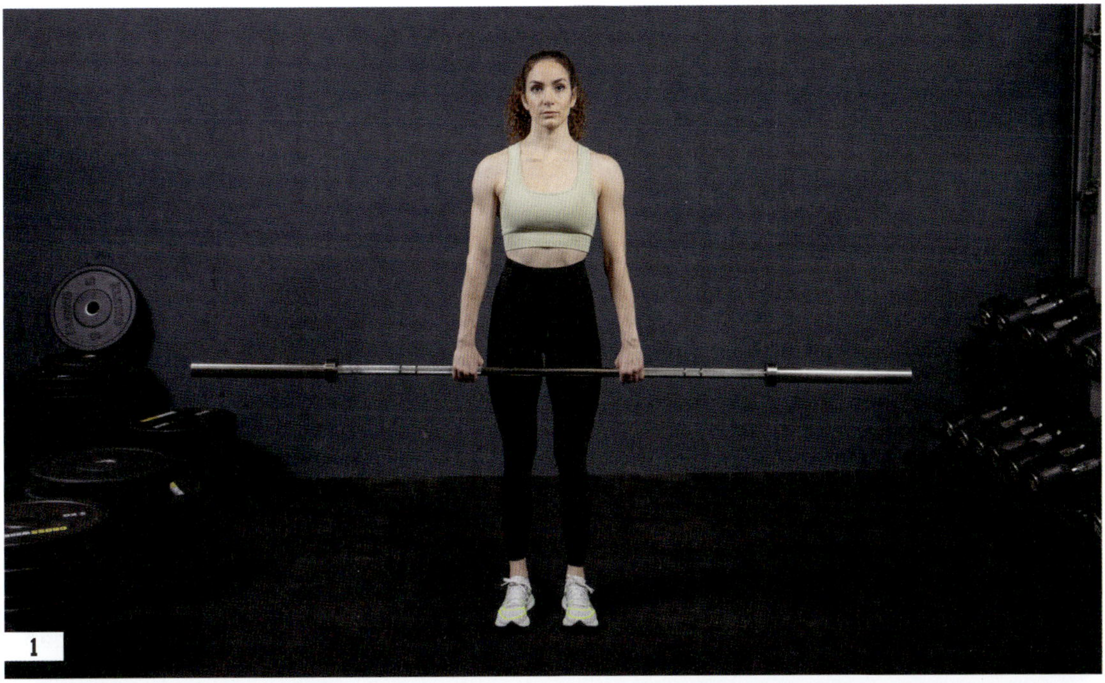

1

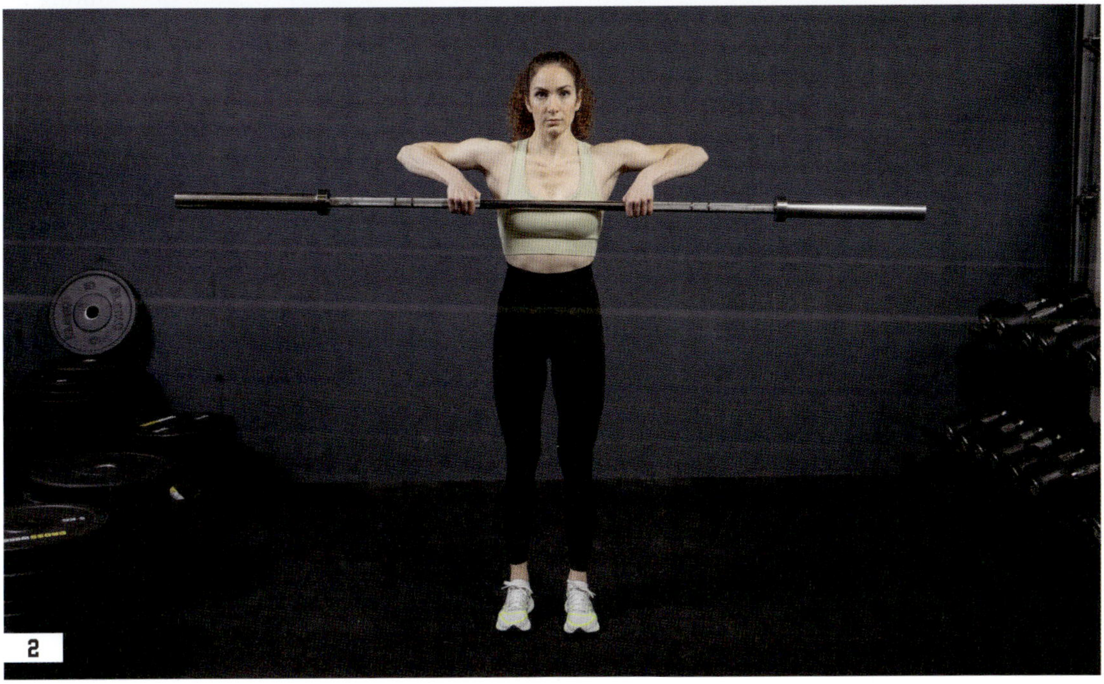

2

VORGENEIGTES SEITHEBEN IN DER BAUCHLAGE

Eine Variante des klassischen Seithebens mit besonderem Fokus auf die hintere Schultermuskulatur ist das vorgeneigte Seitheben im Stehen, Sitzen oder Liegen. Die Seithebe-Bewegung bleibt hier identisch zum normalen Seitheben, der einzige Unterschied ist, dass der Oberkörper nach vorn geneigt wird. Da die Funktion der hinteren Schultermuskulatur in der horizontalen Abduktion besteht (seitliches Führen der Arme von vorn nach hinten) und sich dies in dieser Übung widerspiegelt, lässt sich die Wirksamkeit erahnen. Im Vergleich zu anderen Übungen – Seitheben, aufrechtes Rudern, Schulterdrücken mit Kurzhanteln – zeigt das vorgebeugte Seitheben die höchste Muskelaktivität in den hinteren Schultermuskeln (82). Eine weitere Studie bestätigt dies und belegt, dass das vorgebeugte Seitheben die hintere Schulterregion stärker beansprucht als der Shrug, das aufrechte Rudern und das normale Seitheben (86). Willst du die hintere Schultermuskulatur isoliert trainieren, führst du also am besten das vorgeneigte Seitheben aus.

1. Stelle den Winkel auf der Bank auf 20 bis 45 Grad ein und lege dich in Bauchlage auf die Bank. Die Schräglage soll gewährleisten, dass deine Arme in der Ausgangsposition mit den Kurzhanteln nicht den Boden berühren. Achte darauf, den Kopf neutral zu halten.
2. Ziehe die Schulterblätter zueinander und hebe die Kurzhanteln mit gestreckten Armen seitlich auf Schulterhöhe an. Senke anschließend die Kurzhanteln wieder langsam in Richtung Ausgangsposition.

Hinweis: Rückenübungen involvieren zwar ebenso die hintere Schultermuskelpartie, dennoch liegt der eigentliche Fokus dort nicht auf der hinteren Schultermuskulatur. Aus diesem Grund könnten diese nicht ausreichend sein.

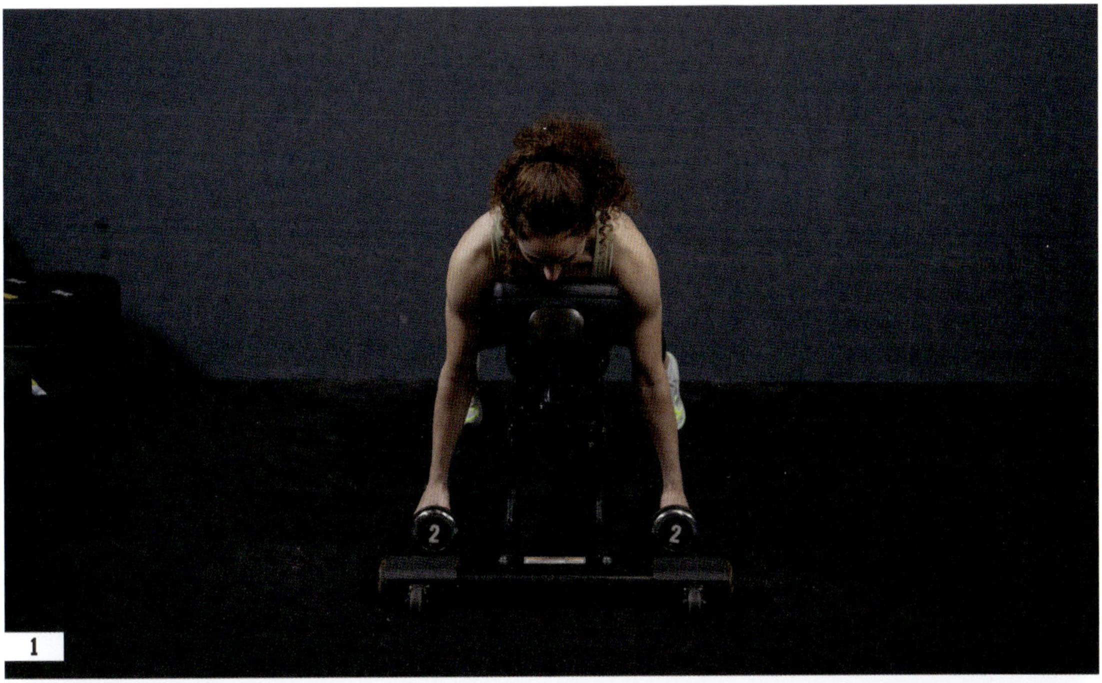

1

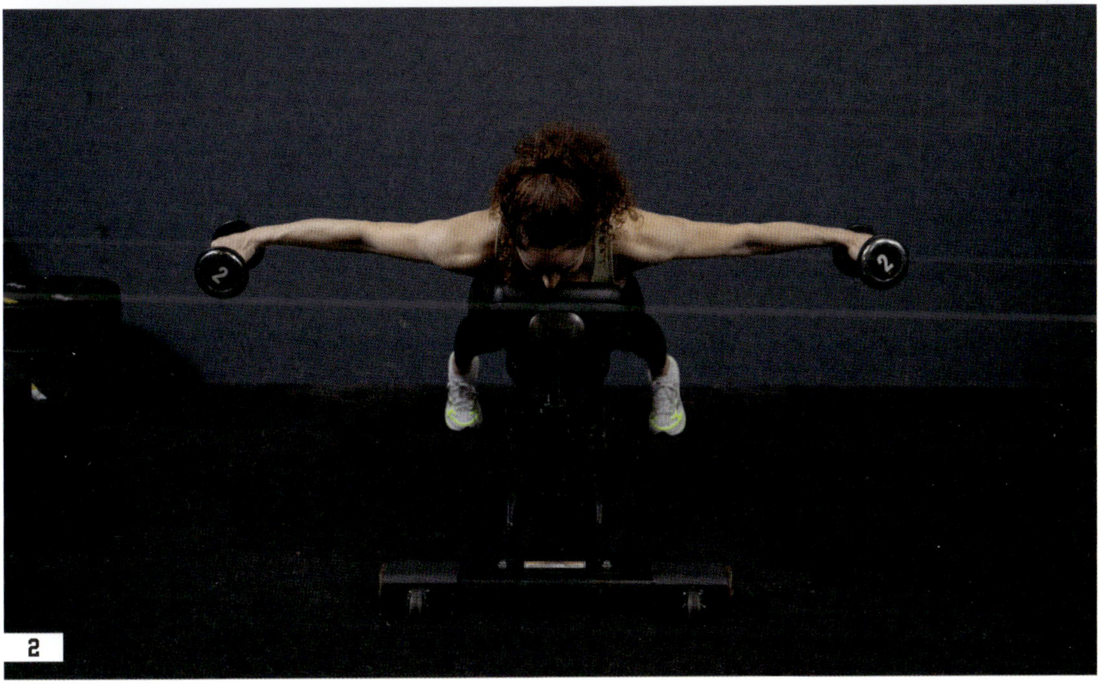

2

45-GRAD-SCHRÄGBANKRUDERN

Wenn du das vorgeneigte Seitheben so anpasst, dass die Ellbogengelenke stärker gebeugt sind und du den Winkel der Bank auf 45 Grad vergrößerst, ergibt sich das Schrägbankrudern. Im Gegensatz zum Seitheben, bei dem die Arme zur Seite bewegt werden, ziehst du hier aktiv die Hanteln in einer Ruderbewegung auf Brusthöhe. Dadurch wird der Hebelarm reduziert, sodass du mehr Gewicht verwenden kannst. Diese Übung bewirkt eine hohe Aktivierung der Schultermuskulatur nicht nur im mittleren Schulterbereich, sondern auch im hinteren Schulterbereich aufgrund des größeren Bankwinkels und der höheren Belastung. So zeigten beispielsweise Übungen wie das aufrechte Rudern, das vorgebeugte Seitheben und das Schulterdrücken mit Kurzhanteln eine geringere Aktivität im mittleren Schulterbereich als das Rudern auf einer um 45 Grad geneigten Bank. Es konnte jedoch kein Unterschied in der Beteiligung der hinteren Schultermuskulatur zwischen dem vorgeneigten Seitheben und dem Rudern auf der Schrägbank festgestellt werden (82).

Du kannst also beide Übungen gleichwertig betrachten und mal die eine, mal die andere trainieren. Wenn du eine Übung suchst, die zusätzlich zu einer starken Beteiligung der hinteren Schultern auch den mittleren Teil trainiert, solltest du dich für das Rudern auf der Schrägbank entscheiden.

1. Stelle die Bank in einen Winkel von circa 45 Grad ein und lege dich bäuchlings auf die Bank. Halte die Kurzhanteln und lasse die Arme neutral an beiden Seiten lang nach unten hängen. Achte auf eine neutrale Kopfposition.
2. Ziehe die Schulterblätter zueinander und führe die Kurzhanteln, indem du die Ellbogen beugst und nach oben ziehst, mit gespreizten Armen etwa 90 Grad vom Körper entfernt Richtung Brusthöhe. Ziehe die Schulterblätter am obersten Punkt bewusst zusammen. Führe das Gewicht anschließend wieder zurück in die Ausgangsposition.

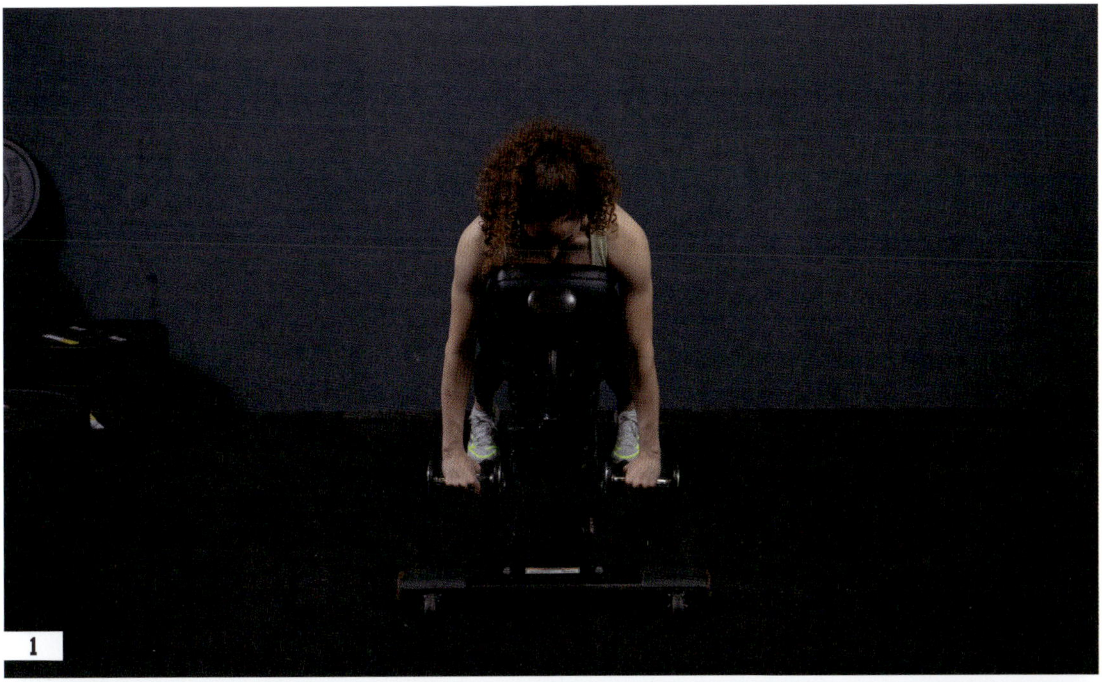

1

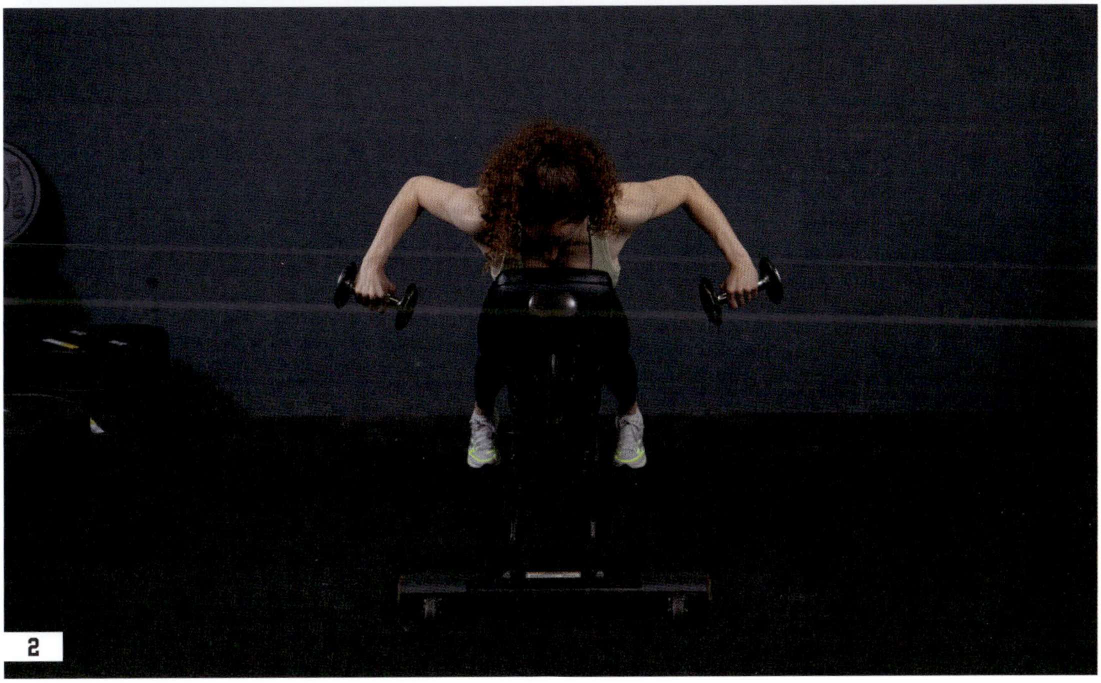

2

REVERSE BUTTERFLY AN DER MASCHINE

Wenn du Abwechslung zum vorgeneigten beziehungsweise liegenden Seitheben suchst, kannst du ebenso die Reverse-Butterfly-Maschine nutzen, da beide Übungen die Funktion der hinteren Schulter trainieren, horizontale Abduktion, also das Nach-hinten-Ziehen der Schulter. Im Vergleich zum sitzenden Rudern, Latziehen und Seitheben konnten an der Reverse-Butterfly-Maschine unter Studienbedingungen deutlich höhere Aktivitäten in der hinteren Schultermuskulatur festgestellt werden (87). Aber auch bei dieser Übung gibt es Unterschiede innerhalb der Ausführung, da die Griffvariante – neutraler Griff, Oberhandgriff oder umgekehrter Hammergriff – einen Einfluss auf die muskuläre Aktivität hat. Der umgekehrte Hammergriff zeichnet sich durch eine stärkere Innenrotation aus. Vergleicht man speziell einen neutralen Griff mit einem Oberhandgriff, so erzeugt der neutrale Griff eine höhere muskuläre Beteiligung der hinteren Schulterpartie und des *Musculus infraspinatus,* einem Teil der Rotatorenmanschette (88). Willst du also die Reverse-Butterfly-Maschine nutzen, um deine hintere Schulterpartie zu trainieren, dann empfehlen wir dir den neutralen Griff mit leicht gebeugtem Ellbogengelenk.

1. Stelle die Sitzposition an der Maschine so ein, dass du das Ablagepolster angenehm auf Brusthöhe hast. Setze dich aufrecht ohne starke Hohlkreuzbildung und greife nach den Griffen auf Schulterhöhe.
2. Führe mit leicht gebeugten Armen die Last seitlich, bis die Griffe mit deinem Körper eine Linie bilden. So erreichst du eine circa 90 Grad weite horizontale Abduktion vom Ausgangspunkt.

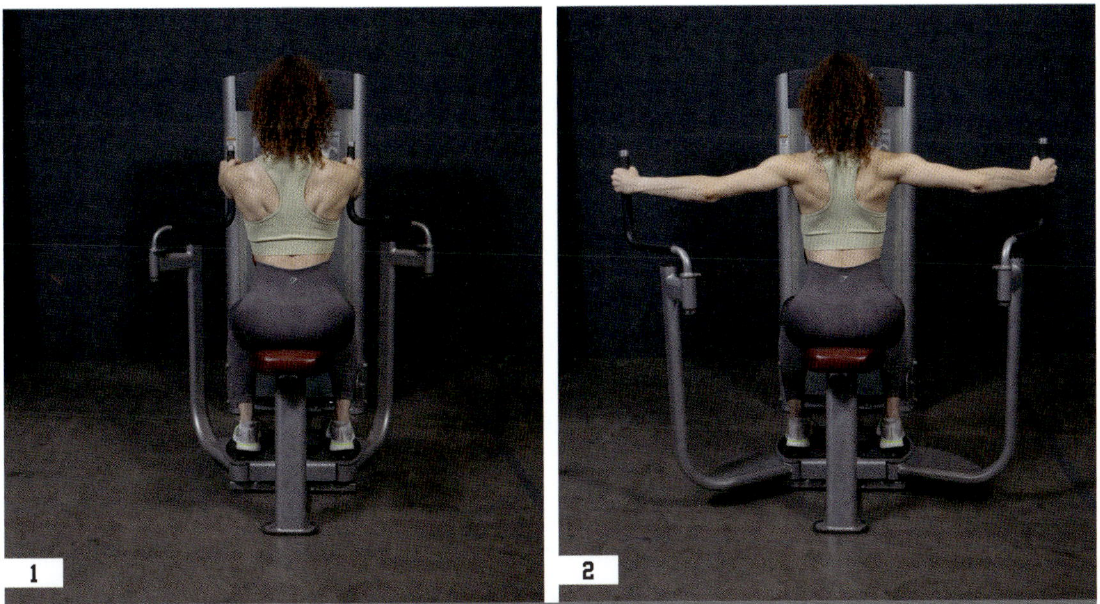

A *Reverse Butterfly im neutralen Griff*

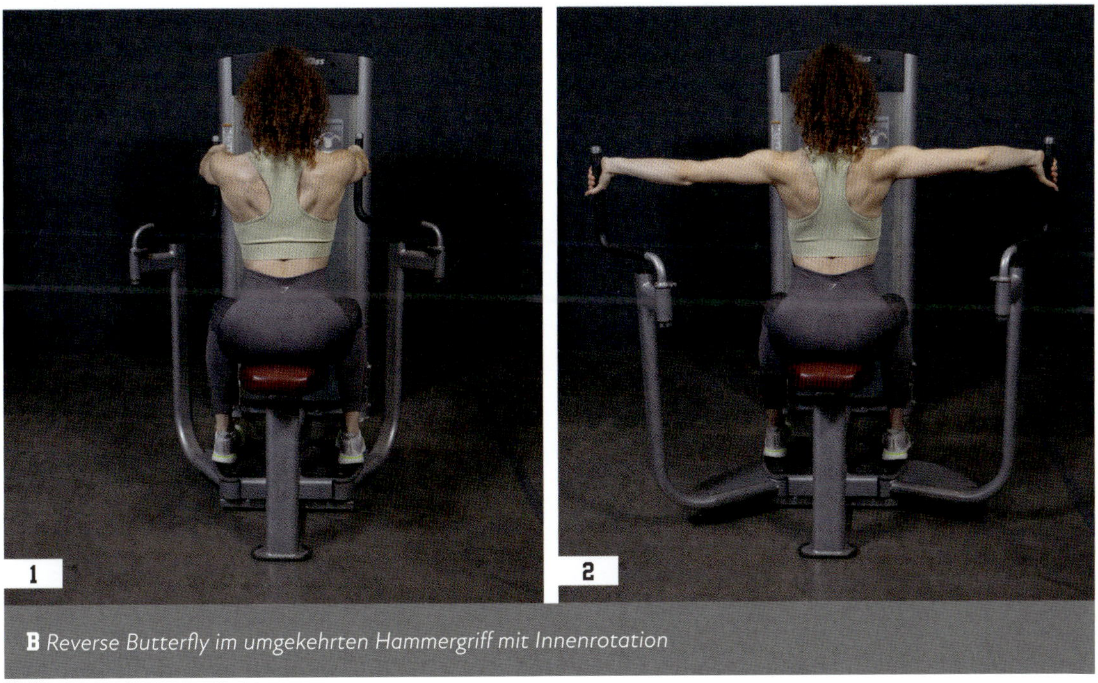

B *Reverse Butterfly im umgekehrten Hammergriff mit Innenrotation*

Die Schultergürtelmuskulatur – die sogenannte Rückenmuskulatur

Zu den Muskeln des Schultergürtels gehören unter anderem der breite Rückenmuskel *(Musculus latissimus dorsi)* und der Kapuzenmuskel *(Musculus trapezius)*. Da sich diese auf der Körperrückseite befinden, werden sie umgangssprachlich gerne als Rückenmuskeln bezeichnet, wenngleich sie nicht den Rücken beziehungsweise genauer die Wirbelsäule bewegen. Doch genug der Haarspalterei, wir beugen uns der (Achtung, Wortwitz) breiten Masse und sprechen fortan ebenfalls von der Rückenmuskulatur. Grundsätzlich lassen sich die zu trainierenden Rückenmuskeln in ihre »Rückentiefe« und »Rückenbreite« einteilen. Zur Ersteren gehören vor allem die Muskeln, die zwischen den Schulterblättern und dem im Nackenbereich liegen und für eine optische Tiefe im Rücken sorgen. Aufgrund ihrer anatomischen Gegebenheiten wird die Rückentiefe vor allem durch das Zusammenziehen beziehungsweise Zurückziehen der Schulterblätter trainiert, also mit horizontalen Zugübungen. Für die Breite des Rückens (V-Form) ist vor allem der *Musculus latissimus dorsi* verantwortlich. Er entspringt an einer Reihe von knöchernen Fortsätzen der Wirbelsäule und setzt am Oberarm an. Aus diesem Grund ist dieser Muskel an der Heranführung und Rückführung des Oberarms beteiligt, weshalb vor allem vertikale Zugübungen diesen Muskel trainieren.

VORGENEIGTES RUDERN MIT LANGHANTEL

Es gibt eine Vielzahl verschiedener Übungen, die die Rückenmuskulatur trainieren. Unter den horizontalen Zugübungen ist das Rudern eine der am häufigsten ausgeführten Übungen im Kraftraum. Vergleicht man nun das vorgeneigte Rudern mit dem aufrechten Rudern, dem Latziehen, dem Klimmzug und dem sitzenden Rudern, so kann man hier eine höhere Gesamtaktivität im mittleren und unteren Kapuzenmuskel sowie im Rückenstrecker beobachten, wobei der Unterschied zur sitzenden Variante nur für den unteren Anteil des Kapuzenmuskels *(Musculus Trapezius)* gemessen werden konnte (89, 90). In denselben Studien konnte beim vorgeneigten Rudern entweder die gleiche oder eine etwas geringere Aktivität des *Musculus Latissimus dorsi* im Vergleich zum Latziehen beobachtet werden. Aus diesem Grund sollte die Unterscheidung zwischen »Rückentiefe« und »Rückenbreite« nicht in Schwarz und Weiß gesehen werden, da es sich eher um ein Kontinuum der Rückenbeteiligung handelt.

Wenn du dich dennoch auf die »Rückentiefe« konzentrieren willst, eignet sich das vorgebeugte Rudern wunderbar. Dabei sollte der Oberkörper in einem Winkel von 45 bis 90 Grad nach vorn gelehnt werden. Je weiter der Oberkörper nach vorn geneigt ist, desto höher ist die Belastung des Rückenstreckers aufgrund des größeren Hebels. Eine genaue Griffweite wird in der Literatur nicht angegeben. Es lässt sich jedoch sagen, dass die Hantel umso höher (in Richtung Brustbein) gezogen werden sollte, je breiter der Griff ist, und umgekehrt. Orientiere dich daher an deinen Handgelenken und Unterarmen, die senkrecht zum Boden stehen sollten. Versuche diese Ausrichtung während des gesamten Bewegungsumfangs beizubehalten. Als Richtwert für die Griffweite empfehlen wir ungefähr das 1,5-fache des Achselabstands.

1. Hebe die Langhantel zunächst aus einem Rack oder vom Boden und richte dich auf. Beuge dich dann um 45 bis 90 Grad nach vorn, während dein gesamter Oberkörper in einer gestreckten Position bleibt. Die Arme hängen senkrecht nach unten, sind gestreckt und befinden sich damit vor deinen Beinen.
2. Hebe die Langhantel in Richtung deines Bauchnabels (bei weiterem Griff höher), indem du die Arme beugst und versuchst, die Ellbogen hinter deinen Körper zu schieben. Ziehe hierbei die Schulterblätter zusammen. Senke die Langhantel anschließend wieder kontrolliert zurück in die Ausgangsposition.

Hinweis: Achte darauf, dass dein Oberkörper während des Bewegungsablaufs stabil in der Vorlage bleibt.

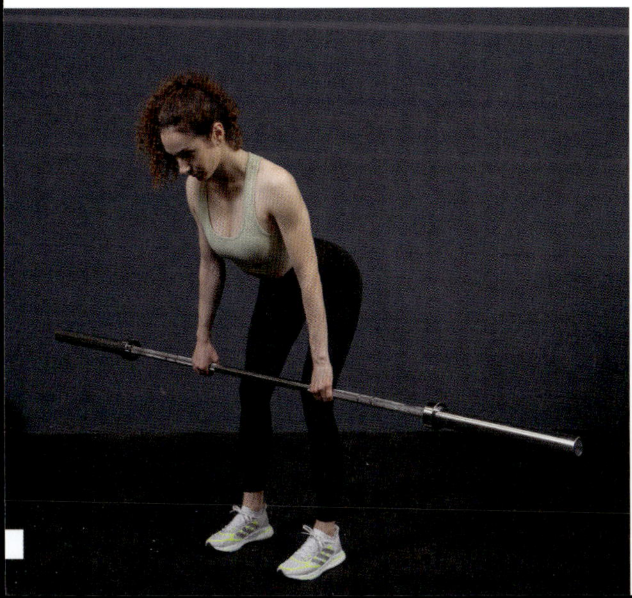

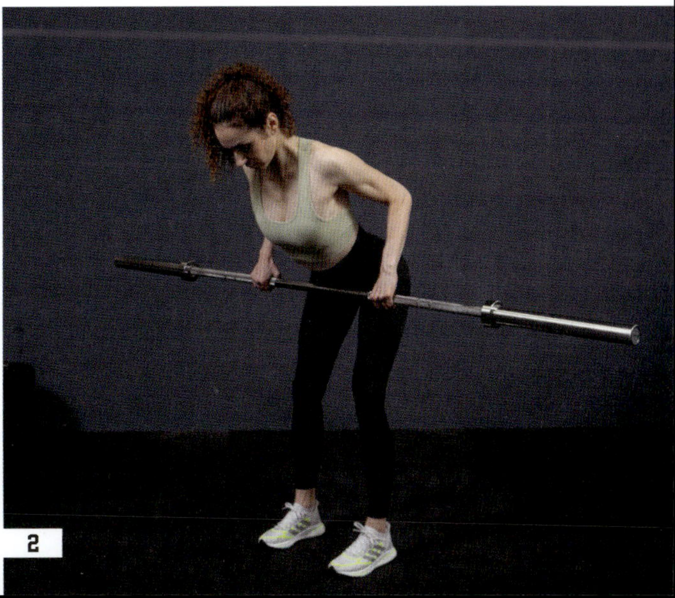

SITZENDES RUDERN AN DER MASCHINE

Rudern kann nicht nur mit freien Gewichten ausgeführt werden, sondern ist auch eine effektive Übung an einer Maschine oder einem Kabelzug. Je nachdem, welche Griffhaltung du wählst (eng oder weit), ändert sich der Schwerpunkt der beteiligten Muskeln. Bei einem engeren Griff liegt der Schwerpunkt eher auf der »Rückenbreite«. Bei einem engeren Griff konnte tendenziell eine höhere Aktivität des *Musculus latissimus dorsi* beobachtet werden als beim Rudern in vorgeneigter Haltung und weiterem Griff. Dies rührt daher, dass das enge Heranführen des Oberarms auch den *Latissimus dorsi* funktionell stärker einbezieht. Darüber hinaus wurde in einigen Studien beim sitzenden Rudern mit engerem Griff die gleiche *Latissimus-dorsi*-Aktivität wie beim Latziehen beobachtet (89, 90). In Bezug auf die »Rückentiefe« zeigt das sitzende Rudern eine etwas geringere EMG-Aktivität im mittleren Anteil des Kapuzenmuskels als das vorgebeugte Rudern, jedoch eine höhere als beim Latziehen oder Klimmzug.

Wenn du allerdings zu einem breiteren Griff tendiert, werden die beteiligten Muskeln durch die Änderung des Bewegungsmusters ebenfalls beeinflusst. Ein breiterer Griff ermöglicht es dir, mit weiter abgespreizten Ellbogen zu rudern, wodurch der mittlere und obere Anteil des Kapuzenmuskels stärker beansprucht wird. Aus diesem Grund empfiehlt es sich, je nach Trainingsschwerpunkt, den engen Griff am Kabelzug oder an der Rudermaschine zu wählen, um den Fokus auf dem Latissimus zu legen, während der breitere Griff für eine stärkere Beteiligung des Trapezmuskels verwendet werden sollte.

RUDERN IM ENGEN GRIFF

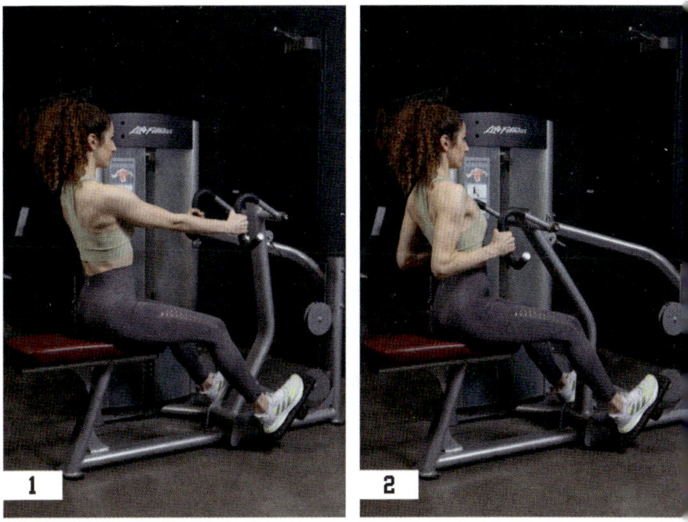

1. Setze dich so an die Rudermaschine, dass sich das Polster auf Brusthöhe befindet. Halte den Oberkörper aufrecht und strecke besonders deine Brustwirbelsäule. Halte die Arme gestreckt.
2. Bei einem engen Griff führe die Arme nah am Körper entlang. Ziehe dabei die Schulterblätter zusammen. Führe die Last anschließend zurück zur Ausgangsposition.

RUDERN IM BREITEN GRIFF

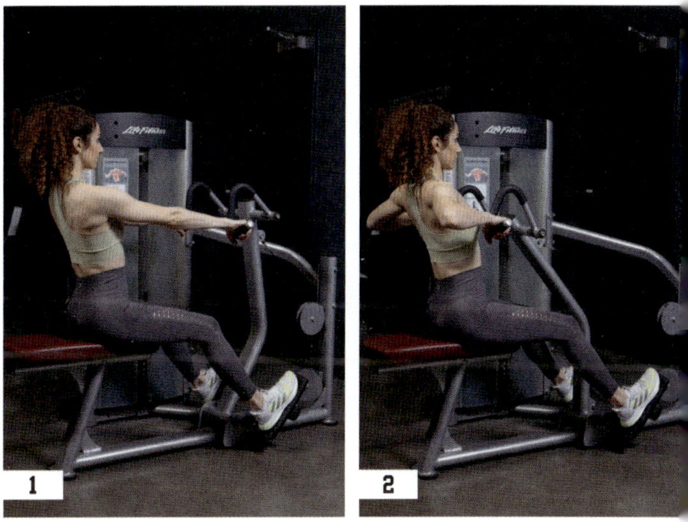

1. Setze dich so an die Rudermaschine, dass sich das Polster auf Brusthöhe befindet. Halte den Oberkörper aufrecht und strecke besonders deine Brustwirbelsäule. Halte die Arme gestreckt.
2. Führe die Arme abgespreizt vom Körper auf Schulterhöhe an diesem vorbei. Ziehe dabei die Schulterblätter zusammen. Führe die Last auch hier anschließend zurück zur Ausgangsposition.

LATZIEHEN – GRIFFWEITEN IM VERGLEICH

Ähnlich wie beim Bankdrücken mit der Langhantel sieht man in Fitnessstudios häufig, dass die Trainierenden beim Latzug unterschiedlich breit greifen. Aus diesem Grund haben verschiedene Autoren versucht, die muskuläre Aktivität der verschiedenen Griffweiten zu analysieren und zu vergleichen (91, 92). Dabei wird häufig der Achselabstand zur Bestimmung der Griffweite herangezogen. Dabei stehen der 1-fache, der 1,5-fache und der 2-fache Achselabstand für den engen, den mittleren und den weiten Griff. Beim Vergleich der Muskelaktivität bei gleicher relativer Intensität zwischen den Griffbreiten werden keine Unterschiede in der Gesamtmuskelaktivität vom breiten Rückenmuskel (*Musculus latissimus dorsi*), Bizeps, Kapuzenmuskel *(Musculus trapezius)* und Infraspinatus festgestellt. Bei genauerer Betrachtung der konzentrischen und exzentrischen Phasen der Bewegungen wurde jedoch eine höhere Aktivität des *Musculus bizeps brachii* in der konzentrischen Phase bei einem moderaten gegenüber einem engen Griff beobachtet. Auch der *Musculus latissimus dorsi* war bei einem moderaten Griff tendenziell aktiver als bei einem engen Griff. In der exzentrischen Phase waren der *Latissimus dorsi* und der *Musculus infraspinatus* im weiten Griff aktiver als im engen Griff. Obwohl der weite Griff in der exzentrischen Phase zu einer höheren *Latissimus-dorsi*-Muskelaktivität führte als der enge Griff, war der 6-RM-Wert circa vier Prozent niedriger als beim moderaten und engen Griff, während kein Unterschied bei den Kraftwerten zwischen dem moderaten und dem engen Griff beobachtet werden konnte. In Bezug auf die Muskelaktivität gab es keine Unterschiede zwischen dem moderaten und dem weiten Griff. Nach dem derzeitigen Stand der Wissenschaft sollte daher eher eine mittlere bis weite Griffvariante gewählt werden.

1. Setze dich mit aufrechtem Oberkörper an die Latzug-Maschine.
2. Ziehe die Stange je nach Griffweite langsam und kontrolliert mit einem Obergriff ungefähr auf Kinnhöhe. Ein leichtes Hohlkreuz ist dabei erlaubt. Führe die Stange anschließend zurück zur Ausgangsposition, indem du die Arme langsam streckst. Halte dennoch die Spannung in deinen Schulterblättern.

Hinweis: Achte darauf, dass deine Unterarme während des gesamten Zuges in Zugrichtung zeigen.

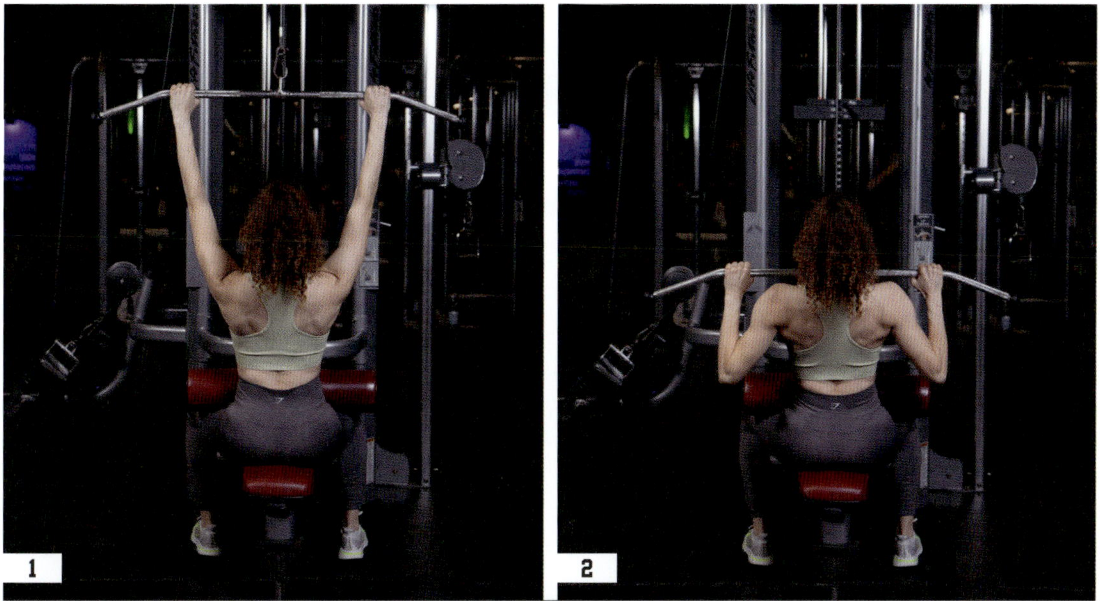

A *Der Latzug im moderaten Griff*

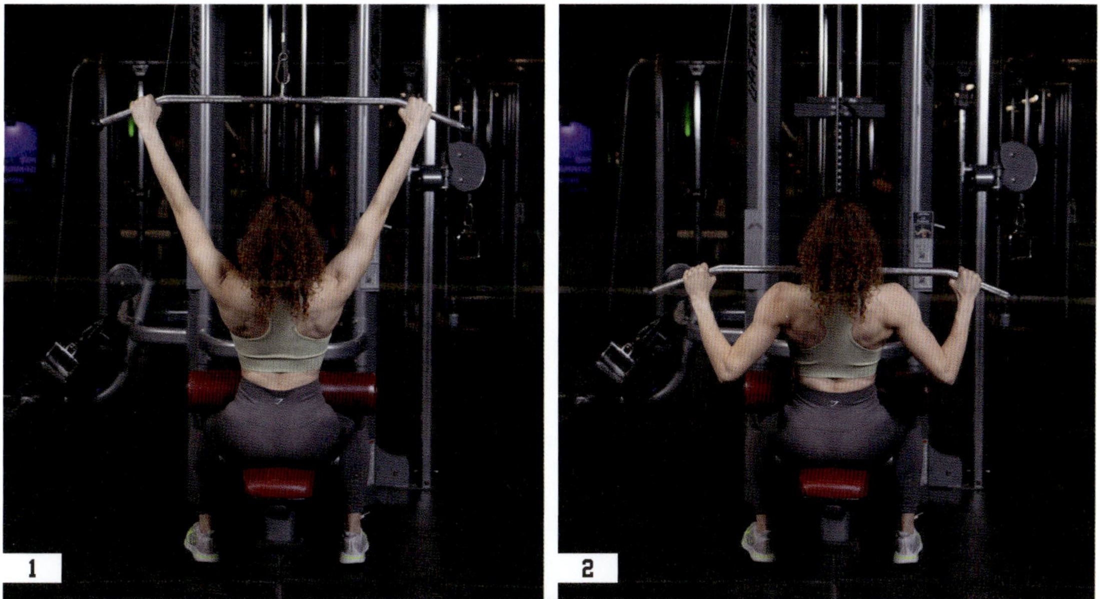

B *Der Latzug im weiten Griff*

LATZIEHEN – GRIFFVARIANTEN IM ÜBERBLICK

Nicht nur die Griffweite kann beim Latziehen beeinflusst werden, sondern auch die Armposition sowie die Position, in die man ziehen möchte, etwa vor oder hinter dem Kopf. Untersuchungen haben gezeigt, dass ein Obergriff eine höhere Aktivität im *Musculus latissimus dorsi* erzeugt als ein Untergriff, und zwar sowohl bei einer breiten als auch bei einer engen Griffweite (92). Auch der Untergriff scheint keine Auswirkung auf die Aktivität des Bizeps zu haben, wie dies in Fitnessstudios oft propagiert wird (93). Der Untergriff hat jedoch aufgrund der geringeren Griffbreite einen größeren Bewegungsumfang, der nicht unterschätzt werden sollte. Darüber hinaus wurde in anderen Studien beobachtet, dass ein breiter Obergriff, der vor dem Kopf ausgeführt wird, zu einer höheren *Latissimus-dorsi*-Muskelaktivität zu führen scheint als ein breiter Hinterkopfgriff, ein enger Unterhandgriff und ein V-Griff (94).

Es scheint jedoch keinen Aktivitätsunterschied zwischen dem weiten Hinterkopfgriff, dem supinierten engen Griff und dem V-Griff zu geben. Ein Grund für die höhere Aktivität beim Oberhandgriff könnte in den höheren Schultergelenksmomenten liegen, die durch die stärkere Abduktion verursacht werden, wodurch der Latissimus stärker belastet wird. Auch hier zeigt sich also, dass ein moderater bis breiter Griff besser für den *Latissimus dorsi* ist als viele andere Varianten des Latzuges. Da die Muskelfasern dennoch bei bestimmten Ellbogenwinkeln unterschiedlich stimuliert werden, ist es sinnvoll, das Training zu variieren, sodass es empfehlenswert ist, zu variieren. Im Folgenden wird der Latzug mit dem Untergriff beschrieben.

1. Setze dich mit aufrechtem Oberkörper an die Latzug-Maschine. Greife die Stange in einem schulterbreiten Untergriff.
2. Ziehe die Stange langsam und kontrolliert ungefähr auf Kinnhöhe. Ein leichtes Hohlkreuz ist dabei erlaubt. Führe die Stange anschließend zurück zur Ausgangsposition, indem du die Arme langsam streckst. Halte währenddessen die Spannung in deinen Schulterblättern.

Hinweis: Achte darauf, dass deine Unterarme während des gesamten Zuges in Zugrichtung zeigen.

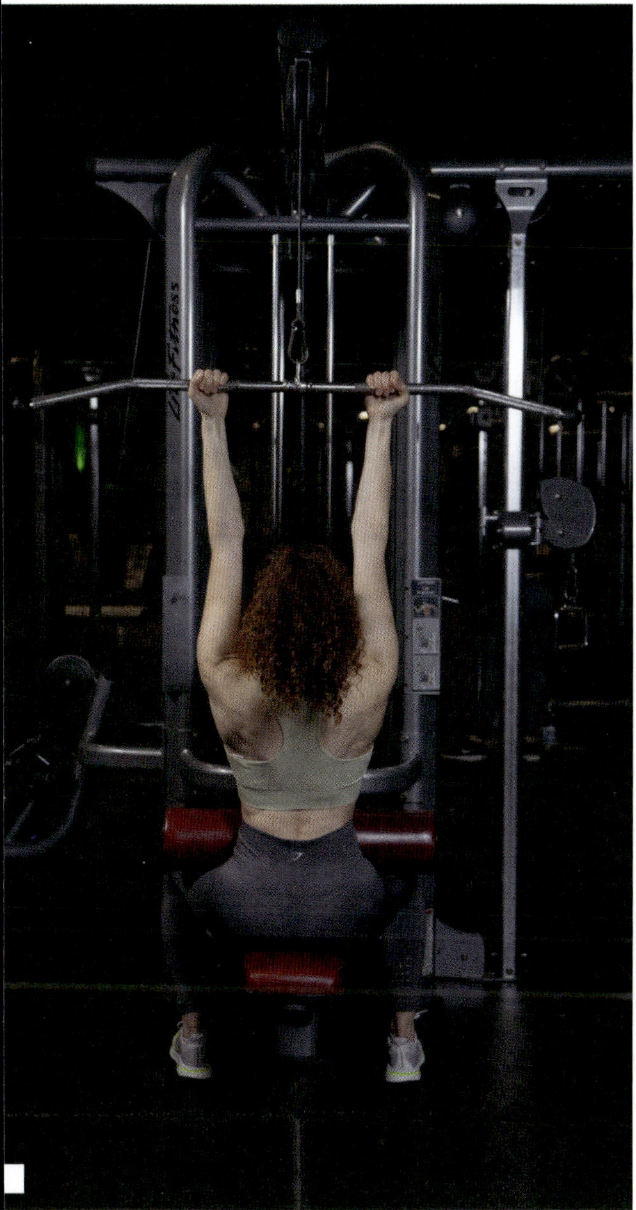

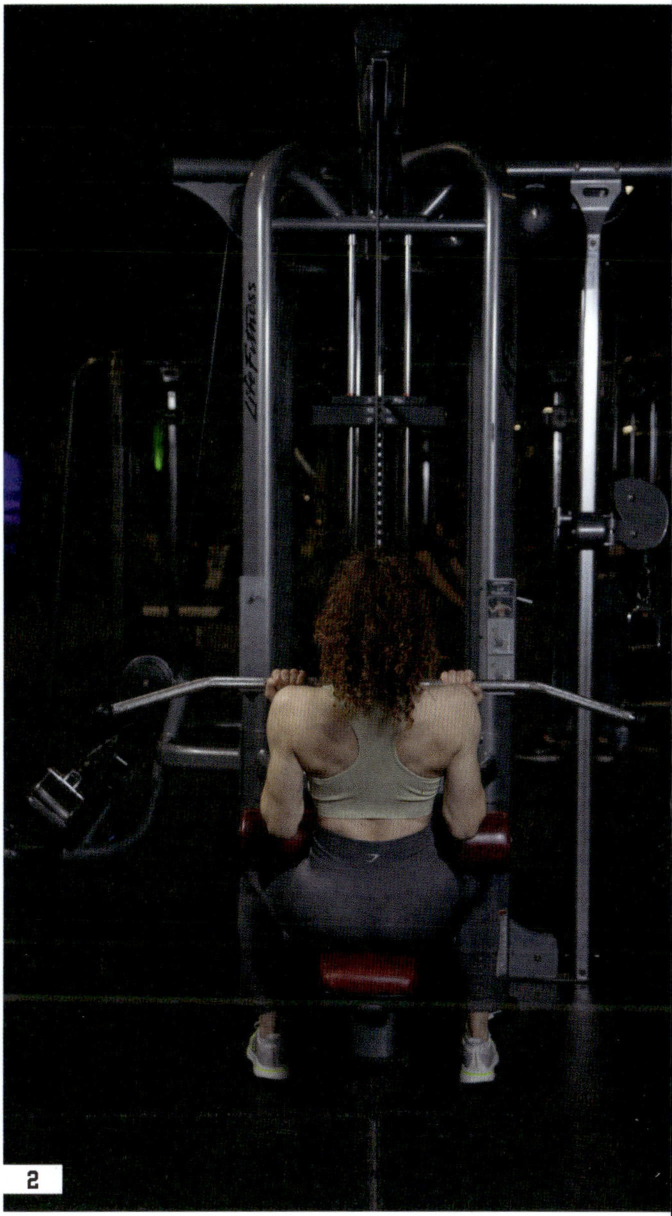

2

PULL-UP – KLIMMZUG IM OBERGRIFF

Der Pull-up unterscheidet sich auf den ersten Blick nicht viel von dem Latzug im Obergriff. Beide führen einen vertikalen Zug aus. Dennoch ist es ein Unterschied: Im Latzug ziehst du die Stange zu dir, im Pull-up ziehst du das eigene Körpergewicht, eventuell mit Zusatzgewicht, zur Stange. Hinsichtlich der Aktivität zeigt sich in einer Untersuchung (89), dass der Pull-up eine höhere Aktivität im *Latissimus dorsi* hervorruft als der Latzug, das vorgebeugte Rudern, Rudern am Kabelzug und das Rudern mit dem Untergriff. Dies könnte einen ersten Hinweis darauf geben, dass sich Latzug und Pull-up in der Bewegungsausführung unterscheiden. Weiterhin konnte eine andere Studie zeigen, dass ein breiter Pull-up im Obergriff im Vergleich zu einem Pull-up mit einem neutralen Griff (enger Hammergriff) identische Latissimus-Aktivität hervorruft (95).

Der Pull-up ist nicht nur häufig Bestandteil von zeitlich begrenzten Cross-Workouts, sondern wird dort auch gern aus zeitökonomischen Gründen durch Kipping-Pull-ups (dynamischer Pull-up mit Schwungbewegung) oder Butterfly-Pull-ups (fortgeschrittene dynamische Schwungbewegung im Pull-up) ersetzt. Mit den letztgenannten Übugnen wird erwiesenermaßen die Bein-, Gesäß- und die gesamte Core-Muskulatur deutlich stärker beteiligt. Allerdings weist der *Latissimus dorsi* sowohl in der konzentrischen als auch in der exzentrischen Bewegungsphase geringere Aktivitäten im Vergleich zum regulären strikten Pull-up auf (96). Der Pull-up ist eine sehr gute Übung, um den *Latissimus dorsi* zu trainieren. Darüber hinaus sollte diese Übung strikt ausgeführt werden, wenn das Ziel darin besteht, mit dieser Übung stärker zu werden und Muskeln aufzubauen.

1. Greife die Pull-up-Stange mindestens schulterbreit und lasse dich von dort aus im gesamten Körper lang gestreckt nach unten hängen. Strecke hierbei insbesondere die Brustwirbelsäule, indem du den Latissimus in Vorspannung bringst. Halte ebenso Spannung im Rumpf und Unterkörper, auch im Gesäß.
2. Ziehe dich nun nach oben, bis sich dein Kinn über der Stange befindet. Senke deinen Körper anschließend zurück in die Ausgangsposition.

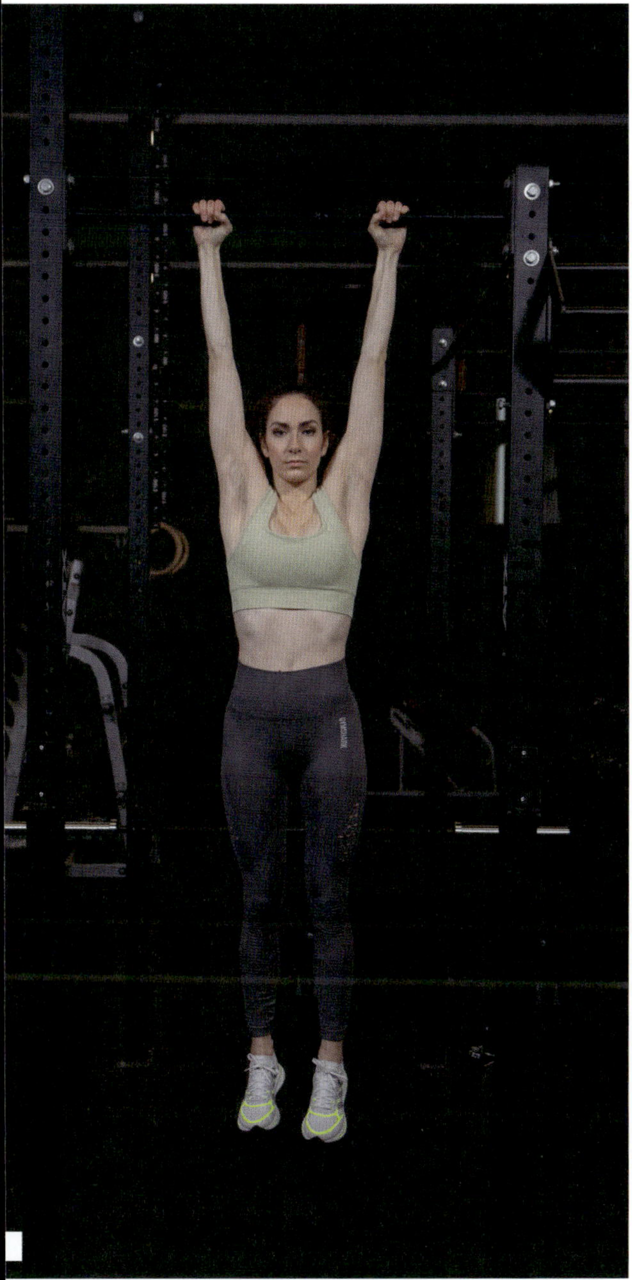

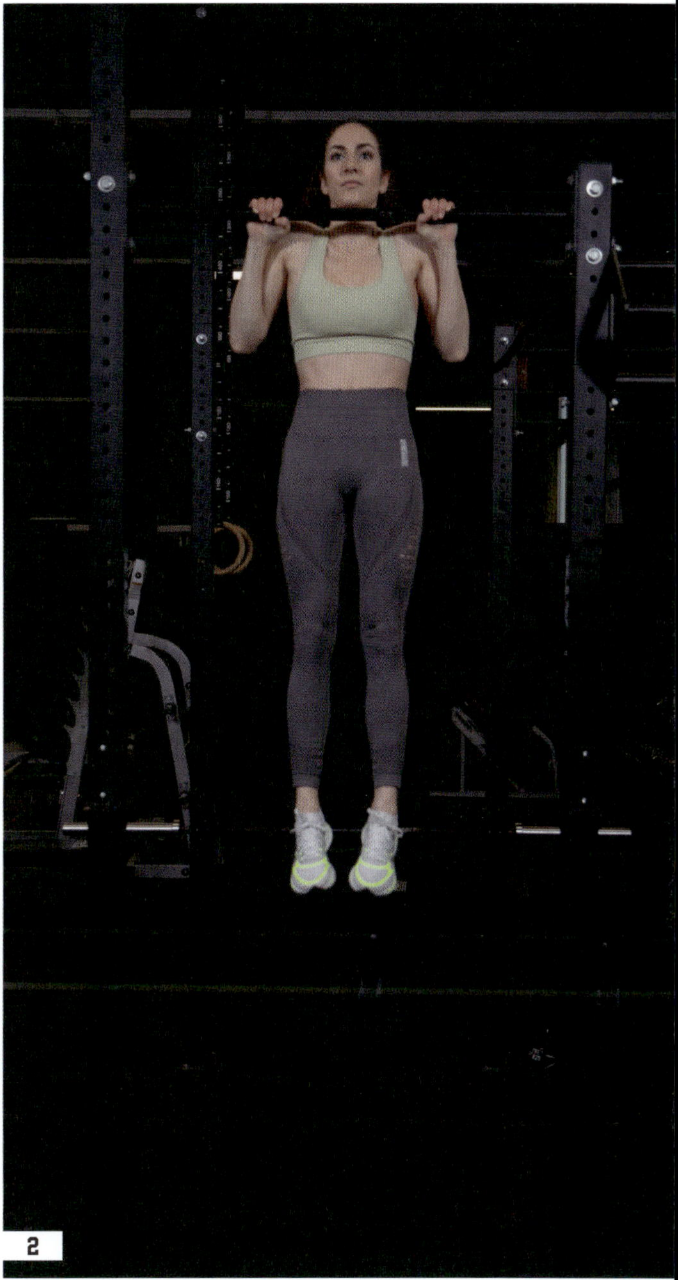

2

CHIN-UP – KLIMMZUG IM UNTERGRIFF

Der Klimmzug ist das Äquivalent zum Latziehen mit Untergriff an der Klimmzugstange. Auch hier wird das eigene Körpergewicht, eventuell mit Zusatzgewicht, vertikal an die Stange gezogen. Im Gegensatz zum Vergleich von Ober- und Untergriff beim Latzug gibt es beim Klimmzug keine Unterschiede in der Aktivierung des *Latissimus dorsi* zwischen Chin-up und Pull-up (97). Dennoch scheint der *Bizeps brachii* beim Chin-up stärker involviert zu sein als beim Pull-up. Da die sitzende Position beim Latzug ein begrenzender Faktor ist, ist es durchaus möglich, dass die Bewegung bei Klimmzügen mit freiem Körpergewicht unterschiedlich durchgeführt wird, wodurch der Bizeps stärker stimuliert wird. Aus den Untersuchungen geht hervor, dass du sowohl den Chin-up als auch den Pull-up nutzen kannst, um deinen *Latissimus dorsi* progressiv zu trainieren. Wenn du jedoch zusätzliche Spannung auf den Bizeps erzeugen willst, solltest du den Klimmzug im Untergriff ausführen.

1. Greife die Stange schulterbreit im Untergriff und lasse dich von dort aus im gesamten Körper lang gestreckt nach unten hängen. Strecke die Brustwirbelsäule, indem du deinen Latissimus in Vorspannung bringst. Halte ebenso Spannung in Rumpf und Unterkörper, auch im Gesäß.
2. Ziehe dich nun nach oben, bis dein Kinn sich über der Stange befindet. Senke deinen Körper anschließend wieder in die Ausgangsposition.

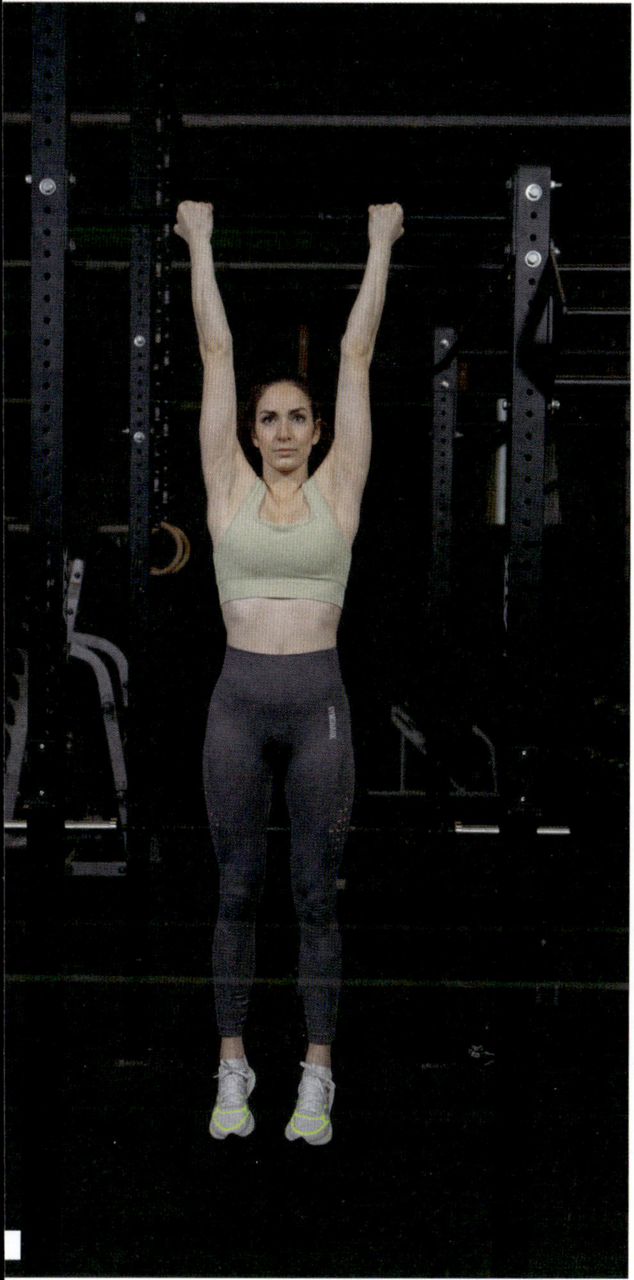

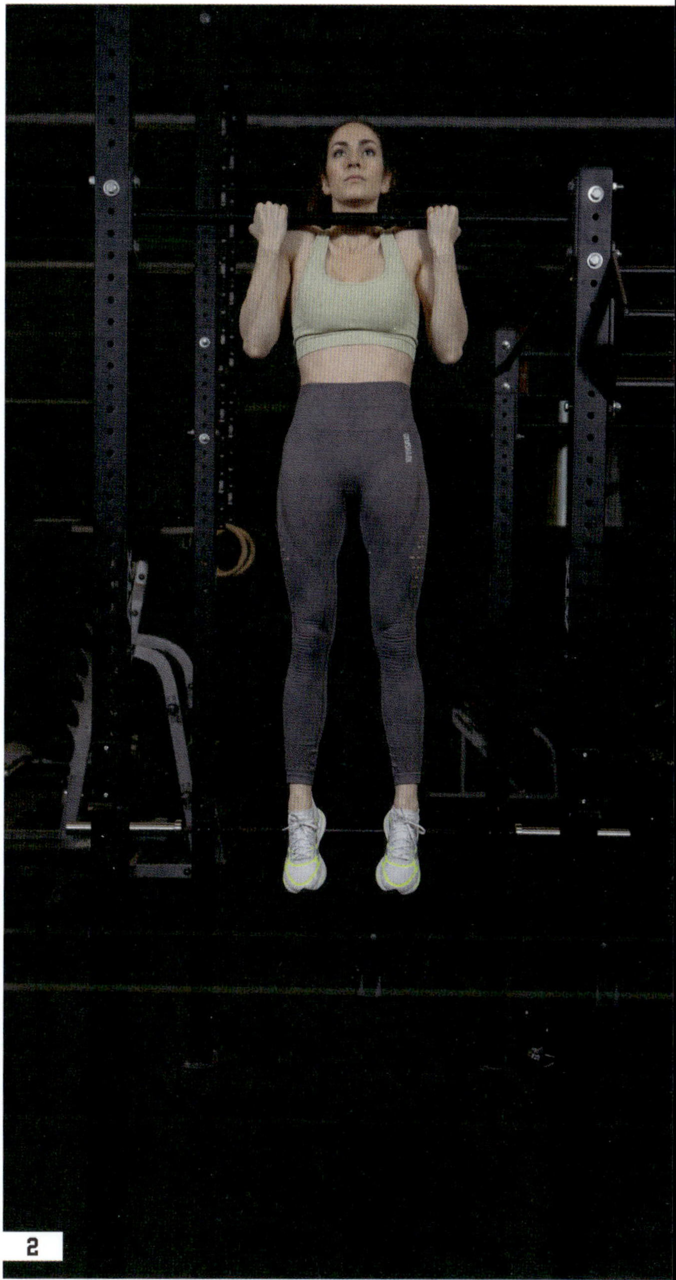
2

Die Armmuskulatur

Im Fitnessstudio wird sie häufig trainiert, nicht zuletzt weil sie für die Optik des Arms verantwortlich ist – die Armmuskulatur. Zu ihr gehören der Armstrecker – der *Musculus trizeps brachii* –, die Armbeuger: *Musculus bizeps brachii*, der *Musculus brachii* und der *Musculus brachioradialis*. Der *Musculus trizeps brachii* besteht aus drei Köpfen, von denen zwei (medial/lateral) am Oberarmknochen und einer (der lange Kopf) am Schulterblatt entspringen. Damit erfüllt der *Musculus trizeps brachii* drei für uns wichtige wesentliche Funktionen: die Ellbogenstreckung, das Zurückführen des gestreckten Arms und das seitliche Heranführen des Oberarmknochens.

Der *Musculus bizeps brachii*, der *Musculus brachialis* sowie der *Musculus brachioradialis* sind für die Ellbogenbeugung zuständig. Nebenbei sind der Bizeps und *Brachioradialis* außerdem für die Auswärtsdrehung des Oberarms (Supination) und das Vorwärtsführen (nur *Bizeps brachii*) verantwortlich – beides wichtige Funktionen der Armmuskulatur, die ebenfalls trainiert werden sollten.

BEUGESTÜTZ – DIP

Der Beugestütz (englisch: Dip) ist nicht nur bekannt dafür, die Brustmuskulatur zu trainieren, sondern aufgrund der starken Ellbogenbeugung und -streckung auch für das Trainieren des *Musculus trizeps brachii*. Im Vergleich zu anderen Trizepsübungen wie das Trizepsstrecken über Kopf, Trizeps-Push-downs, enges Bankdrücken oder liegendes Langhantel-Trizepsstrecken weist der Dip tendenziell höhere Aktivitäten im langen und lateralen Trizepskopf auf (98). Vergleicht man nun verschiedene Dip-Varianten miteinander – wie den vertikalen (herkömmlichen) Dip, den weiten vertikalen Dip und den Back-Dip –, so ergeben sich die höchsten *Trizeps-brachii*-Aktivitäten im regulären vertikalen Dip (99). Aber auch hier gilt: Je breiter du greifst (weiter vertikaler Dip), desto mehr wird der große Brustmuskel involviert. Ist es also dein Ziel, den *Trizeps brachii* effektiv zu trainieren, so solltest du den Dip auf deinen Trainingsplan setzen.

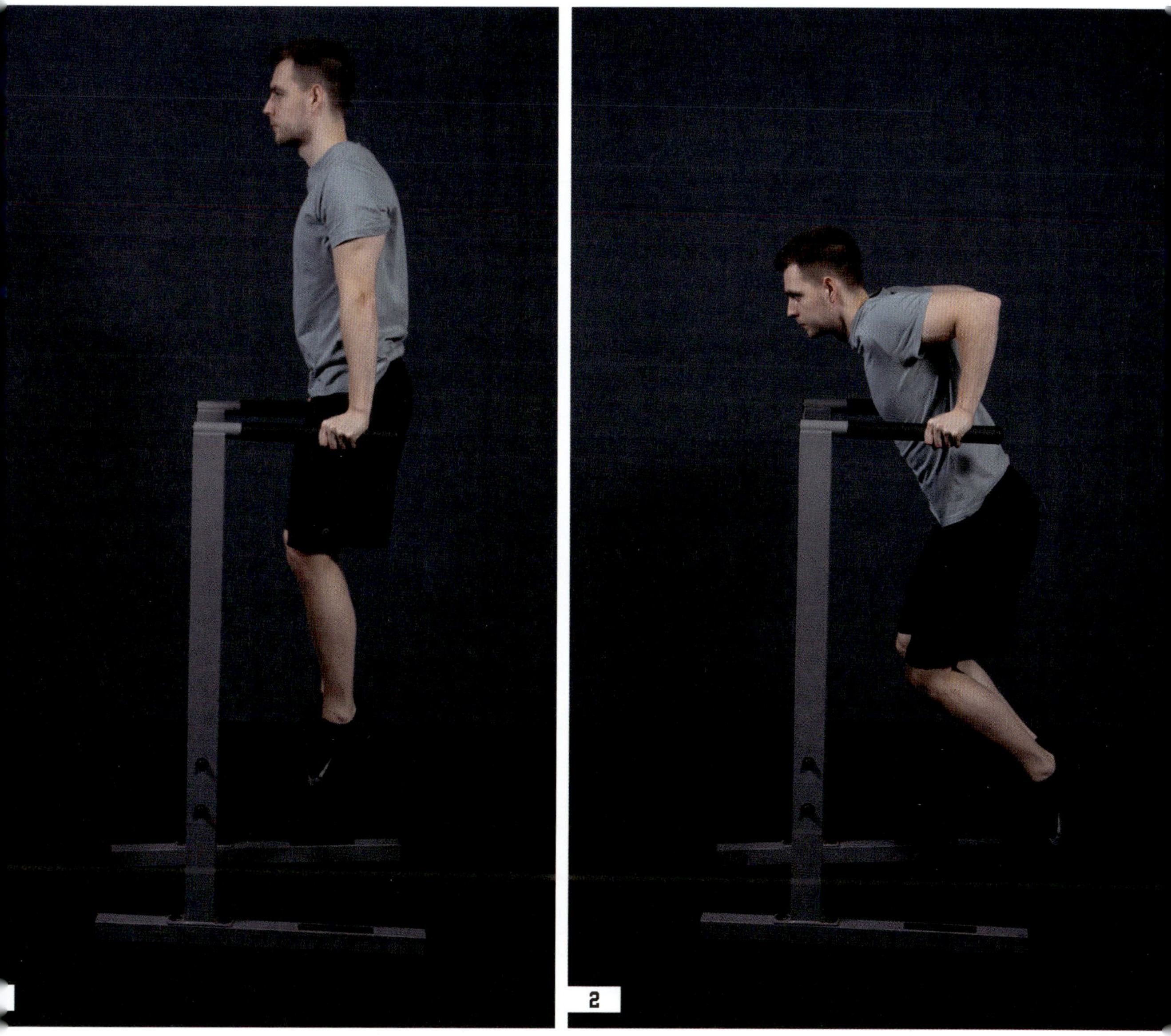

2

1. Stütze dich mit gestreckten Armen auf einen Dipbarren und stabilisiere den Körper. Halte Spannung im Rumpf und den Kopf neutral ausgerichtet.
2. Beuge langsam beide Ellbogen gleichzeitig, bis du ungefähren einen 90-Grad-Winkel erreicht hast. Strecke die Arme wieder aus, um zurück in die Ausgangsposition zu gelangen.

TRIZEPSSTRECKEN ÜBER KOPF

Wie bereits erwähnt, ist der lange Kopf des *Musculus trizeps brachii* in die Zurückführung des Oberarmknochens involviert, da dieser an den Schulterblättern entspringt. Aus diesem Grund werden in Fitnessstudios häufig Überkopfbewegungen ausgeführt, da in dieser Position der lange Trizepskopf bei gleichzeitiger Ellbogenbeugung die größte Dehnung erfährt. Untersucht man allerdings die unterschiedlichen Gelenkstellungen ohne Last von 0 Grad (Oberarm parallel zum Körper) bis einschließlich 180 Grad (Oberarm über Kopf), so ist der lange Trizepskopf nicht mehr oder weniger in der Überkopfposition aktiv als in anderen Positionen (100). Auch unter Last scheint es keinen nennenswerten Unterschied in der Aktivität des langen und lateralen Kopfes zwischen Überkopfvarianten und solchen Übungen zu geben, die vor dem Körper ausgeführt werden (101).

Vergleicht man allerdings verschiedene Trizepsübungen miteinander wie das liegende Langhantel-Trizepsstrecken, Trizepsdrücken mit Stange und das enge Langhantel-Bankdrücken, weist das Trizepsstrecken über Kopf tendenziell leicht höhere Aktivitäten auf (98). Da sich aber die Trizepsaktivität nicht großartig zwischen den genannten Übungsvarianten unterscheidet, kannst du alle genannten Übungen – ob über Kopf oder vor dem Körper ausgeführt – ebenso nutzen, ohne wirkliche Einbuße im Training zu erwarten. Um die Muskelfasern aus verschiedenen Winkeln zu stimulieren, macht es allerdings Sinn, die Gelenkstellung hin und wieder zu variieren.

Hinweis: Der Mythos, dass Überkopf-Trizepsübungen effektiver wären, besonders für den langen Trizepskopf, kann derzeitig aus der Studienlange nicht bestätigt werden.

1. Stelle das Seil am Kabelzug auf die höchste Position ein. Greife das Seil und positioniere dich mit dem Gesicht vom Seilzug abgewendet in einer vorgebeugten Ausfallschrittposition. Halte hier mit gebeugten Armen das Seil hinter deinem Kopf fest. Achte in dieser Ausgangsposition darauf, dass deine Arme sich so nah wie möglich am Körper befinden; die Oberarme sollten ungefähr auf Höhe deines Oberkörpers liegen.
2. Strecke nun die Ellbogen, indem du das Seil horizontal vor deinen Körper ziehst. Beuge anschließend die Ellbogen wieder, um zurück in die Ausgangsposition zu kommen.

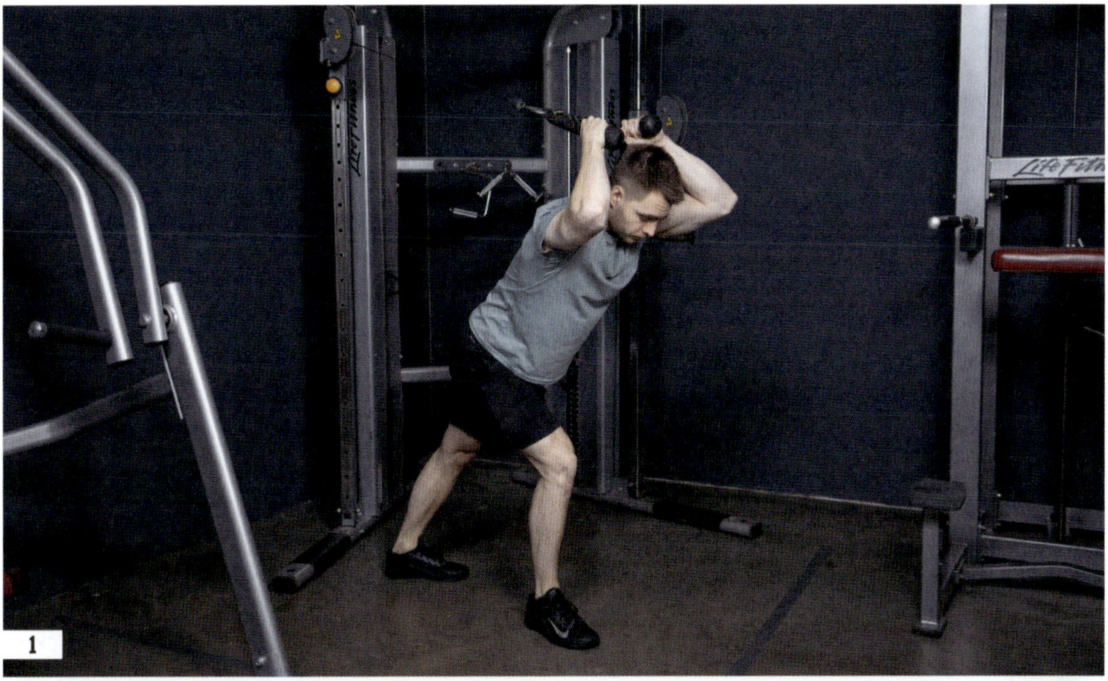
1

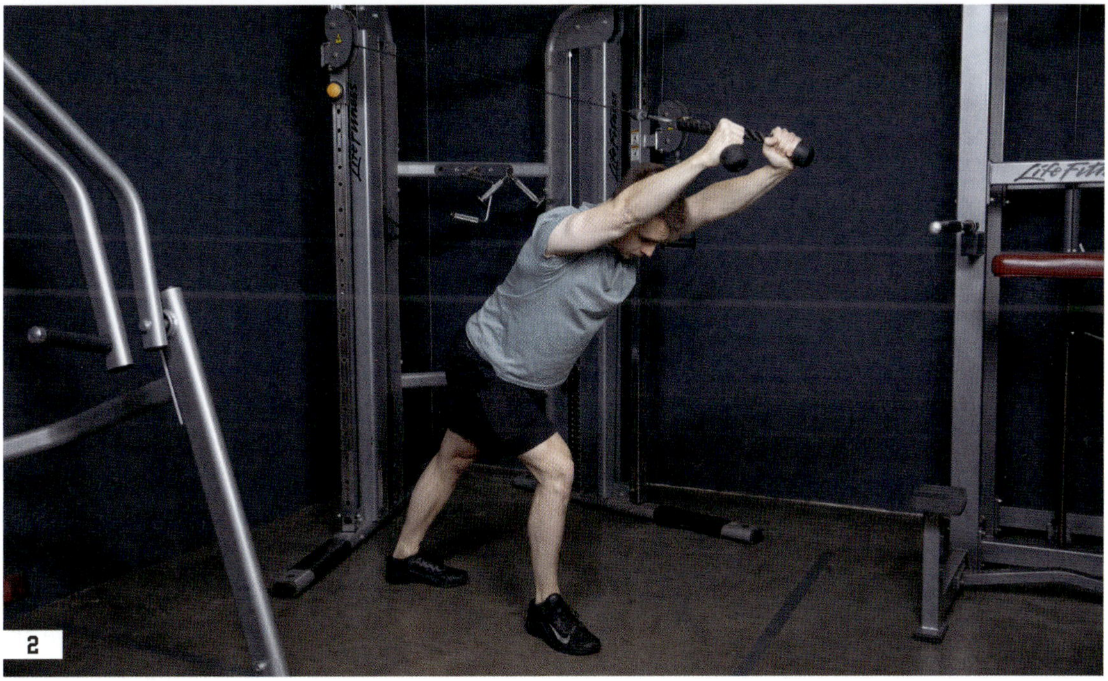
2

TRIZEPSDRÜCKEN AM KABELZUG – PUSH-DOWN

Das Trizepsdrücken am Kabelzug (englisch: Push-down) ist ebenfalls eine beliebte Trizepsübung. Du kannst den Push-down in zwei unterschiedlichen Griffpositionen ausführen. So zeigt sich, dass das Trizepsdrücken mit dem Seil mindestens die gleiche Muskelbeteiligung erzeugen kann wie selbige Übung mit der Hantelstange (98). Allerdings scheint in beiden Variationen der lange Trizepskopf aktiver als der laterale zu sein, was beim Dip nicht der Fall war. Ebenso weist der Push-down mit dem Seil tendenziell höhere Trizepsaktivierung auf als das liegende Langhantel-Trizepsstrecken und das enge Langhantel-Bankdrücken. Das isolierte Trainieren des Trizeps hat definitiv seine Berechtigung. Möchtest du also deinen Trizeps optimal trainieren, so solltest du, neben Mehrgelenksübungen wie den Dip, eine Trizepsdrückvariation in dein Trainingsprogramm integrieren.

1. Stelle dich im stabilen schulterbreiten Ausfallschritt oder in einem parallelen Stand vor den Kabelzug. Greife das Seil und neige den Oberkörper leicht nach vorn. Deine Arme befinden sich in der Ausgangsposition angewinkelt vor und deine Oberarme nah am Körper.
2. Strecke die Ellbogen innerhalb einer Überzugbewegung (Funktion des langen Trizepskopfes) vertikal nach unten. Das ist die konzentrische Bewegungsphase. Die Ellbogen bleiben dabei die gesamte Zeit nah am Körper. Führe das Seil langsam wieder zurück in die Ausgangsposition.

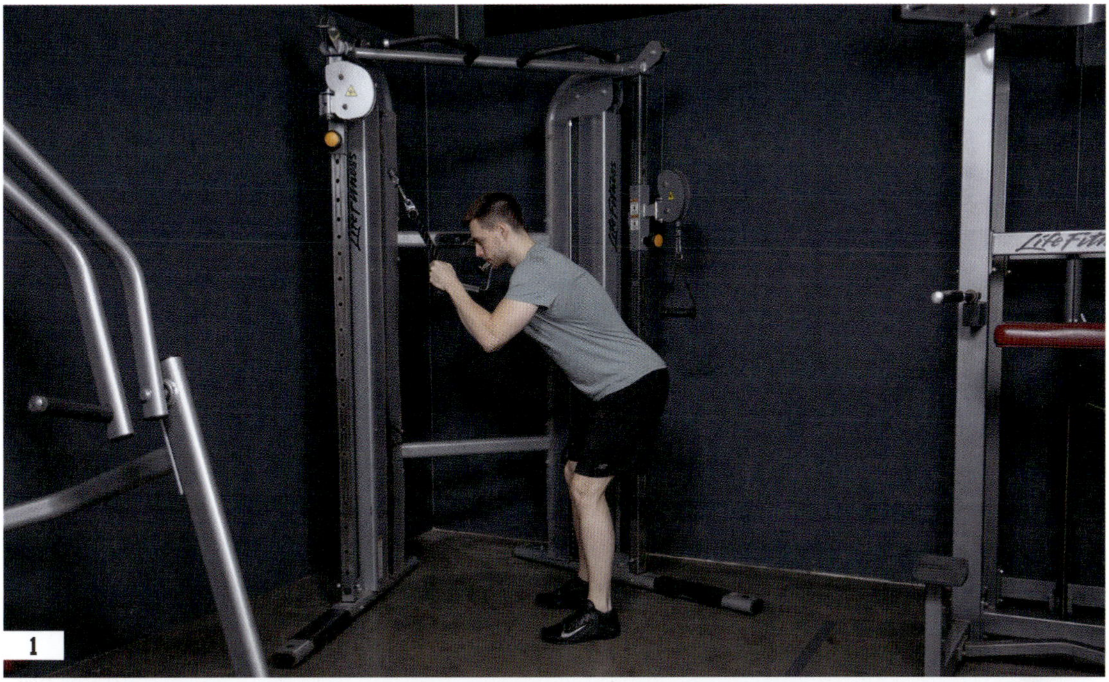

1

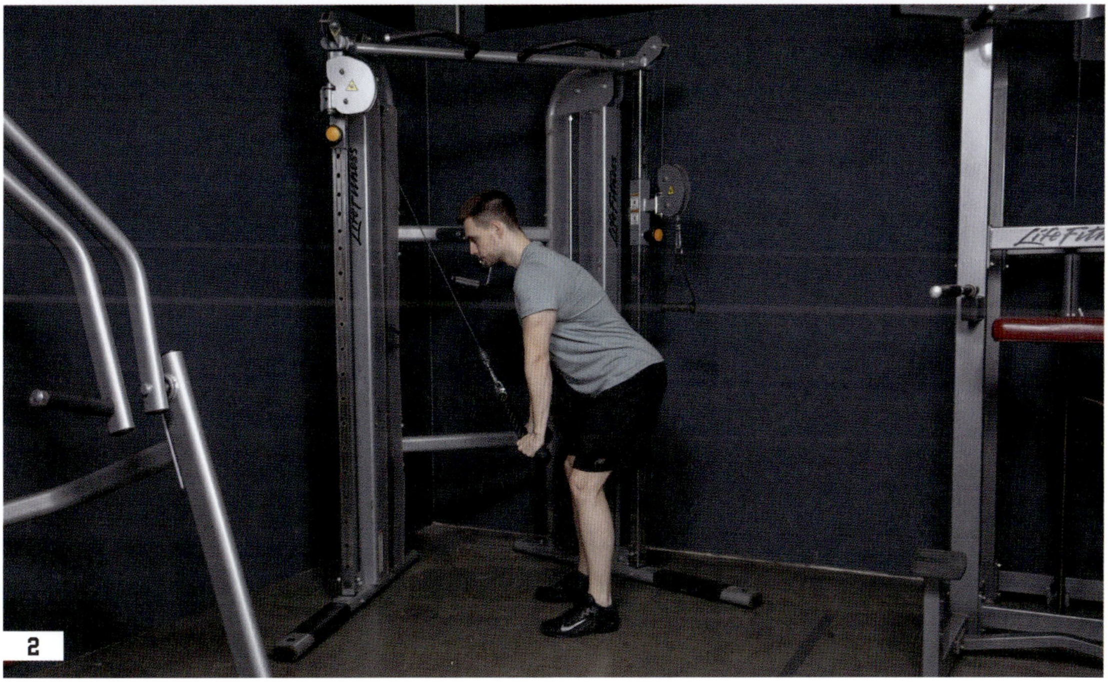

2

BIZEPS-CURL AUF DER SCHRÄGBANK

Auch wenn der Bizeps bei Männern vielleicht der beliebteste Muskel beim Training im Fitnessstudio ist, gibt es im Vergleich zu anderen Muskelgruppen weniger Untersuchungen. Eine vor Kurzem veröffentlichte Studie verglich die Aktivität des *Musculus bizeps brachii* und des *Musculus brachioradialis* im Langhantel-Curl mit einer geraden Langhantel, einem EZ-Curl und dem alternierenden Kurzhantel-Curl (102). Betrachtet man den gesamten Bewegungsumfang, so war der EZ-Curl die effektivste Übung für sowohl den Bizeps als auch den Brachioradialis. Allerdings war der Bewegungsablauf innerhalb des Kurzhantel-Curls am größten. Ein besonderer Fokus kann auf dem langen Kopf des Bizeps, dessen Ursprung am Schulterblatt ansetzt, gesetzt werden, indem man den Kurzhantel-Curl auf einer Schrägbank ausführt. In einer weiteren Untersuchung (103) verglich man den Bizeps-Curl auf der Schrägbank mit dem Kurzhantel-Preacher-Curl und dem herkömmlichen Kurzhantel-Bizeps-Curl mit submaximalen Gewichten und beobachtete, dass der herkömmliche Bizeps-Curl sowie selbiger an der Schrägbank zu identischen Aktivitätsmustern führen, welche über die konzentrische und exzentrische Bewegungsphase aufrechterhalten werden konnten, im Gegensatz zum Kurzhantel-Preacher-Curl.

Beide Übungen werden herkömmlicherweise mit einer Auswärtsdrehung ausgeführt, wodurch speziell diese Muskelfunktion des *Musculus bizeps brachii* noch mal stärker angesprochen wird. Allerdings weist der Bizeps-Curl an der Schrägbank am untersten Punkt eine größere Dehnung auf, wodurch ein größerer Aufwand generiert wird, um die konzentrische Bewegungsphase auszuführen. Willst du also den Oberarmbeuger optimal trainieren, dann solltest du zum einen Übungen wie den Bizeps-Curl auf der Schrägbank mit Auswärtsdrehung ausführen, um einen größeren Dehnungsreiz auf den Bizeps zu erzeugen, und zum anderen Übungen wie den EZ-Curl, den Preacher-Curl et cetera, welche einen allgemeinen hohen Stimulus auf den Oberarmbeuger generieren. Wenn du zusätzlich zu der Armbeugebewegung eine Vorwärtsführung des Oberarms durchführst, integrierst du außerdem die Funktion der Vorwärtsbewegung des Bizeps.

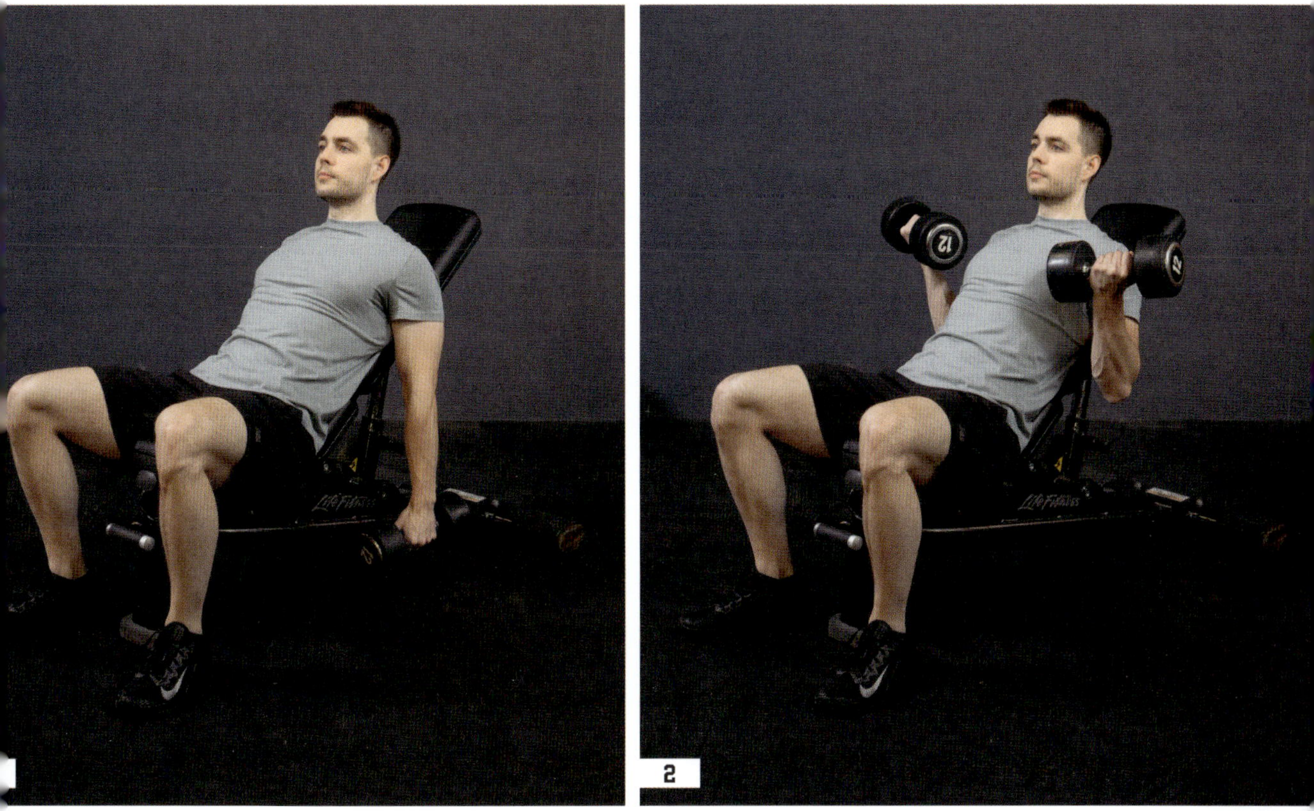

1. Stelle die Bank in einem 45-Grad-Winkel ein. Achte darauf, dass du eine aufrechte Körperhaltung hast, und stabilisiere deine Schulterblätter. Halte die Arme rechts und links lang ausgestreckt nach unten.
2. Beuge aus der untersten neutralen Hantelposition die Ellbogen, drehe die Unterarme dabei auswärts (Supination). Die Endposition ist erreicht, sobald die Weichteilhemmung einsetzt. Führe das Gewicht anschließend langsam und kontrolliert in die Ausgangsposition zurück.

Hinweis: Deine Arme sind aufgrund der Abduktionsfunktion des Bizeps während der gesamten Bewegung leicht vom Körper abgespreizt (Abduktion).

HAMMER-CURL

Wie bereits erwähnt, ist der *Bizeps brachii* nicht nur an der Beugefunktion, sondern auch an der Auswärtsdrehung des Unterarms beteiligt. Reduziert man den Bizeps-Curl jedoch nur auf die reine Ellbogenbeugung ohne Auswärtsdrehung, kann der *Bizeps brachii* weniger effektiv arbeiten. So müssen vor allem der *Musculus brachialis*, der ein reiner Ellbogenbeuger ist, und der *Musculus brachioradialis* vermehrt arbeiten. Interessanterweise konnte allerdings gezeigt werden, dass bei supinierten Konzentrations-Curls im Vergleich zu einem neutralen Hammergriff die Aktivität im Bizeps nicht abgenommen hat (104). Da häufig ein sogenannter muskulärer Cross-Talk auftritt – ein Störsignal der Muskelaktivität benachbarter Muskulatur, das in EMG-Studien sichtbar gemacht werden kann –, ist es nicht ausgeschlossen, dass der *Musculus brachialis* oder *Musculus brachioradialis* aktiver waren. Aus rein anatomischer Sichtweise ist es durchaus sinnvoll, verschiedene Griffpositionen zu variieren, um spezifische Fokusse auf die Muskulatur zu setzen. So hat besonders der Hammer-Curl das Potenzial, in einem großen Bewegungsradius die reine Beugefunktion des Oberarms mechanisch auszubelasten.

1. Stelle dich mit hüft- bis schulterbreit geöffneten Füßen hin, in jeder Hand eine Kurzhantel. Achte darauf, dass du aufrecht bist.
2. Beuge die Ellbogen und halte die Arme dabei nah am Körper. Die Endposition ist erreicht, wenn die Weichteilhemmung einsetzt. Führe das Gewicht anschließend wieder zurück in die Ausgangsposition

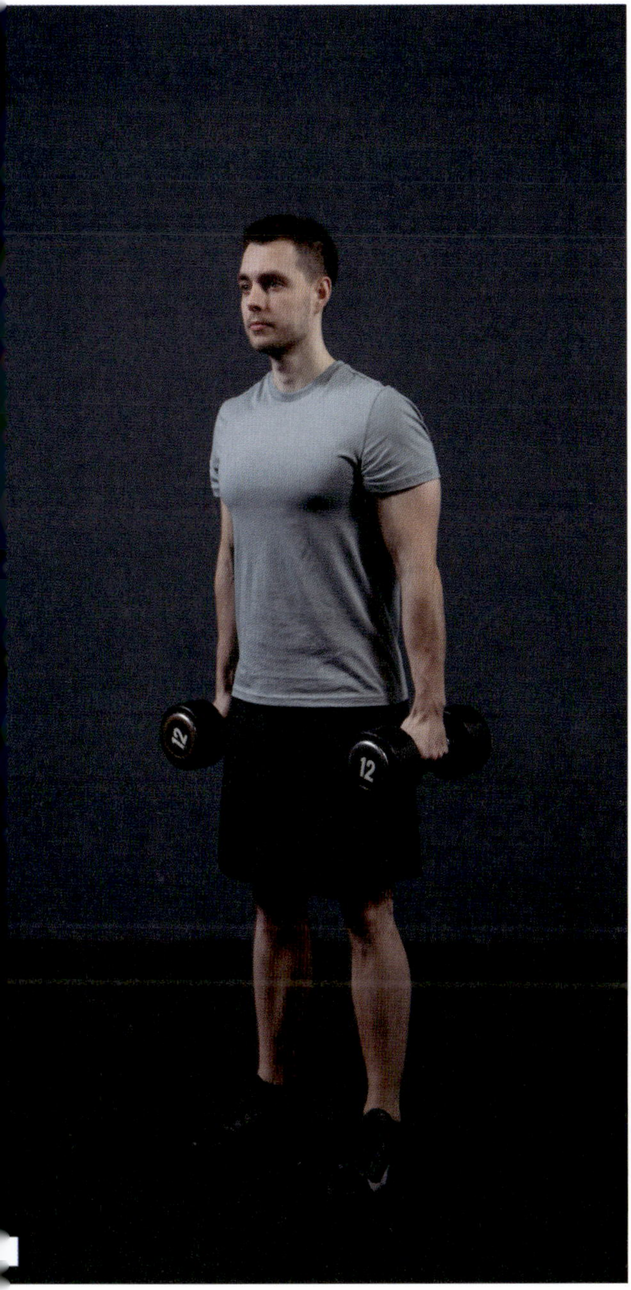

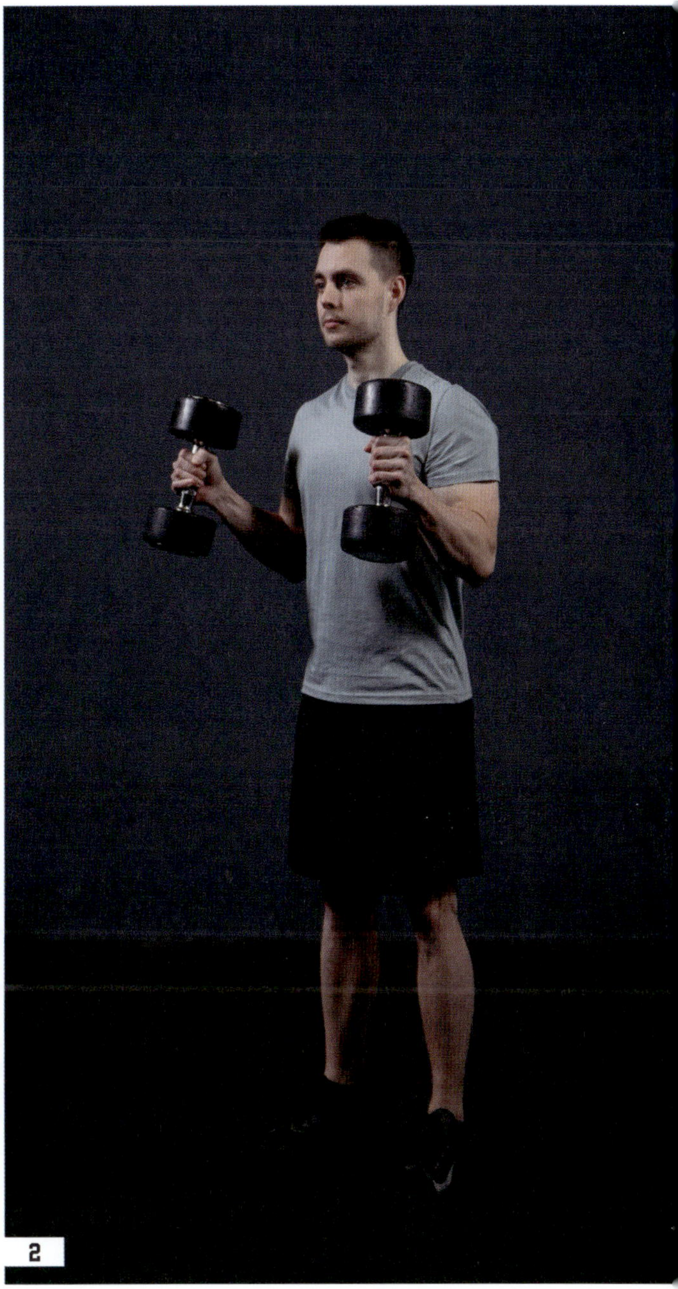

2

Die in den Übungen angesprochene Muskulatur auf einen Blick

In der folgenden Übersichtstabelle kannst du auf einen Blick sehen, welche Muskulatur bei welcher Übung in welchem Umfang angesprochen wird.

ÜBUNGEN/MUSKULATUR	BRUSTMUSKULATUR			SCHULTERMUSKULATUR			RÜCKENTIEFE	RÜCKENBREITE	ARMMUSKULATUR	
	Oberer Anteil	Mittlerer Anteil	Unterer Anteil	Vorderer Anteil	Mittlerer Anteil	Hinterer Anteil	Mittlerer Trapezius	Latissimus dorsi	Bizeps	Trizeps
Langhantel-Bankdrücken – weiter Griff	++	+++	++	+	+	–	–	+	–	+
Langhantel-Bankdrücken – moderater Griff	++	+++	++	+	+	–	–	+	–	+
Langhantel-Bankdrücken – enger Griff	++	++	++	+	+	–	–	+	–	++
Bankdrücken an der Smith-Maschine	++	+++	++	+	–	–	–	+	–	+
Langhantel-Schrägbankdrücken	+++	++	+	++	–	–	–	+	–	+
Langhantel-Negativbankdrücken	+	++	+++	+	–	–	–	+	–	+
Kurzhantel-Flachbankdrücken	++	+++	++	+	–	–	–	+	–	–
Kurzhantel-Schrägbankdrücken	+++	++	+	++	–	–	–	+	–	+
Kurzhantel-Fly	++	++	++	+	–	–	–	+	+	–
Langhantel-Pull-over	++	++	++	–	–	–	–	++	–	–
Brustpresse	++	+++	++	–	–	–	–	–	–	+
Liegestütz	++	+++	++	+	+	–	–	–	–	+
Sitzendes Schulterdrücken mit der Kurzhantel	+	–	–	+++	++	+	–	–	–	+
Sitzendes Schulterdrücken mit der Langhantel	+	–	–	++	++	+	–	–	–	+

Stehendes Schulterdrücken mit der Kurzhantel	+	-	-	+++	+++	++	-	-	-	+
Stehendes Schulterdrücken mit der Langhantel	+	-	-	++	+++	++	-	-	-	+
Frontheben	++	-	-	+++	+	-	-	-	-	-
Seitheben - Innenrotation	-	-	-	+	+++	++	-	-	-	-
Seitheben - Außenrotation	-	-	-	++	++	+	-	-	-	-
Seitheben neutral mit gestreckten Armen	-	-	-	+	+++	+	-	-	-	-
Seitheben mit gebeugten Armen	-	-	-	+	+	+	-	-	-	-
Aufrechtes Rudern	-	-	-	+	+++	+	-	-	-	-
Vorgeneigtes Seitheben im Sitzen	-	-	-	-	+	+++	++	-	-	-
45-Grad Schrägbankrudern	-	-	-	-	++	+++	++	+	-	-
Reverse Butterfly an der Maschine	-	-	-	-	-	+++	++	+	-	-
Vorgeneigtes Rudern mit Langhantel im breiten Griff	-	-	-	-	-	-	+++	++	+	-
Sitzendes Rudern an der Maschine im engen Griff	-	-	-	-	-	-	+++	+++	+	-
Obergriff-Latziehen vor dem Körper im breiten Griff	-	-	-	-	-	-	+	+++	+	-
Obergriff-Latziehen vor dem Körper im moderaten Griff	-	-	-	-	-	-	+	+++	++	-
Obergriff-Latziehen hinter dem Körper	-	-	-	-	-	-	-	++	+	-
Untergriff-Latziehen	-	-	-	-	-	-	+	++	+	-
Latziehen im V-Griff	-	-	-	-	-	-	+	++	+	-
Pull-up	-	-	-	-	-	-	+	+++	++	-
Kipping Pull-up	-	-	-	-	-	-	-	++	+	-
Butterfly Pull-up	-	-	-	-	-	-	-	++	++	-
Chin-up	-	+	-	-	-	-	+	+++	+++	-
Dip	+	++	+++	-	-	-	-	-	-	+++
Trizepsstrecken über dem Kopf	-	-	-	-	-	-	-	-	-	+++
Trizepsstrecken vor dem Körper	-	-	-	-	-	-	-	-	-	+++
Langhantel-Curl	-	-	-	-	-	-	-	-	++	-
EZ-Curl	-	-	-	-	-	-	-	-	+++	-
Schrägbank Bizeps-Curl	-	-	-	-	-	-	-	-	+++	-
Hammer-Curl	-	-	-	-	-	-	-	-	++	-

+ beteiligt, ++ deutlich beteiligt, +++ hauptsächlich beteiligt, - nicht beteiligt

Die Unterkörpermuskulatur

Sie macht nicht nur etwas mehr als die Hälfte unseres Körpergewichts aus, sondern ist auch jeden Tag bei sehr vielen Tätigkeiten des Alltags involviert: die Unterkörpermuskulatur. Aus diesem Grund ist es sehr wichtig, diese nicht zu vernachlässigen. Anders als bei der Oberkörpermuskulatur ist es allerdings schwieriger, Übungen nach Muskelgruppen zu sortieren, da die in den jeweiligen Übungen beteiligte Muskulatur sowohl knie- als auch hüftstreckende Funktionen hat. Um es einfach zu halten, werden aus diesem Grund nachfolgend die Übungen als eher kniedominant, knie- bis hüftdominant und hüftdominant klassifiziert. Auch hier findest du ein breites Repertoire an Übungen und Übungsvariationen mit Freihanteln und Geräten.

Kniedominante Übungen

Wenn wir von kniedominierten Übungen sprechen, sind damit Übungen gemeint, die vorwiegend den vorderen Oberschenkel und seine Anteile *(Musculus quadriceps femoris)* trainieren. Da die Hüftstrecker – Oberschenkelrückseite und Gesäß – bei dynamischen Unterkörperübungen fast immer eine antagonistische Rolle, also die eines Gegenspielers, haben, können sie nicht immer ausgeschlossen werden. Der Einfachheit halber werden wir sie jedoch als kniedominant bezeichnen. Der Quadrizeps kann in zwei Gruppen unterteilt werden: den *Musculus vastus lateralis*, den *Musculus vastus medialis* und den *Musculus vastus indermedius* zum einen, sowie den *Musculus rectus femoris* zum anderen. Der Grund für diese Einteilung liegt in der Funktion der Muskeln. Aufgrund ihrer anatomischen Beschaffenheit sind die »*vasti*-Muskeln« nur an der Kniestreckung beteiligt, während der *Rectus femoris* zusätzlich eine Hüftbeugung bewirken kann. Diese Einteilung ist für die folgenden Übungen wichtig.

BACK-SQUAT-VARIANTEN: HIGH-BAR- VERSUS LOW-BAR-KNIEBEUGE

Die Kniebeuge stellt die Königin der Übungen dar und trainiert nicht nur den Quadrizeps, sondern auch die Oberschenkelrückseite und die Gesäßmuskulatur *(Musculus glutaeus maximus)* durch die gleichzeitige Knie- und Hüftstreckung. Innerhalb der Kniebeuge erzeugt die Oberschenkelvorderseite im Vergleich zur restlichen beteiligten Muskulatur in der Gesamtheit die größte Kraft und zeigt die höchste Aktivität (105).

Dabei ist es irrelevant, ob die Bewegung geführt an einer Smith-Maschine oder mit Gewichten im freien Raum durchgeführt wird. Eine Studie hat gezeigt, dass sich die Muskelaktivität zwischen der Kniebeuge mit freien Gewichten und der Kniebeuge an der Smith-Maschine einerseits nicht zu unterscheiden scheint und andererseits über einige Wochen Training zu identischen Kraftzuwächsen führte (106). Je nachdem, wo die Langhantel abgelegt wird, entstehen dennoch unterschiedliche muskuläre Beanspruchungen. Wie der Name vermuten lässt, stellt der Back Squat eine Option dar, bei der die Langhantel auf dem oberen Rücken ruht. Dabei unterscheidet man die traditionelle High-Bar-Kniebeuge (hohe Ablage) von der Low-Bar-Kniebeuge (tiefe Ablage).

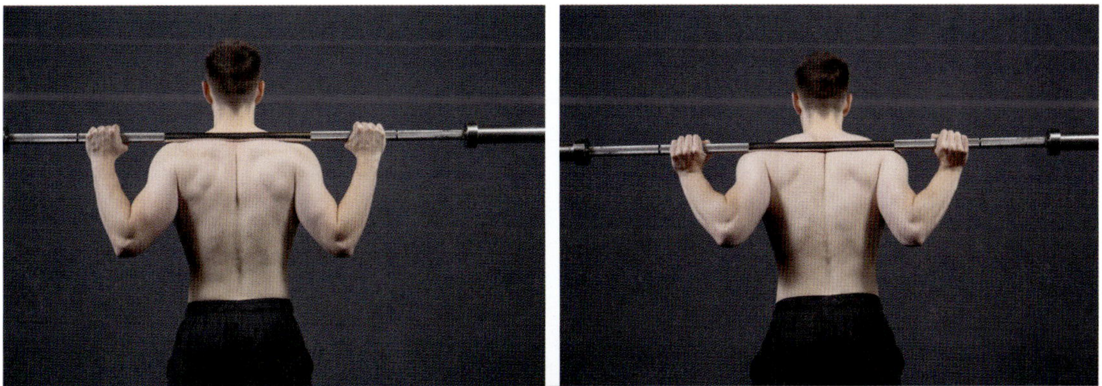

Bei der High-Bar-Kniebeuge wird die Langhantel auf deinem oberen Anteil des Trapezius abgelegt, bei der Low-Bar-Kniebeuge auf der unteren Schultermuskelpartie.

Bei Ersteren wird die Langhantel auf dem Trapezius abgelegt, während sie in der Low-Bar-Kniebeuge auf der hinteren Schultermuskelpartie platziert wird. Daraus ergeben sich unterschiedliche kinematische Anforderungen. Ist die Langhantel weiter unten platziert, muss der Oberkörper beispielsweise bei der Kniebeuge weiter nach vorn geneigt sein. Ein Vergleich zwischen der Low-Bar-Kniebeuge und der High-Bar-Kniebeuge (beide bei 70 Prozent 1-RM) zeigt, dass bei fortgeschrittenen Kraftsportler:innen eine höhere Aktivität der Gesäßmuskulatur, des *Musculus bizeps femoris* und des unteren Rückenstreckers zu beobachten ist, wenn sie die Low-Bar-Kniebeuge ausführen (107). In einer weiteren Untersuchung konnte ebenso gezeigt werden, dass die High-Bar-Kniebeuge eine höhere Aktivität in der Quadrizepsmuskulatur hervorrufen kann (108). Dabei scheint besonders ein enger Stand (0,7-facher Achselabstand) in der High-Bar Kniebeuge die vordere Oberschenkelpartie stärker zu belasten als selbige Übung mit weitem Stand (1,7-facher Achselabstand) oder eine enge und weite Low-Bar-Kniebeuge. Andersherum sieht es ähnlich aus. Ein breiter Stand erzeugte in der Low-Bar-Kniebeuge die größten Kräfte auf die hüftstreckende Muskulatur (108).

Willst du die Kniebeuge nutzen, um deine vordere Oberschenkelmuskulatur besonders anzusprechen, dann wähle eine High-Bar-Kniebeuge im eher engeren Stand. Ist dein Ziel, vorwiegend die hüftstreckende Muskulatur zu stärken, dann ist die Low-Bar-Kniebeuge mit einem breiten Stand die beste Option. So kannst du deinen Fokus in der Kniebeuge sowohl auf die kniestreckdominierende als auch auf die hüftstreckende Muskulatur legen.

Das richtige Schuhwerk beim Krafttraining

Für einen festen Stand und eine optimale Kraftübertragung kannst du je nach Vorliebe barfuß, mit minimalistischen Barfußschuhen oder flachen Schuhen mit harter Sohle trainieren. Für tiefe Kniebeugen raten wir dir bei eingeschränkter Sprunggelenksbeweglichkeit zu speziellen Gewichtheberschuhen mit Fersenerhöhung. Diese ermöglichen dir, verglichen mit anderen Schuhen, technisch sauber tiefer in die Kniebeuge zu kommen und den Oberkörper gleichzeitig aufrechter zu halten. Bei ausreichender Beweglichkeit oder einer Vorliebe für hüftdominante Kniebeugen mit stärkerer Oberkörpervorlage kann es sein, dass andere oder keine Schuhe zweckmäßig sind. Doch bedenke: Laufschuhe sind zum Laufen da und wegen ihrer weichen, instabilen Sohle für das Krafttraining ungeeignet.

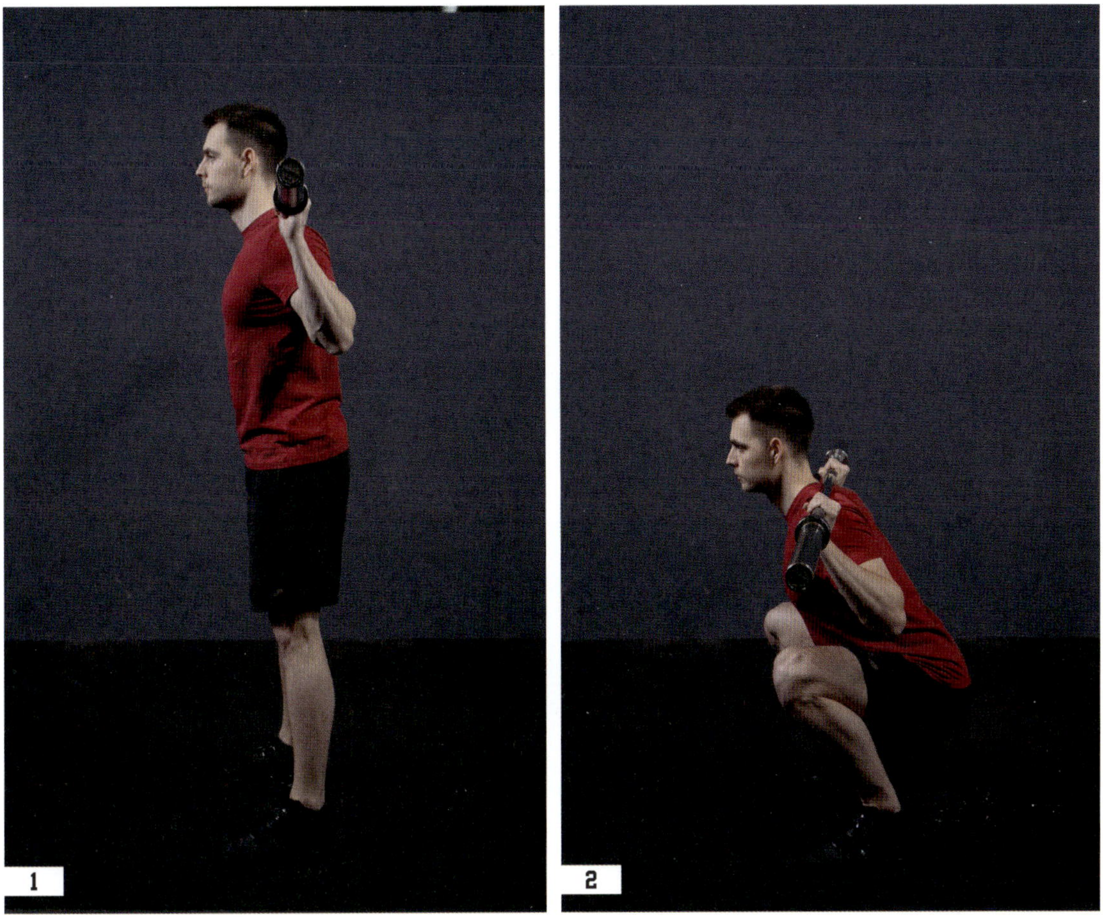

HIGH-BAR-KNIEBEUGE

1. Lege die Langhantel auf deinem oberen Anteil des Trapezius ab. Ziehe die Langhantel in Gedanken dich hinein, so fällt es dir leichter, den Oberkörper aufrecht und gestreckt zu halten. Der Kopf bleibt neutral ausgerichtet. Komme in einen schulter- bis hüftbreiten Stand – je nach Zielsetzung – und rotiere die Füße leicht nach außen.
2. Beuge Knie und Hüfte gleichzeitig. Schaffe während der Abwärtsbewegung Platz für deine Hüfte, indem du die Knie nach außen drückst. Am untersten Punkt angekommen, strecke Knie und Hüfte gleichzeitig, um zurück in die Ausgangsposition zu kommen.

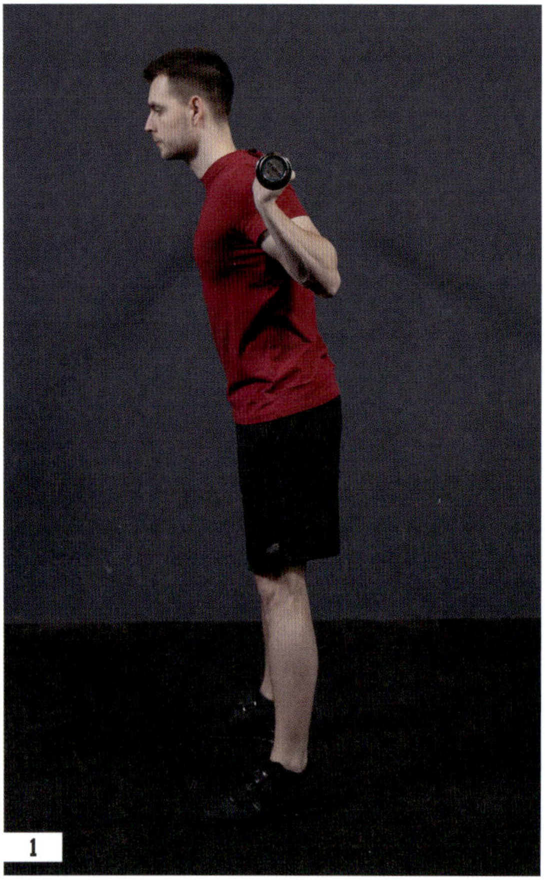
1

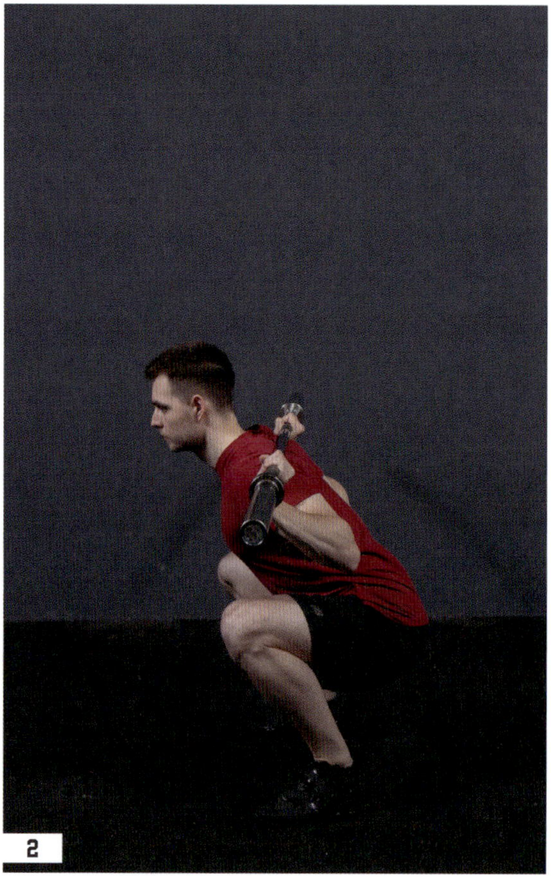
2

LOW-BAR-KNIEBEUGE

1. Lege die Langhantel auf deine hintere Schultermuskelpartie ab. Ziehe die Langhantel in Gedanken dich hinein, so fällt es dir leichter, den Oberkörper aufrecht und gestreckt zu halten. Der Kopf bleibt neutral ausgerichtet. Wähle für die Low-Bar-Kniebeuge eher einen schulterbreiten bis tendenziell noch weiteren Stand mit ebenfalls leicht nach außen rotierten Füßen.
2. Beuge Knie und Hüfte gleichzeitig. Schaffe während der Abwärtsbewegung Platz für deine Hüfte, indem du die Knie nach außen drückst. Am untersten Punkt angekommen, strecke Knie und Hüfte gleichzeitig, um zurück in die Ausgangsposition zu kommen.

KNIEEXTENSION AN DER BEINSTRECKER-MASCHINE

Diese Übung ist deswegen sehr interessant, da hier nicht nur die Kniestreckbewegung isoliert, sondern auch der *Musculus rectus femoris* besonders stark fokussiert wird, während die Aktivität in *Musculus vastus lateralis*, *Musculus vastus medialis* und *Musculus vastus intermedius* im Vergleich zur Beinpresse deutlich geringer ausfällt (111). Spannend ist ebenso, dass eine zehnwöchige Kniebeuge-Trainingsintervention die *Vasti*-Muskulatur wunderbar hypertrophieren ließ, während der *Musculus rectus femoris* nicht messbar gewachsen ist (112). Bei Betrachtung des Muskelwachstums nach mehrwöchigem Kniestreckertraining wurden jedoch Muskelzuwächse speziell im *Musculus rectus femoris* beobachtet (113). Dies ist wahrscheinlich auf den mehrgelenkigen Aufbau des *Musculus rectus femoris* zurückzuführen. An Übungen wie der Kniebeuge oder der Beinpresse ist er tendenziell weniger beteiligt, um das Drehmoment der Hüftstreckung effektiver zu erzeugen. Wenn du also die Muskulatur der Oberschenkelvorderseite umfassend trainieren willst, solltest du neben der Kniebeuge oder der Beinpresse, die in erster Linie die eingelenkigen *Vasti*-Muskeln kräftigen, auch an der Beinstreckmaschine trainieren, um den *Musculus rectus femoris* gezielter anzusprechen.

1. Stelle die Beinstrecker-Maschine so ein, dass du aufrecht sitzen kannst, während sich dein Kniegelenk auf Höhe des Drehgelenks der Maschine befindet. Das Polster sollte am Schienbein auf Höhe deines Sprunggelenks sein.
2. Drücke gegen das Polster und strecke die Beine, bis deine Kniegelenke vollständig gestreckt sind. Beuge die Knie anschließend und senke damit das Gewicht nun zurück in die Ausgangsposition.

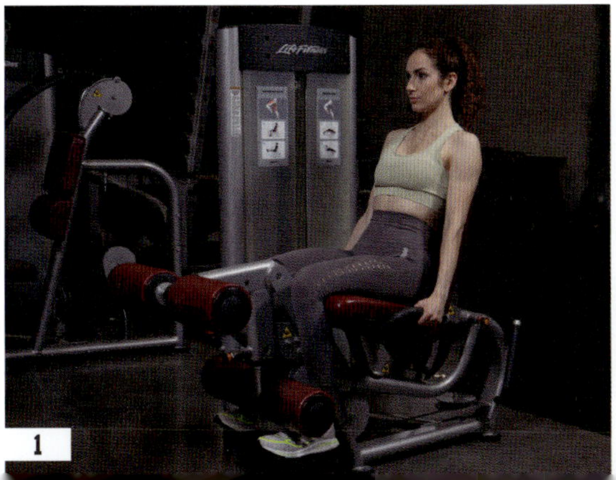
1

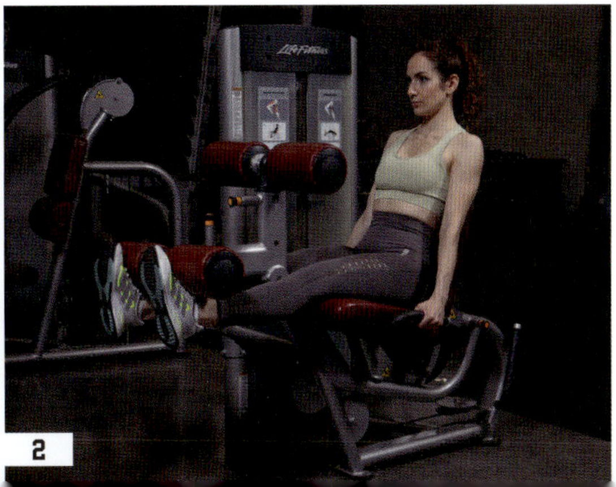
2

BACK SQUAT VERSUS FRONT SQUAT

Abhängig davon, ob du die Langhantel vor oder hinter dir ablegst, spricht man von Front Squat oder Back Squat. Die Kniebeuge kann also auch mit der vor dem Körper gehaltenen Langhantel ausgeführt werden. Die Langhantel wird dabei auf den vorderen Schultern abgelegt, während deine Arme nach hinten gebeugt sind und die Stange umgreifen (Untergriff). Aufgrund mangelnder Beweglichkeit in der Schulter wird die Stange auch häufig im Kreuzgriff gehalten, wobei die Hände mit überkreuzten Unterarmen die Langhantel im Obergriff festhalten.

Vergleicht man die High-Bar-Kniebeuge mit der Frontkniebeuge, so zeigt sich bei der Frontkniebeuge eine höhere Aktivität in der Oberschenkelvorderseite, und zwar im *Musculus vastus medialis* und im *Musculus rectus femoris*, während bei der High-Bar-Kniebeuge der *Musculus semitendinosus*, der Hüftstrecker an der Oberschenkelrückseite, stärker beteiligt ist – und das, obwohl in der Frontkniebeuge oft deutlich weniger Gewicht bewegt werden kann (109, 110). Dies ist wohl auf die stärkere Körpervorlange bei der High-Bar-Kniebeuge zurückzuführen. Insgesamt solltest du die drei Kniebeugevariationen als Kontinuum sehen, in dem die Frontkniebeuge die aufrechteste Beugevariante darstellt, in der die Knie am weitesten über die Zehenspitzen geschoben werden können und damit die Muskeln der Oberschenkelvorderseite deutlich mehr Arbeit verrichten müssen, um zurück in die Ausgangsposition bewegt zu werden.

1. Lege die Langhantel auf deinen vorderen Schultermuskeln ab und greife mit angewinkelten Armen diese im Untergriff. Achte darauf, dass sich deine Ellenbogen zum einen auf Schulterhöhe und nah am Körper befinden, das heißt zueinander ziehen.
2. Stelle dich aufrecht schulter- bis hüftbreit auf und rotiere die Füße leicht nach außen. Halte den Kopf neutral in der Mitte, der Hals in Verlängerung der Wirbelsäule.
3. Beuge Knie und Hüfte gleichzeitig. Drücke die Knie während der Abwärtsbewegung nach außen, um Platz für deine Hüfte zu machen. Am untersten Punkt angekommen, strecke Knie und Hüfte wieder, um zurück in die Ausgangsposition zu kommen.

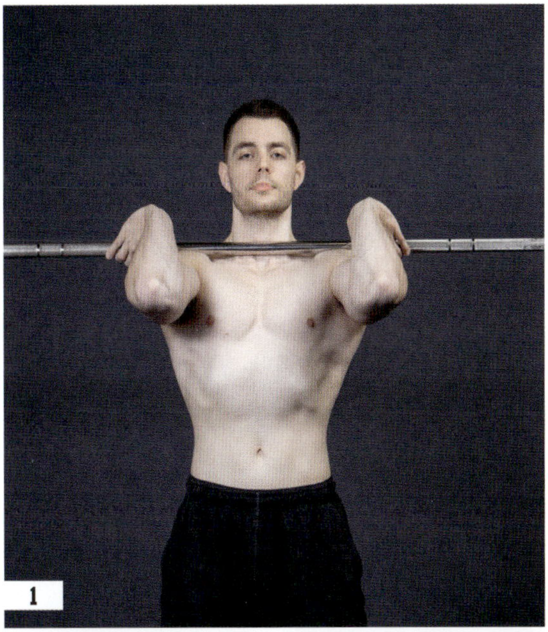

1

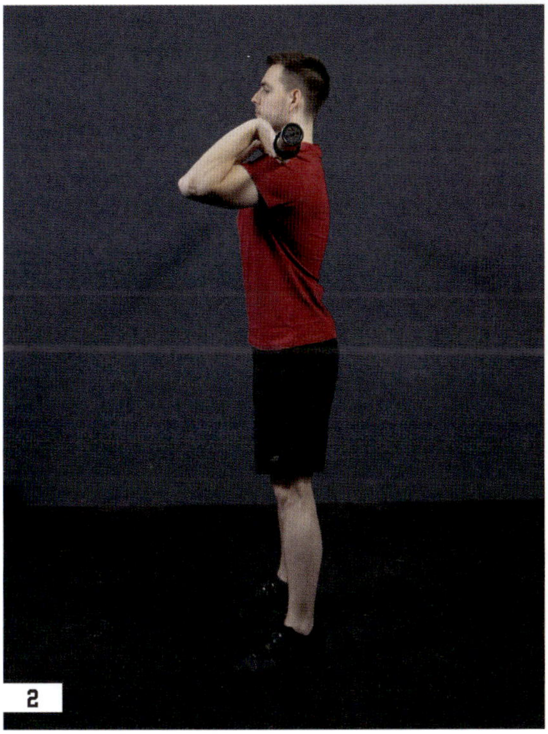

2

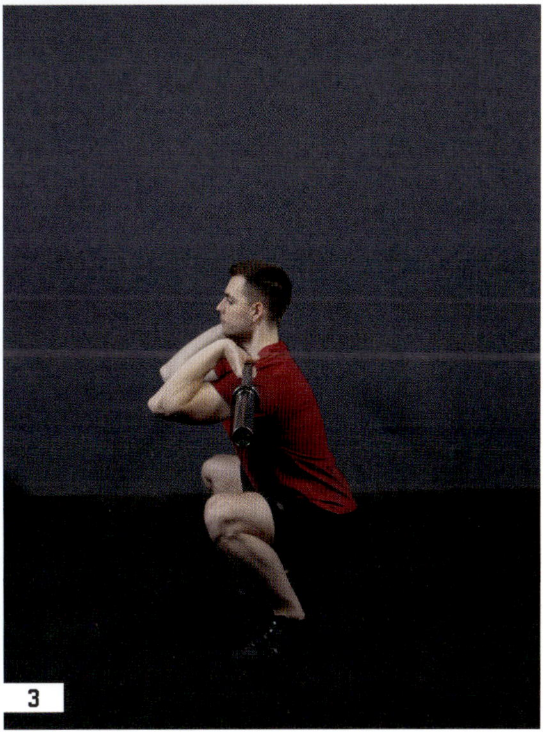

3

BEINPRESSE

Die Beinpresse ähnelt der Kniebeuge. Die Kniestreck- und Hüftstreckmuskulatur sind, wie bei der Kniebeuge, auch in die Bewegung der Beinpresse involviert. Dabei sind der *Musculus vastus medialis* und der *Musculus vastus lateralis* an der Oberschenkelvorderseite die Muskelanteile, die hier die höchste Aktivität entwickeln (114). In der Literatur gibt es nicht viele Studien über den Vergleich zwischen Beinpresse und Kniebeuge. In einer Studie, in der die Kniebeuge (Low Bar) mit weitem Stand und die Beinpresse mit relativ hohen Wiederholungen verglichen wurden – was normalerweise nicht üblich ist –, wurde bei der Kniebeuge eine höhere Aktivität des Quadrizeps und der hinteren Oberschenkelmuskulatur festgestellt (115). Wahrscheinlich liegt dies an der höheren Stabilitätsanforderung in der Kniebeuge. Die Unterschiede waren jedoch nicht sehr hoch. Der Vergleich der Beinpresse mit anderen Übungen wie dem Kickback zeigt, dass die Gesäßmuskulatur gleich stark beteiligt ist. Darüber hinaus sind bei der Beinpresse die Aktivitäten im vorderen Oberschenkelbereich (*Vasti*-Muskeln) höher als beim Trainieren am Kniestrecker-Gerät (111).

Auch die Fußpositionierung könnte einen Einfluss auf die Muskelaktivität bei der Beinpresse haben. So gibt es beispielsweise Hinweise, dass eine hohe Fußstellung bei der Beinpresse eher den *Musculus bizeps femoris* und die Gesäßmuskulatur aktiviert als eine niedrige Fußstellung. Anders verhält es sich mit der Standbreite und dem Fußwinkel, die keinen Einfluss auf die Muskelaktivität haben (116). Insgesamt kannst du die Beinpresse wunderbar nutzen, um sowohl die Oberschenkel- als auch die Gesäßmuskulatur zu trainieren. Die Kniebeuge mit freiem Gewicht ist nicht zwingend erforderlich; du kannst sie durch die Beinpresse ersetzen oder die gleiche Muskulatur mit dieser ergänzend kräftigen. Wenn du die Fußstellung variierst, kannst du den Fokus einmal mehr auf die hintere und einmal mehr auf die vordere Oberschenkelmuskelkette legen.

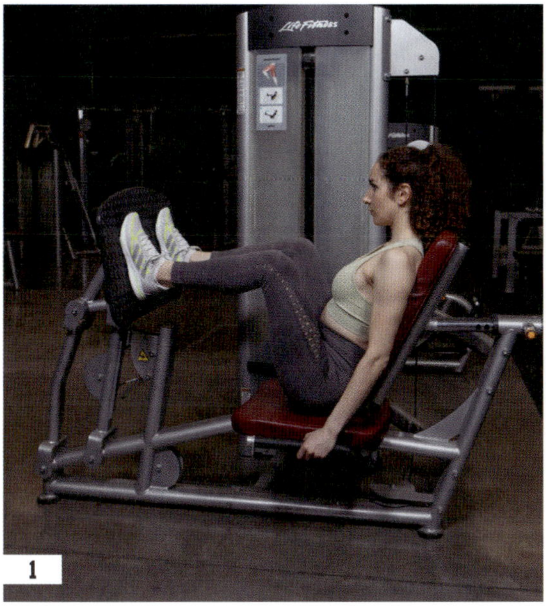

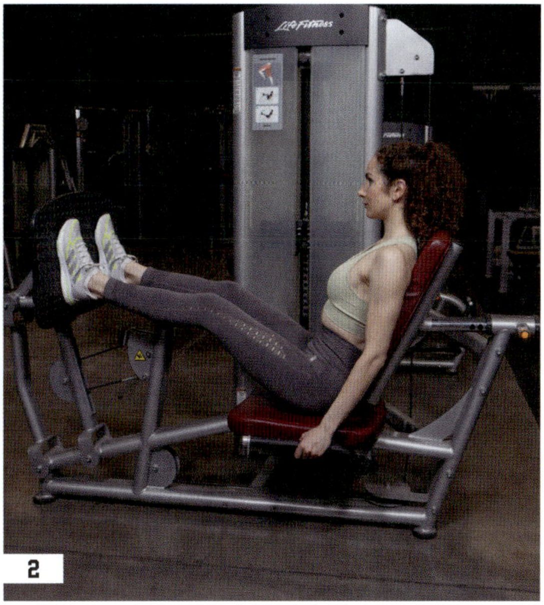

1. Setze dich auf die Beinpresse und positioniere deine Füße parallel mittig auf der Druckplatte. Platziere deine Füße höher, wenn du mehr deine Oberschenkelrückseite belasten willst, und tiefer, wenn du eher deine Oberschenkelvorderseite reizen willst.
2. Drück dich von der Druckplatte weg, indem du deine Beine streckst (nicht überstrecken!). Beuge die Beine wieder, um in die Ausgangsposition zurückzukehren.

Hinweis: Du kannst die Füße an verschiedenen Stellen auf der Platte positionieren: in der Mitte (normale Fußposition), etwas weiter unten oder etwas weiter oben.

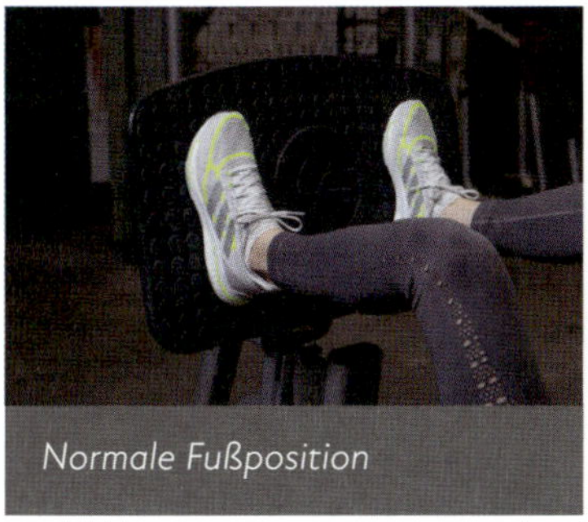
Normale Fußposition

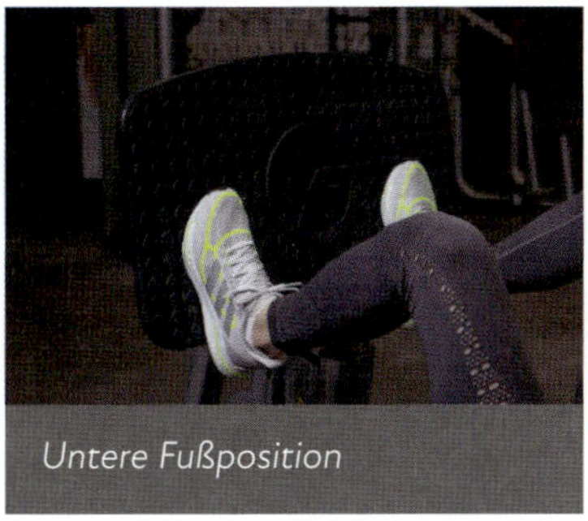
Untere Fußposition

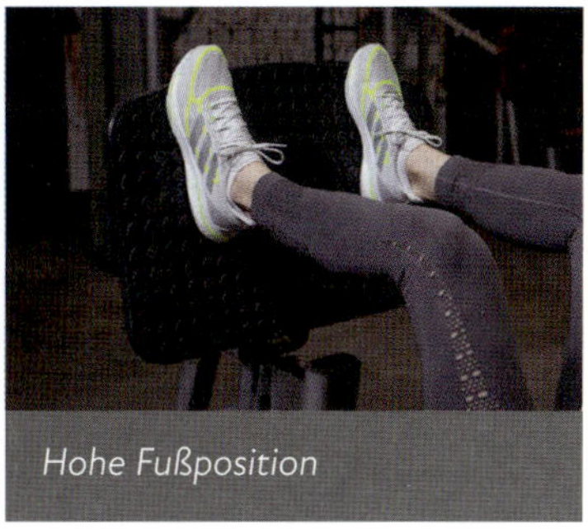
Hohe Fußposition

Kontinuum: Kniedominante- und hüftdominante Übungen

Die Kategorie »kniedominante und hüftdominante Übungen« impliziert Übungen, die weder primär kniestreck- noch hüftdominant sind und eine ausgeglichenere Muskelaktivität aufweisen. Bei diesen Übungen spielt die Hüftarbeit eine tendenziell größere Rolle, als es bei den meisten zuvor beschriebenen Übungen der Fall war.

KONVENTIONELLES KREUZHEBEN VERSUS SUMO-KREUZHEBEN

Wie die Kniebeuge gibt es auch für das Kreuzheben im Oberbegriff verschiedene Optionen. Je nachdem, wie die einzelnen Varianten ausgeführt werden, wirken sie sich etwas anders auf die Muskeltätigkeit aus. Sowohl das herkömmliche Kreuzheben als auch das Sumo-Kreuzheben sind Übungen, die im Kraftdreikampf eingesetzt werden und auch im Hobbykraftsport beliebt sind. Der Unterschied fällt sofort ins Auge, denn das Sumo-Kreuzheben wird in einem breiten Stand ausgeführt, bei dem die Arme die Hantel zwischen den Beinen greifen, während beim herkömmlichen Kreuzheben die Füße etwa schulterbreit platziert sind und die Hantel außerhalb der Beine gegriffen wird. Dies ermöglicht dem konventionellen Kreuzheben grundsätzlich einen größeren Bewegungsumfang von ungefähr 20 bis 25 Prozent. Es gibt keine Angaben darüber, wie weit der Stand beim Sumo- oder beim konventionellen Kreuzheben sein sollte. Anekdotisch lässt sich jedoch sagen, dass beim Sumo-Kreuzheben oft die Beweglichkeit in der Außenrotation oder die Gewichtsscheiben selbst der begrenzende Faktor für die Standbreite sind. Beim konventionellen Kreuzheben ist ein hüft- bis schulterbreiter Stand angeraten.

Die Standbreite beim Kreuzheben

Sumo-Kreuzheben: Wenn du nach der für dich optimalen Standweite suchst, können dir deine Schienbeine als Orientierung dienen. Versuche, die Beine so weit wie möglich auseinander zu bringen, bis die Schienbeine in der Ausgangsposition senkrecht zum Boden sind. Rotiere dabei die Füße circa 25 Grad nach außen.

Konventionelles Kreuzheben: Als ein Indikator für die Standbreite kann hier der vertikale Sprung genutzt werden. Bei welcher Standbreite würdest du am ehesten versuchen, so hoch wie möglich zu springen? Das ist dann auch eine gute Position für das Kreuzheben.

Durch die Veränderung der Beinstellung ändert sich auch die Hebelwirkung auf Knie und Hüfte, was wiederum die Muskelaktivität beeinflussen kann. Das Sumo-Kreuzheben führt zu identischen Hüftmomenten (das heißt Kräften) und Muskelaktivitäten in den Hüftstreckermuskeln wie beim konventionellen Kreuzheben (117) . Allerdings ist vor allem die Oberschenkelvorderseite beim Sumo-Kreuzheben deutlich aktiver, während die Belastung der Lendenwirbelsäule geringer zu sein scheint als beim konventionellen Kreuzheben (118). Letzteres könnte auf eine geringere Vorlage beim Sumo-Kreuzheben aufgrund des weiten Standes und der daraus resultierenden starken Außenrotation zurückzuführen sein.

Obwohl Übungen wie Kreuzhebe-Variationen nicht in erster Linie dazu gedacht sind, bestimmte Muskelgruppen isoliert zu trainieren, kann der Schwerpunkt durchaus variiert werden. Wenn du dich grundsätzlich mehr auf die vordere Oberschenkelmuskulatur konzentrieren willst – unter der Voraussetzung, dass du eine ausreichende Beweglichkeit im Hüftgelenk besitzt –, kann das Sumo-Kreuzheben dein Freund und Helfer sein. Wenn dein Ziel eher die Stärkung der Rückenstreckmuskulatur ist, empfiehlt sich eher das konventionelle Kreuzheben, da hier höhere Kräfte auf die Lendenwirbelsäule einwirken.

Hinweis: Die Wirkung von Kräften auf bestimmte Gelenke, wie zum Beispiel die Lendenwirbelsäule, sagt allein nichts über langfristige (negative) Folgen aus. Sie geben lediglich Auskunft darüber, welche Struktur mehr oder weniger belastet wird. Deshalb muss die Belastung immer im Gesamtzusammenhang betrachtet werden. Belastungsmanagement ist der Schlüssel für eine sichere Übungsausführung und ein erfolgreiches Training!

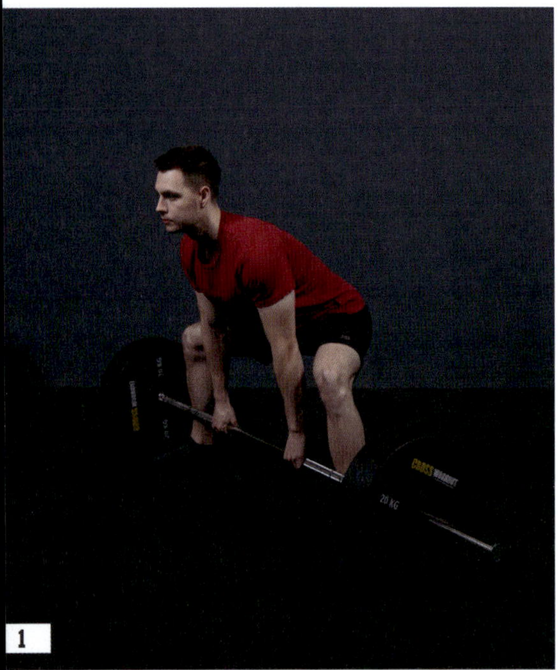

1

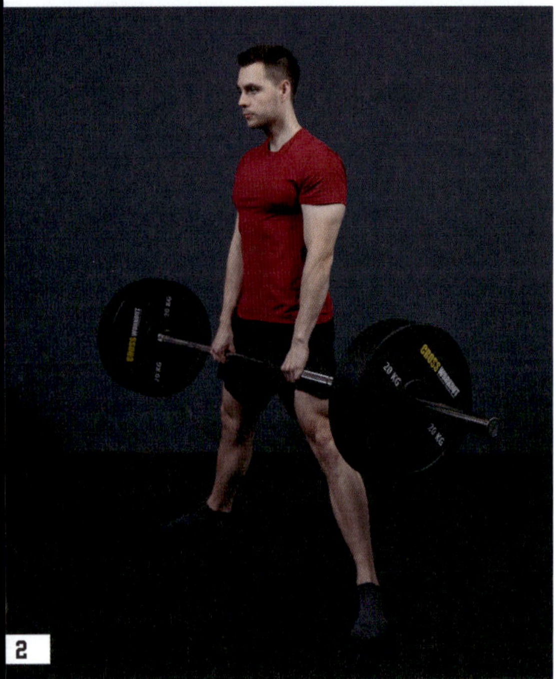

2

SUMO-KREUZHEBEN

1. Öffne die Füße deutlich mehr als schulterbreit. Drehe die Füße dabei etwa 25 Grad nach außen. Beuge die Knie, bis deine Schienbeine ungefähr senkrecht zum Boden stehen, und greife die Langhantel im Obergriff. Die Arme sind dabei gestreckt und senkrecht zum Boden ausgerichtet. Halte anfangs einen Abstand von etwa einem Zentimeter zwischen Schienbein und Hantel.
2. Strecke Knie und Hüfte. Achte auf eine neutrale Ausrichtung des Kopfes zur Wirbelsäule und halte die Hantel nah an den Schienbeinen. Strecke Knie und Hüfte und richte dich komplett auf. Achte darauf, dass die Arme gestreckt bleiben und die Wirbelsäule nicht überstreckt wird (neutrale Standposition).

KONVENTIONELLES KREUZHEBEN

1. Komme in einen hüft- bis schulterbreiten Stand. Die Füße können parallel zueinander nach vorne zeigen oder leicht nach außen rotieren. Beuge die Knie und greife die Langhantel im Obergriff. Die Arme sind dabei gestreckt und senkrecht zum Boden ausgerichtet, sie befinden sich direkt neben den Beinen. Achte zu Beginn auf einen Abstand von circa einem Zentimeter zwischen Schienbein und Hantel. Bringe die Schienbeine zur Hantel und ziehe diese gleichzeitig diese zu dir, indem du dir vorstellst, dass du die Hantel in der Mitte auseinanderbrechen willst. Damit streckst du die Brustwirbelsäule unter Beteiligung des Latissimus. Die Hantel befindet sich in der Ausgangsposition in einer geraden Linie unter deinen Schulterblättern.
2. Strecke Knie und Hüfte. Achte auf eine neutrale Ausrichtung des Kopfes zur Wirbelsäule und halte die Hantel nah an den Schienbeinen. Strecke Knie und Hüfte und richte dich komplett auf. Achte darauf, dass die Arme gestreckt bleiben und die Wirbelsäule nicht überstreckt wird (neutrale Standposition).

Tipp: Manchmal ist nicht deine Zielmuskulatur, sondern deine Griffkraft der limitierende Faktor bei einer Übung. Um dieses Problem zu vermeiden, können Zughilfen hilfreich sein, damit du entweder mehr Gewicht stemmen oder mehr Wiederholungen ausführen kannst.

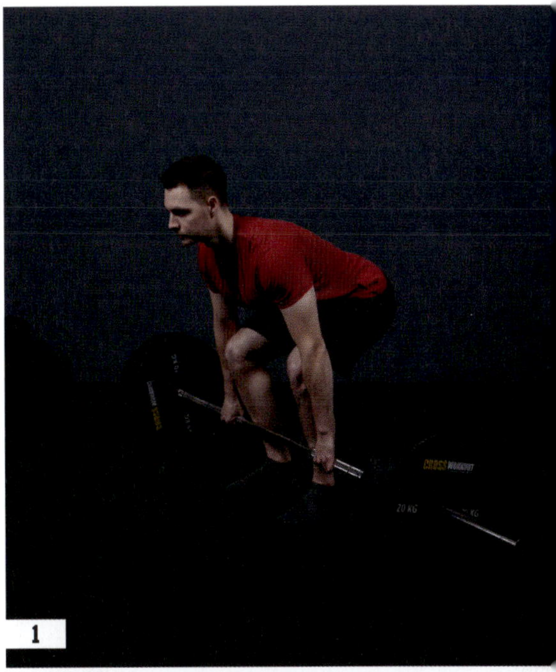

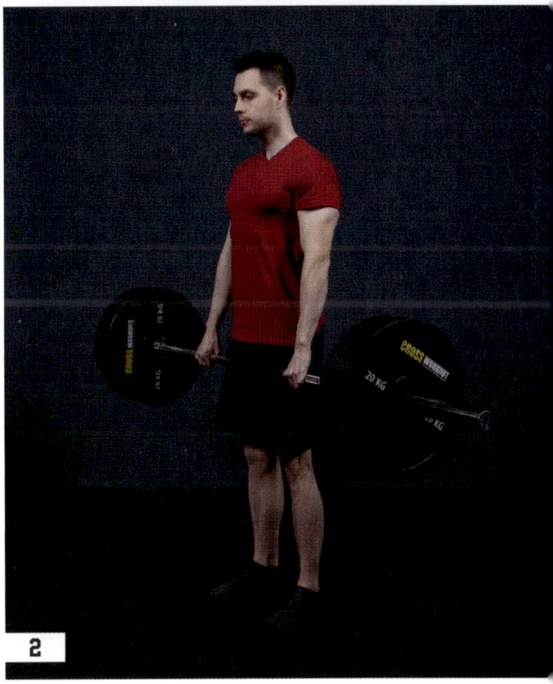

RUMÄNISCHES KREUZHEBEN

Im Gegensatz zu den traditionellen Kreuzhebeübungen beginnt das rumänische Kreuzheben nicht vom Boden aus, sondern im Stehen. Die Hantel wird durch Zurücksetzen der Hüfte mit leichter Kniebeugung so weit nach unten gebracht, wie es die Beweglichkeit zulässt, wodurch eine sehr hohe Spannung auf die hintere Muskelkette entsteht. In einer Studie konnte gezeigt werden, dass das rumänische Kreuzheben im Vergleich zur Kniebeuge und zum Hip Thrust bei gleicher relativer Intensität eine ähnliche Muskelaktivität in der Gesäßmuskulatur und im *Musculus bizeps femoris* hervorruft (119). Eine andere Studie wiederum hat ergeben, dass insbesondere der *Musculus bizeps femoris* und der *Musculus semitendinosus* (Hüftstrecker) in der exzentrischen Phase der Bewegung beim rumänischen Kreuzheben aktiver waren als beim Training an der Beinbeuger-Maschine und beim sogenannten Glute-ham Raise (120). Dies ergibt sich dadurch, dass die Bewegung durch eine erhöhte exzentrische Dehnung mit viel Widerstand gekennzeichnet ist. Außerdem eignet sich diese Übung speziell dann, wenn dein Fokus auf der hinteren Oberschenkelkette, der ischiocruralen Muskulatur, liegt. Diese Übung eignet sich ebenso, um das Verletzungsrisiko der hinteren Muskelkette im Spielsport zu reduzieren. Du solltest deinen Fokus umso mehr auf die exzentrische Bewegung legen und diese langsam und kontrolliert ausführen.

Gewichthebergürtel – ein sinnvolles Trainigstool?

In Fitnessstudios sieht man häufig Sportler:innen mit einem breiten Gewichthebergürtel. Dieser kann, wenn du die richtige Atemtechnik nutzt (siehe zur Pressatmung auf Seite 42), nachweislich helfen, die Belastung der Wirbelsäule zu reduzieren. Dies ist jedoch nur dann notwendig, wenn die Wirbelsäule beim Training tatsächlich schwer belastet wird. Folglich raten wir dir bei Übungen wie Kniebeugen und Kreuzheben aber nur dann zu einem solchen Gürtel, wenn du mit mehr als 80 bis 85 Prozent deines 1-RM trainierst. Bei Übungen, die zwar den Rücken belasten, jedoch mit vergleichsweise leichten Gewichten ausgeführt werden, ist das Tragen eines Gewichthebergürtels überflüssig. Wir vermuten, dass Sportler:innen, die dauerhaft einen Gürtel tragen, lediglich Kompetenz ausstrahlen wollen oder zur Schau stellen, wie ernst sie es mit ihrem Training meinen.

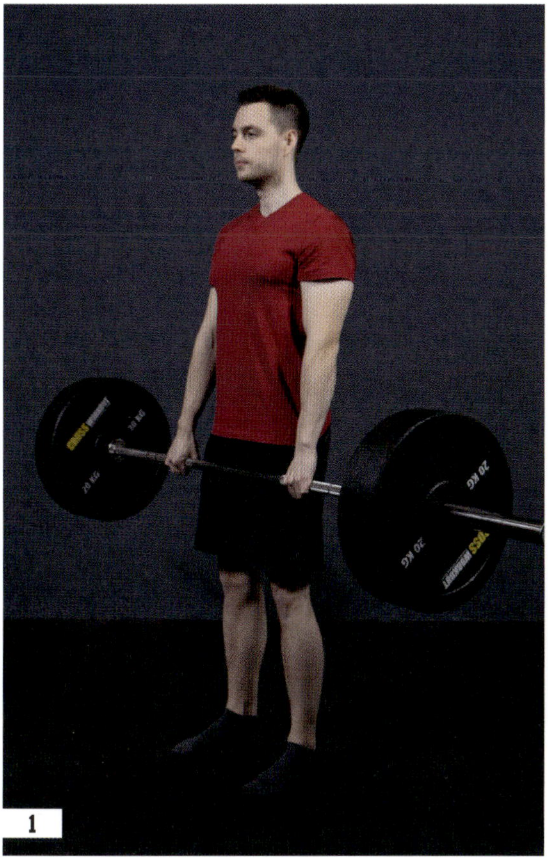

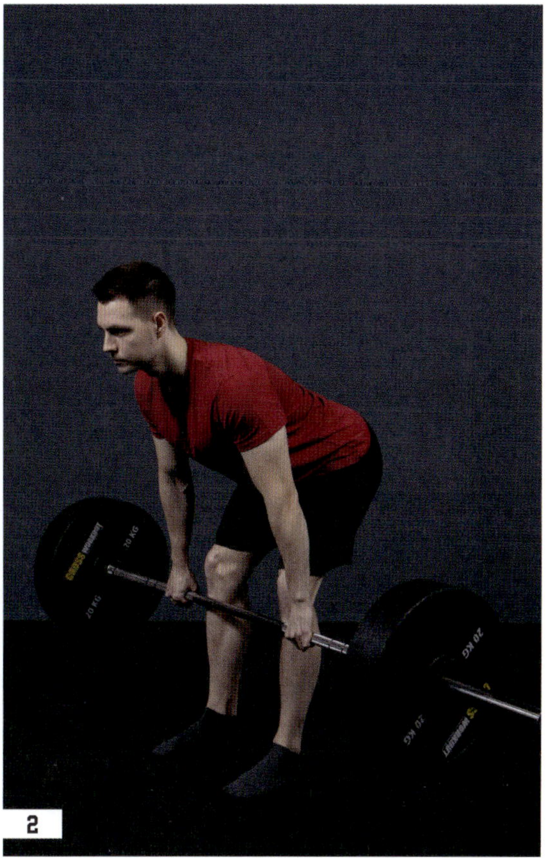

1. Komme in einen aufrechten Stand mit hüft- bis schulterbreit geöffneten Füßen und halte die Langhantel mit gestreckten Armen im Obergriff. Die Hände sind direkt neben deinen Oberschenkeln platziert.
2. Beuge dich in der Hüfte langsam und kontrolliert nach vorn, die Beine sind dabei leicht angewinkelt. Halte die Wirbelsäule die ganze Zeit neutral gestreckt, den Kopf in der natürlichen Verlängerung der Wirbelsäule. Setze dich so weit, wie es geht, nach hinten und halte Spannung auf deine hintere Muskelkette. Die exzentrische Bewegung endet, sobald sich die Langhantel unter der Kniescheibe *(Patella)* befindet. Halte die Langhantel hier für eine kurze Pause, bevor du zurück in die Ausgangsposition kommst, indem du primär die Hüfte wieder streckst.

GESTRECKTES KREUZHEBEN

Das gestreckte Kreuzheben wird in der Literatur oft mit dem rumänischen Kreuzheben gleichgesetzt. Diese Übung unterscheidet sich jedoch etwas von dieser Variante. Wie der Name vermuten lässt, liegt das Hauptaugenmerk hier zum einen auf den »gestreckten« Beinen. Das bedeutet nicht, dass sie buchstäblich vollständig gestreckt werden müssen, sondern dass sie so weit wie möglich gestreckt werden und die Bewegung gerade noch ausgeführt werden kann. Zum anderen ist die Ausgangsposition beim gesteckten Kreuzheben anders als beim rumänischen Kreuzheben. Es wird nämlich vom Boden und nicht aus dem Hang (von oben) begonnen. Vergleicht man die Muskelaktivität des gestreckten Kreuzhebens mit dem konventionellen Kreuzheben, so weist Ersteres aufgrund der geringeren Kniebeugung eine niedrigere Beteiligung der vorderen Oberschenkelmuskulatur auf. Davon abgesehen, ist die Aktivität der Oberschenkelrückseite sowie der Gesäßmuskulatur bei beiden Kreuzhebe-Varianten identisch, obwohl deutlich geringere Gewichte im gestreckten Kreuzheben bewegt werden können (121). Interessanterweise scheint der obere Teil der Oberschenkelrückseite im Vergleich zum Beinbeugen am Gerät im Liegen besonders aktiv zu sein, während der untere Teil weniger stark beteiligt ist (122). Dies könnte ein Hinweis auf eine besondere regionale Muskelhypertrophie bieten. Aus diesem Grund ist das gestreckte Kreuzheben eine super Übung, um den oberen Teil der Oberschenkelrückseite mit geringem Gewicht intensiv zu fordern.

Woher das Kreuzheben seinen Namen hat

Der Begriff »Kreuzheben« bezieht sich auf den häufig verwendeten Kreuzgriff bei dieser Übung. Dabei wird die Langhantel mit einer Hand im Untergriff und mit der anderen im Obergriff gehalten. Mit dem Kreuzgriff lässt sich eine größere Last bewegen, da sich die Handflächen nicht so leicht öffnen. Da ein Doppeloberhandgriff bei höheren Gewichten dazu führen kann, dass die Langhantel aus deinem Griff »rollt«, verhindert der Kreuzgriff dieses tendenziell und führt allgemein zu einer verbesserten Stabilisierung.

Der englische Begriff »Deadlift« hingegen bezieht sich auf die Ausführung der Übung selbst. Die Langhantel wird aus einem »toten Punkt« gehoben und anschließend wieder bis zu diesem gesenkt.

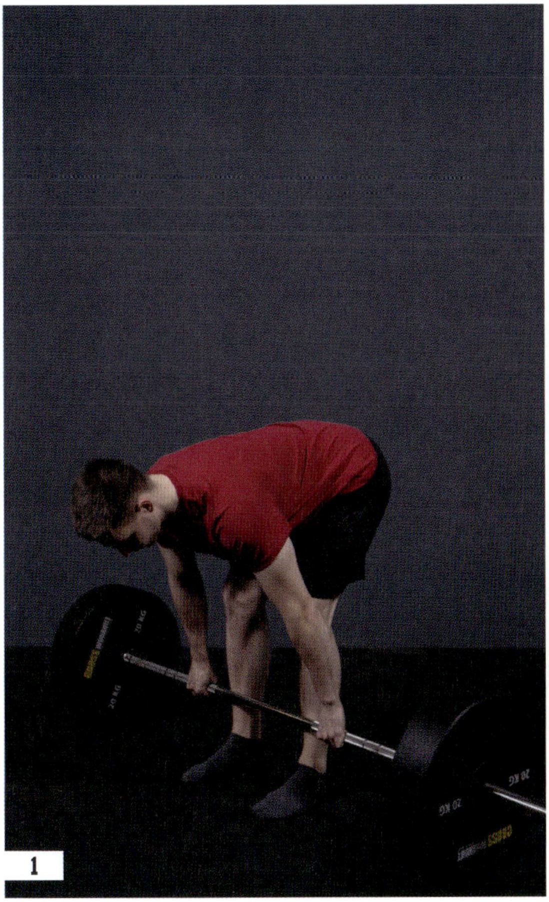

1

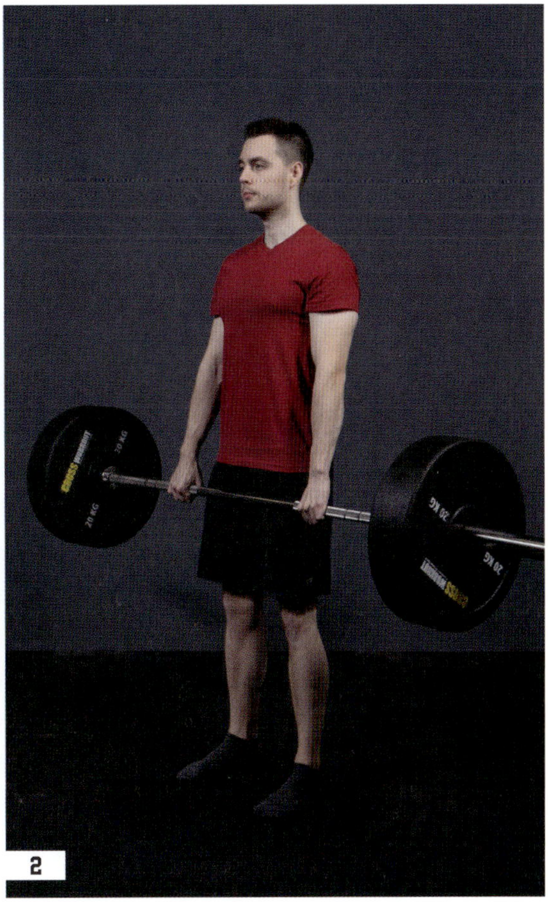

2

1. Komme in einen hüft- bis schulterbreiten Stand, neige dich mit langem Rücken nach vorn und greife die Langhantel mit gestreckten Armen, indem du deine Hände direkt neben deinen Oberschenkeln platzierst. Die Beine sind so weit gestreckt wie möglich, der Rücken bleibt gerade und die Langhantel liegt nahe an den Schienbeinen.
2. Strecke die Hüfte kontrolliert. Behalte die Wirbelsäule neutral gestreckt und den Kopf in ihrer Verlängerung. Die Langhantel bleibt die gesamte Zeit über nah an deinen Beinen. Am obersten Punkt angekommen, pausierst du kurz. Überstrecke deine Wirbelsäule nicht. Beuge die Hüfte und schiebe sie schließlich wieder nach hinten und bringe das Gewicht zurück in die Ausgangsposition. Die Bewegung endet, sobald die Langhantel wieder in die Ausgangsposition landet.

BULGARIAN SPLIT SQUAT MIT KURZHANTELN

Der Bulgarian Split Squat zeichnet sich dadurch aus, dass ein Split Squat (wörtlich »Spagat-Kniebeuge«) mit Lang- oder Kurzhanteln ausgeführt wird, während das hintere Bein auf einer erhöhten Bank abgelegt wird. Dies vergrößert den Bewegungsumfang im Vergleich zu einem traditionellen Split Squat oder Ausfallschritt. Dieser Faktor involviert tendenziell die Hüftmuskulatur stärker, was sich durch eine höhere Aktivität des *Musculus bizeps femoris* im Vergleich zum Split Squat erklären lässt (123).

Betrachtet man ihn neben einer konventionellen High-Bar-Kniebeuge, zeigt die Studienlage, dass beim Bulgarian Split Squat die sogenannten Vasti-Muskeln (*Musculus vastus lateralis, Musculus vastus medialis* und *Musculus vastus indermedius)* gleich aktiv sind, während der *Musculus rectus femoris* in der Kniebeuge aktiver ist. Jedoch zeigen der *Musculus bizeps femoris* und die Gesäßmuskulatur beim Bulgarian Split Squat eine deutlich höhere Aktivierung (124, 125). Aus diesem Grund wird bei dieser Übung, wie im Krafttraum fälschlicherweise angenommen, nicht unbedingt die vordere Oberschenkelmuskulatur besonders stark beansprucht, sondern eher die Oberschenkelrückseite. Den Grad der Muskelbeteiligung kannst du selbst bestimmen, indem du die Standweite veränderst. Ein enger Stand wird demnach mehr die Oberschenkelvorderseite stärker fordern, während ein weiter Stand die Oberschenkelrückseite sowie die Gesäßmuskulatur stärker betont.

1. Stelle dich aufrecht mit dem Rücken vor eine Bank und platziere dein hinteres Bein darauf. Dein vorderes Bein befindet sich eine Schrittweite von der Bank entfernt.
2. Beuge das hintere Bein und senke das Richtung Boden. Halte den Oberkörper dabei aufrecht. Achte darauf, dass dein vorderes Bein nicht exzessiv über die Zehenspitzen ragt. Die Absenkphase ist beendet, wenn dein hinteres Knie kurz vor dem Bodenkontakt steht. Strecke nun Knie und Hüfte, indem du dich vom Boden wegdrückst, um zurück zur Ausgangsposition zu kommen.

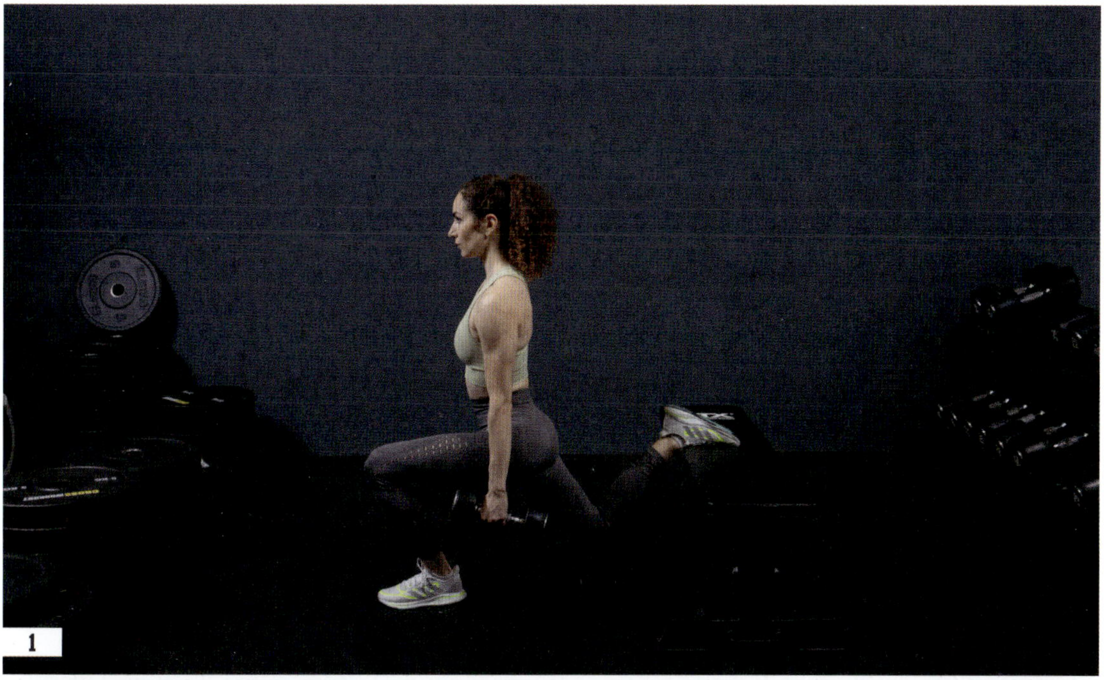

1

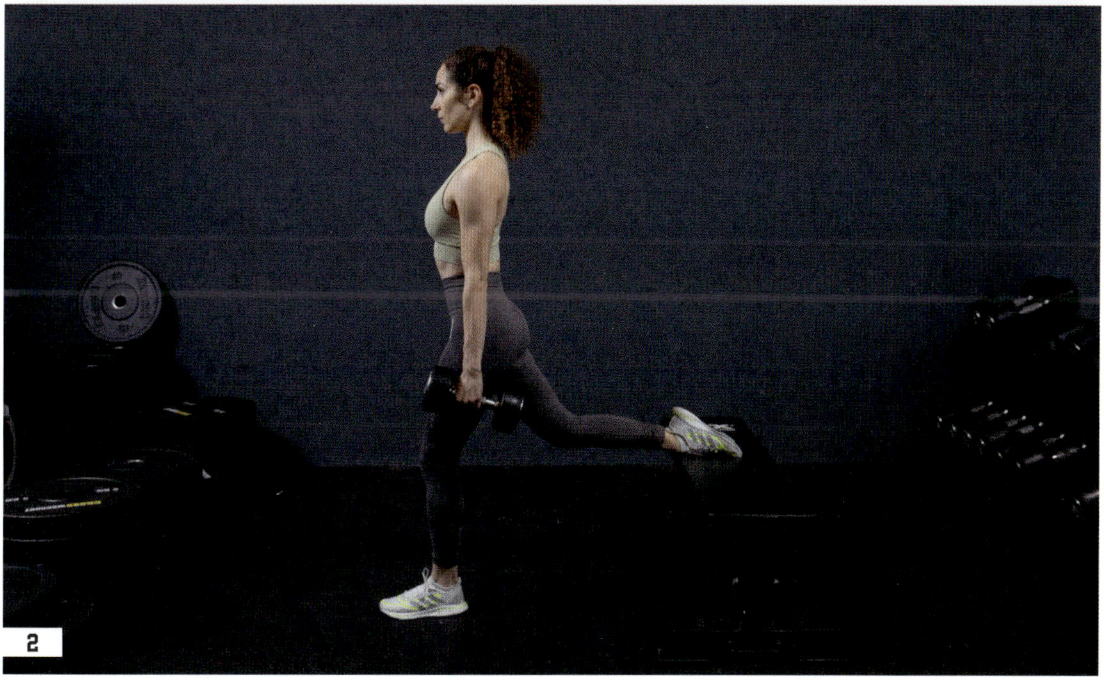

2

SPLIT SQUAT MIT ERHÖHUNG VORN

Während beim Ausfallschritt die Beine abwechselnd in eine Vorwärtsbewegung steigen, wird beim Split Squat, ähnlich wie beim Bulgarian Split Squat, das jeweilige Bein im Stand trainiert. Da sowohl der Split Squat als auch der Ausfallschritt eine Knie- und Hüftstreckung erfordern, um aus dem tiefsten Punkt der Bewegung herauszukommen, lässt sich vermuten, dass sie sowohl die vordere als auch die hintere Oberschenkelmuskulatur einschließlich des *Musculus gluteeus* maximus gleichermaßen trainieren. So erzeugt der Split Squat mit der Langhantel identische Muskelaktivitäten in der vorderen Oberschenkelmuskulatur und in der Gesäßmuskulatur wie die Kniebeuge und der Bulgarian Split Squat (126, 127). Erhöht man allerdings die Standposition des vorderen Beines, zum Beispiel durch Gewichtsscheiben, so wird die Range of Motion des selbigen Beines deutlich erhöht, und das Knie kann weiter und tiefer gebeugt werden. Dies erlaubt mehr Spannung über einen größeren Bewegungsablauf sowohl auf Quadrizeps und Hüftstrecker, speziell aber auch in der Gesäßmuskulatur.

1. Platziere das vordere Bein auf einer dicken oder mehreren normal großen Gewichtsscheiben. Stelle dein hinteres Bein leicht gebeugt und versetzt hinter deinen Körper, hebe hier die Ferse an. Die Langhantel ruht auf deinem Trapezius, ähnlich wie bei einer Kniebeuge. Halte deinen Oberkörper aufrecht und lasse den Kopf in einer neutralen Position.
2. Beuge das hintere Bein und senke es in Richtung Boden. Die Bewegung des vorderen Beins ergibt sich aus der des hinteren. Senke das Knie möglichst so weit, bis es den Boden berührt.
3. Strecke nun Knie und Hüfte, um zurück zur Ausgangsposition zu kommen.

Hinweis: Ein enger Stand erlaubt mehr Kniebeugung, während ein breiterer Stand eine größere Hüftbeteiligung bedeutet.

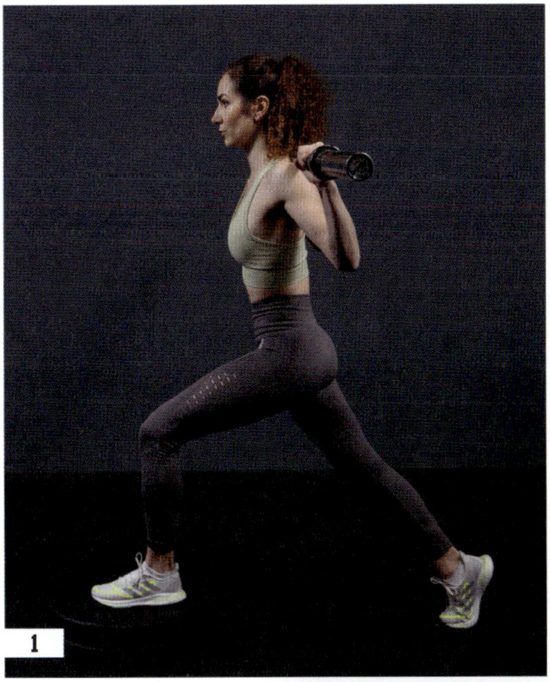

1

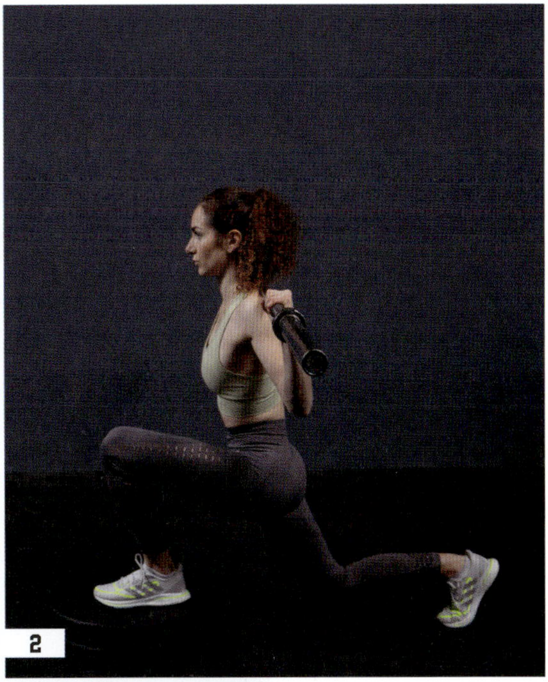

2

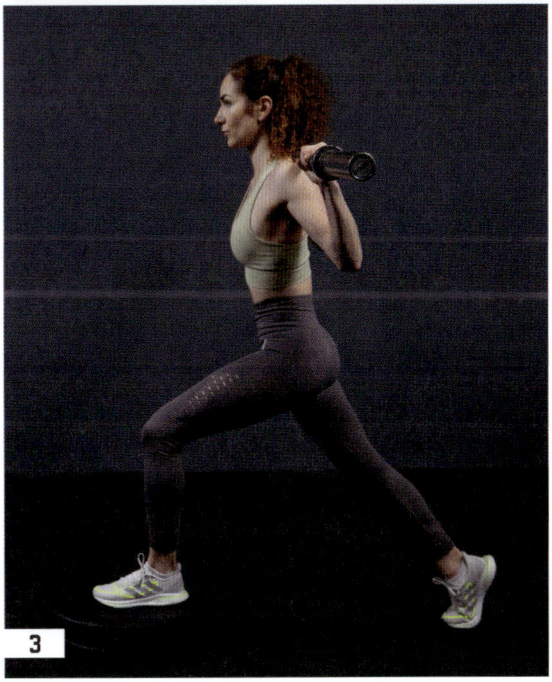

3

Hüftdominante Übungen

In diesem Kapitel findest du Übungen, die eine Hüftdominanz aufweisen. Das bedeutet, dass es sich um Übungen handelt, die vor allem sowohl die glutaeale (Gesäß-) als auch die ischiocrurale (oberschenkelrückseitige) Muskulatur ansprechen. Auch wenn in Teilen die vordere Oberschenkelmuskulatur mitbeteiligt sein kann, weisen diese Übungen besonders hohe Aktivitäten in der hinteren Muskelkette auf. Aus Gründen der Einfachheit werden deswegen hier auch stärker ausgeprägte Kniebeugeübungen mit einbezogen.

HIP THRUST MIT LANGHANTEL

Der Hip Thrust ist erst seit relativ kurzer Zeit besonders bei Frauen beliebt, da diese Übung einen äußerst großen Fokus auf die Gesäßmuskulatur legt. Der Hip Thrust wird entweder an speziell dafür konstruierten Geräten ausgeführt oder mittels einer Langhantel, die auf der Hüfte platziert wird, während du in Rückenlage auf einer Bank liegst. Das besondere an der Übung ist, dass die Kraft der hüftstreckenden Muskulatur, speziell des *Musculus glutaeus maximus*, horizontal (relativ zum Körper) gegen den Widerstand gerichtet werden muss. Dadurch wird dieser bei endgradiger Streckung, also am höchsten Punkt der Bewegung, am stärksten aktiviert.

Untersuchungen zeigen, dass der Hip Thrust eine deutlich höhere Aktivität des Gesäßmuskels und tendenziell auch der hinteren Oberschenkelmuskulatur hervorrufen kann als die Kniebeuge oder der Split Squat (127, 128). Auch im Vergleich zum traditionellen Kreuzheben oder Kreuzheben mit der Hexbar zeigten sich beim Hip Thrust höhere Aktivitäten in der Gesäßmuskulatur (129). Im Gegensatz zum Gesäßmuskel ist die Muskulatur der Oberschenkelrückseite beim Hip Thrust deutlich weniger aktiv als bei den anderen beiden Übungen. Auch im Vergleich zum rumänischem Kreuzheben scheint der Hip Thrust tendenziell die hüftstreckende Muskulatur (*Musculus bizeps femoris* und *Musculus glutaeus maximus*) mehr zu beteiligen (119). Vor allem für den Gesäßmuskel ist der Hip Thrust eine der effektivsten, wenn nicht sogar die effektivste Übung. Ob für eine stärkere Hüftstreckung, die im Kraftsport wie zum Beispiel beim Gewichtheben, Powerlifting, oder CrossFit und im Spielsport von Vorteil sein kann, oder für den Muskelaufbau – der Hip Thrust lässt sich wunderbar zur Kräftigung des Gesäßmuskels einsetzen.

1. Setze dich vor eine Bank und lege die Langhantel (mit Langhantelpolster) auf deiner Hüfte ab. Lehne dich mit den Schulterblättern an die Bank. Platziere die Füße so, dass die Schienbeine in der obersten Position vertikal zum Boden ausgerichtet sind.
2. Drücke die Fersen in den Boden und strecke deine Hüfte durch. Schiebe deine Knie während der gesamten Bewegung nach außen. Halte Spannung für einen Moment am obersten Punkt. Senke danach das Gewicht zurück in Richtung Boden.

Hinweis: Der unterste Punkt der Bewegung wird durch die Größe der Langhantel-Gewichtsscheiben vorgegeben. Bei mehreren Wiederholungen sollte der Kontakt von der Langhantel auf der Leiste stets erhalten bleiben. Denke an ein Langhantelpolster!

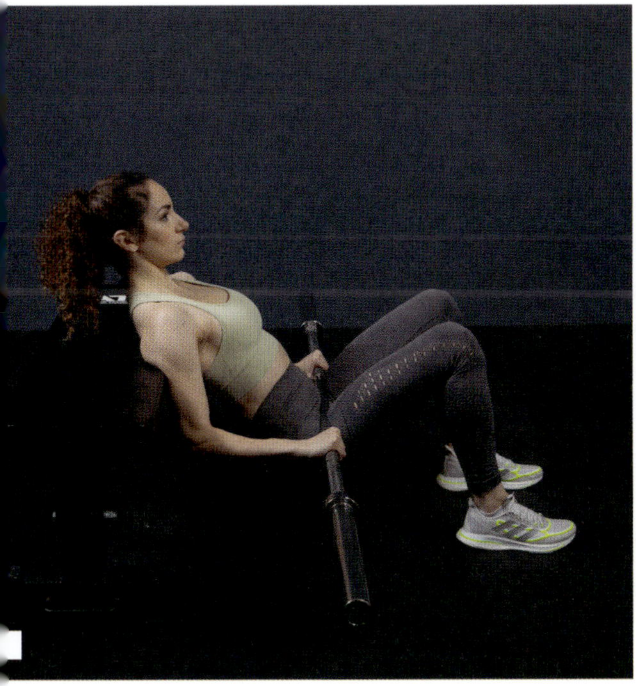

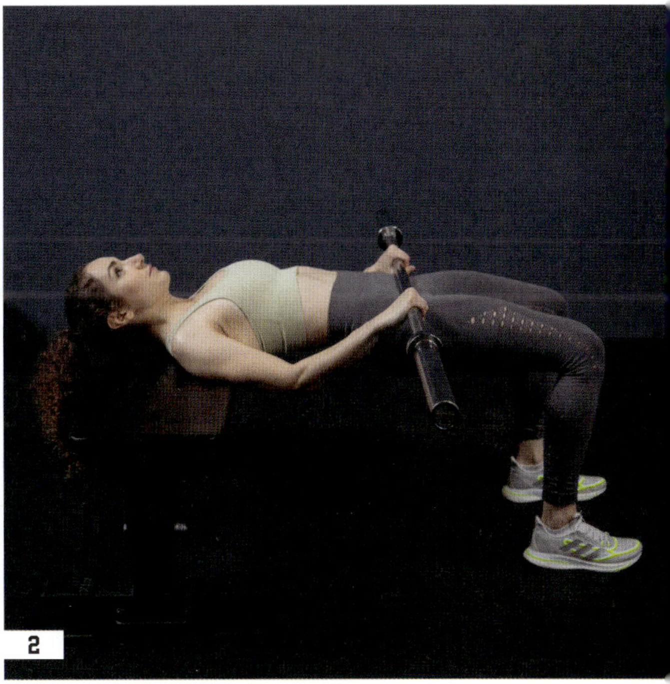

2

KICKBACK AM SEILZUG

Der Kickback kann an dafür vorgesehenen Maschinen (Gesäßpresse) oder am Seilzug mit Manschette um den Fuß ausgeführt werden. Hier wird aus einer Oberkörpervorlage heraus das nach vorn angehobene Bein mittels gemeinsamer Knie- und Hüftstreckung hinter den Körper bewegt. Bei dieser Übung wird kein besonderer Fokus auf die Kniestreckung gelegt, sondern vielmehr auf eine Pendelbewegung des Beins nach hinten. Hiermit wird vollumfänglich die Streckfunktion der hinteren Oberschenkel- als auch die glutaeale Muskulatur angesprochen. Der Kickback erzeugt eine identische isoliertere Aktivität der Gesäßmuskulatur wie die Beinpresse (111). Allerdings zeigte sich, dass vor allem die Oberschenkelrückseite *(Musculus bizeps femoris)* deutlich stärker beteiligt ist. Aus diesem Grund solltest du den Kickback der Beinpresse vor allem dann vorziehen, wenn das Ziel deine hintere Oberschenkelmuskulatur ist oder das Training mehr auf die hüftstreckende Funktion ausgerichtet werden soll.

1. Befestige eine Manschette um einen Fuß und halte dich mit nach vorn geneigtem Oberkörper am Kabelzug fest. Dein Standbein sollte weit genug entfernt sein, um dir eine gut Körpervorlage zu ermöglichen. Hebe den Fuß, den du in der Manschette geführt hast, vom Boden ab, und ziehe das Knie angewinkelt vor beziehungsweise unter deinen Oberkörper.
2. Schiebe dieses Bein nach hinten, indem du das Knie und die Hüfte streckst und bis das Bein hinter deinem Körper ausgestreckt ist. Konzentriere dich hierbei mehr auf das Zurückführen des Beines als auf die Kniestreckung. Die Endposition ist erreicht, wenn keine weitere Hüftstreckung mehr möglich ist und das Bein etwa eine Linie mit deinem Oberkörper bildet. Führe das Bein wieder zurück in die Ausgangsposition, indem du Hüfte und Knie beugst und das Knie wieder vor beziehungsweise unter deinen Oberkörper ziehst.

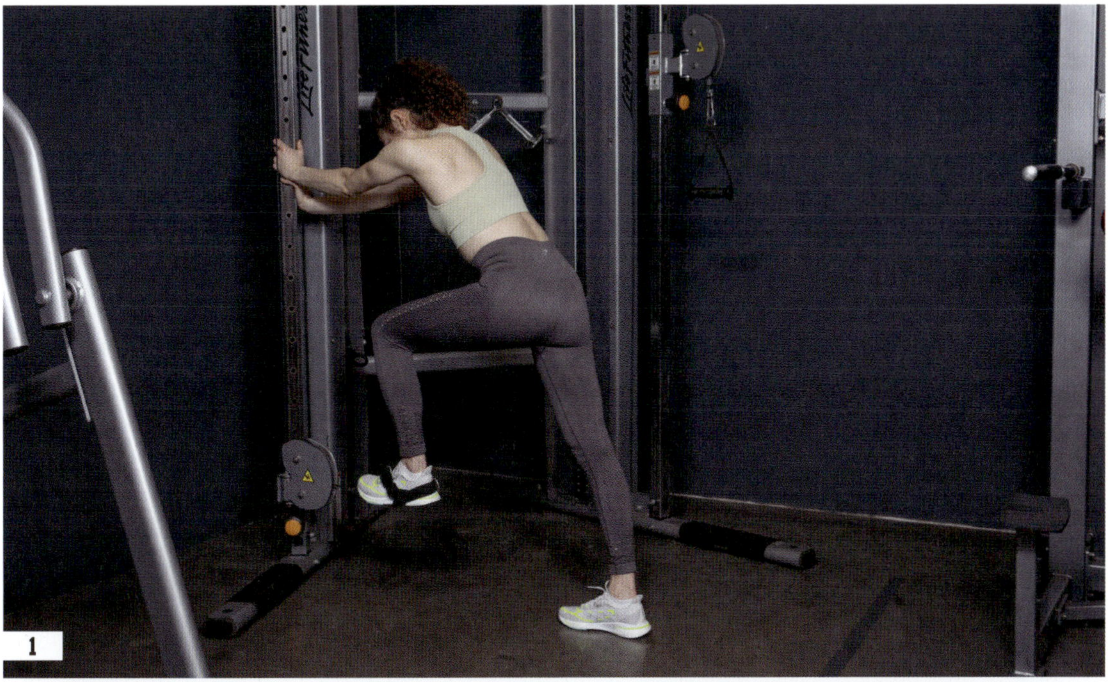

1

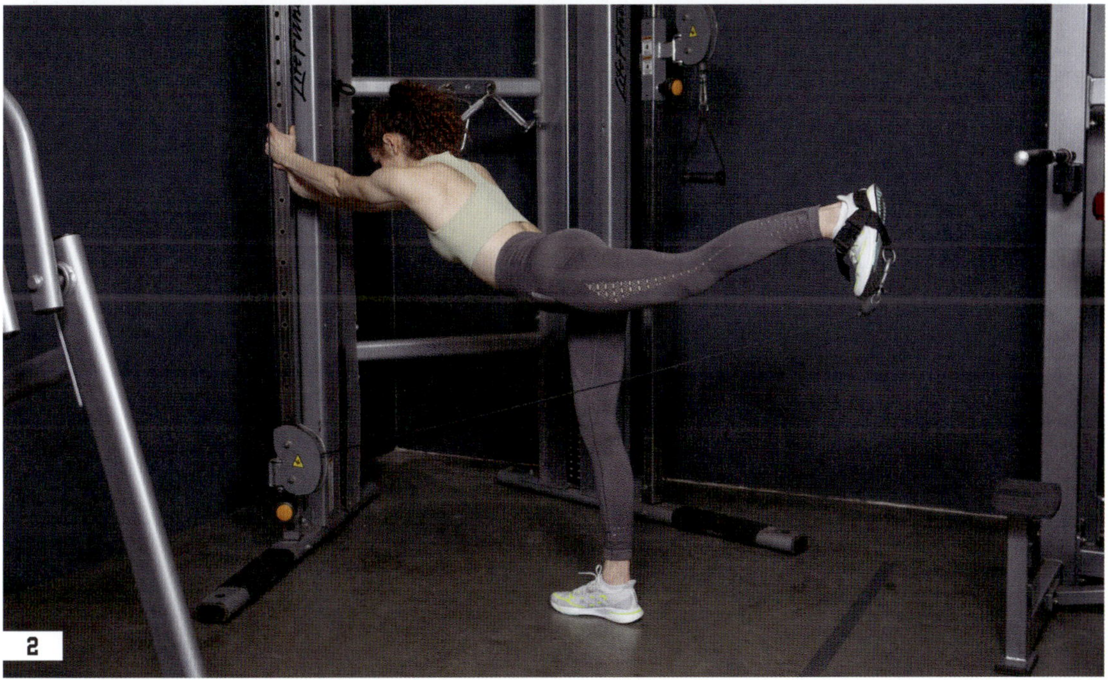

2

KNIEFLEXION AN DER BEINBEUGER-MASCHINE

Bei vielen Übungen für die Oberschenkelrückseite wird eine Hüftstreckung ausgeführt. Doch auch die Beugung im Kniegelenk ist eine wesentliche Funktion der sogenannten Hamstrings. Während der lange Kopf des *Musculus bizeps femoris*, der *Musculus semimembranosus* und der *Musculus semitendinosus* sowohl eine Hüftstreckung als auch eine Kniebeugung durchführen, hat der kurze Kopf des *Musculus bizeps femoris* eine reine Kniebeugefunktion. Diese letztgenannte Funktion wird häufig nur unzureichend trainiert. Ähnlich wie beim Beinstrecker scheint das isolierte Trainieren der Muskulatur durch eingelenkige Übungen zu höheren neuromuskulären Aktivitäten zu führen. Schaut man sich die Aktivität der Oberschenkelrückseite an, so sieht man, dass die Knieflexion an der Beinbeuger-Maschine zu den effektivsten Übungen zählt, um diese zu trainieren (130). An der Beinbeuger-Maschine zeigen sich höhere Aktivitäten im *Musculus semitendinosus* und im langen Kopf des *Musculus bizeps brachii* verglichen mit dem rumänischen Kreuzheben, dem Good-Morning, der Kniebeuge und der Beinpresse (131, 132).

Die Schienbeinposition hat ebenfalls einen Einfluss auf die Aktivität der Hamstrings. Eine Außenrotation involviert tendenziell mehr den *Musculus bizeps femoris*, während eine Innenrotation den Fokus in Richtung *Musculus semitendinosus* und *semimembranosus* verschiebt (133). So kannst du je nach Zielsetzung die Schienbeinposition durch die Stellung der Füße variieren, um verschiedene einzelne Anteile der Oberschenkelrückseite intensiver zu beanspruchen.

1. Lege dich in Bauchlage auf die Beinbeuger-Maschine, sodass sich dein Kniegelenk auf Höhe des Drehgelenks der Maschine befindet. Das Polster sollte über der Ferse auf Sprunggelenkhöhe an der Beinrückseite anliegen. Nun ziehe deine Zehen an und ziehe das Polster Richtung Gesäß, indem du die Knie anwinkelst. Deine Oberschenkel halten dabei die gesamte Zeit Kontakt mit der Ablage.
2. Senke im Anschluss die Beine wieder zurück in die Ausgangsposition.

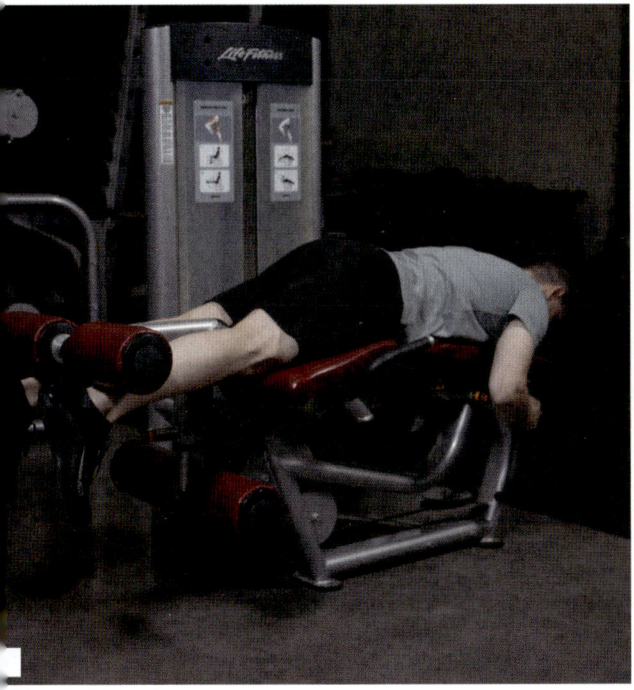

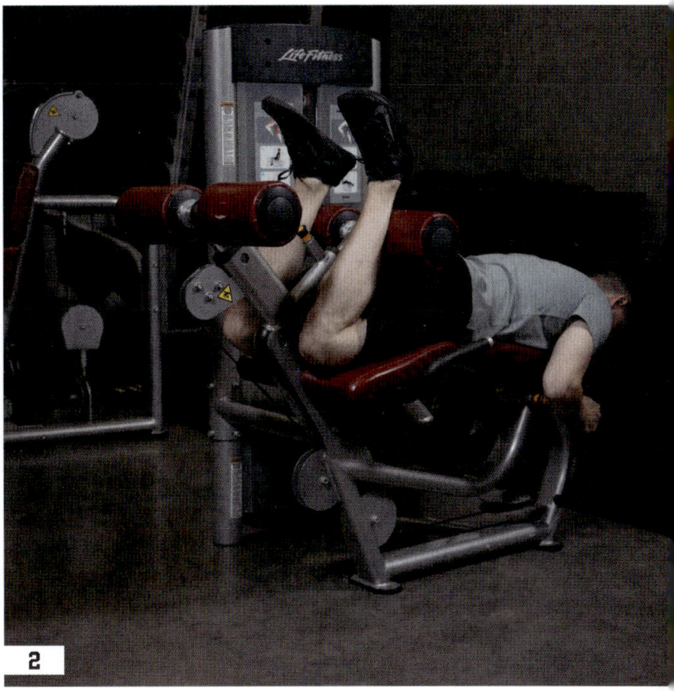

2

Hinweis: Du kannst bei dieser Übung die Füße nach außen oder nach innen rotieren, je nachdem, welchen Anteil der Oberschenkelmuskulatur du intensiver ansprechen möchtest.

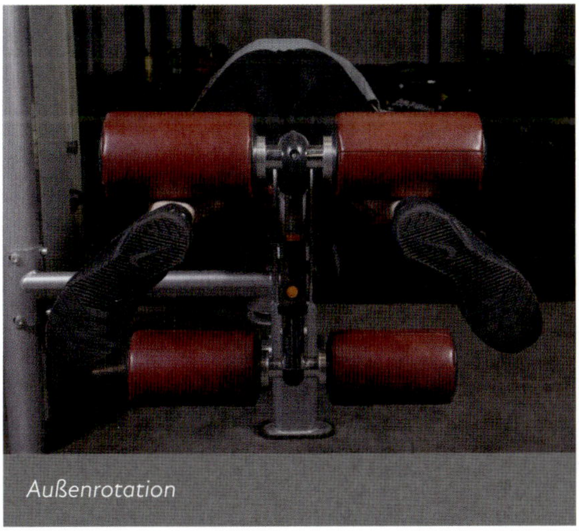

Außenrotation

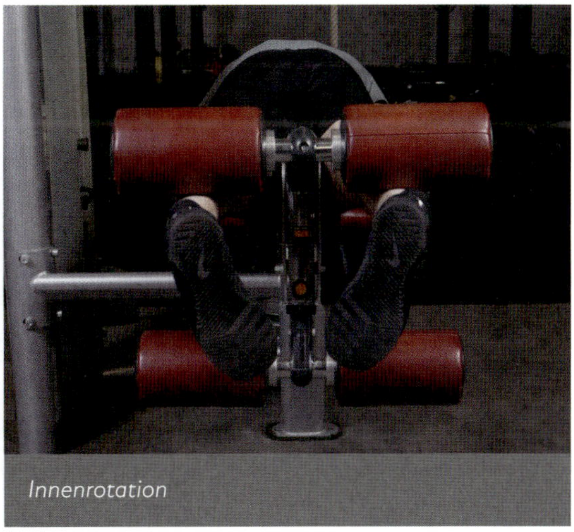

Innenrotation

NORDIC HAMSTRING CURL

Diese Übung kann mit einem Partner oder allein auf einem sogenannten Glute Ham Raise durchgeführt werden. Der Nordic Hamstring Curl zeichnet sich dadurch aus, dass das Nach-vorn-Fallen aus dem Kniestand abgebremst werden muss. Dies geschieht mithilfe der Oberschenkelrückseitenmuskulatur. Dadurch wird diese gesamte Muskulatur stark exzentrisch beansprucht. Es konnte gezeigt werden, dass der Nordic Hamstring Curl höhere Aktivitäten in der Oberschenkelrückseite, genauer im *Musculus bizeps femoris*, *Musculus semitentinosus* und *Musculus semimembranosus*, hervorrufen kann als das Kreuzheben, das gestreckte Kreuzheben und der Hip Thrust, insbesondere wenn die Zehen dabei angezogen werden (130, 134). Außerdem wurde gezeigt, dass beim Nordic Hamstring Curl der *Semintendinosus* und der *Bizeps femoris* stärker beteiligt sind als der *Semimembranosus*. Dies ist einer der Gründe, warum der Nordic Hamstring Curl auch in Programmen zur Verletzungsprävention eingesetzt wird. Außerdem hat die Übung den Vorteil, dass wie bei allen Übungen mit dem eigenen Körpergewicht, keine Ausrüstung benötigt wird und du die Übung überall ausführen kannst.

1. Lege dir eine weiche Unterlage unter die Knie, bevor du mit der Übung beginnst. Dein:e Partner:in hält dich am Unterschenkel über der Ferse fest. Starte im Kniestand mit einem aufrechten Oberkörper und neutraler Kopfposition. Ziehe deine Zehen an und stelle sie auf. Winkle die Arme neben dem Oberkörper an, die Handflächen nach vorn gerichtet, sodass du dich mit den Händen abfangen kannst.
2. Neige deinen gestreckten Körper nach vorn. Spanne dabei Rumpf, Gesäß und die Oberschenkelrückseiten an. Versuche, so langsam wie möglich nach vorn zu kommen und die Bewegung mit der Oberschenkelrückseitenmuskulatur abzubremsen. Dein Hüftwinkel ändert sich dabei nicht, Oberschenkel und Oberkörper bilden die ganze Zeit eine Linie.
3. Wenn du die Spannung nicht mehr halten kannst, lass dich nach vorn fallen und fange dich mit den Händen ab. Anschließend ziehst du dich mit den Hamstrings und schiebst dich mit einer Druckbewegung wie beim Liegestütz in die Ausgangsposition zurück.

Hinweis: Wenn du fortgeschritten bist, kehre allein mit der Kraft der Hamstrings in die Ausgangsposition zurück.

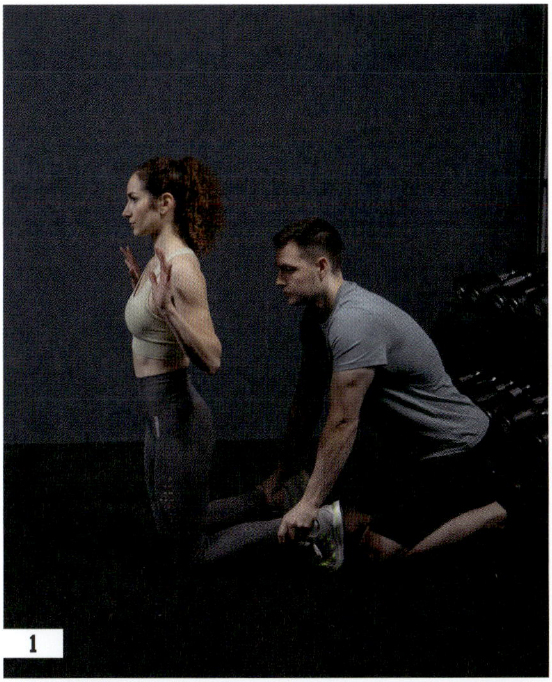
1

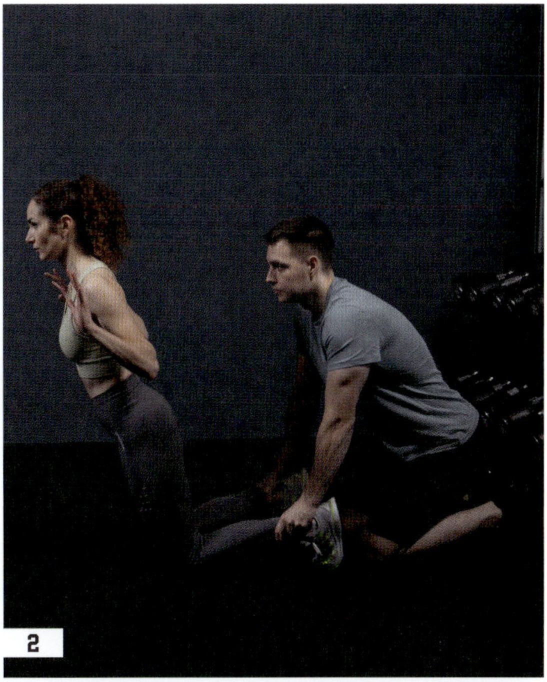
2

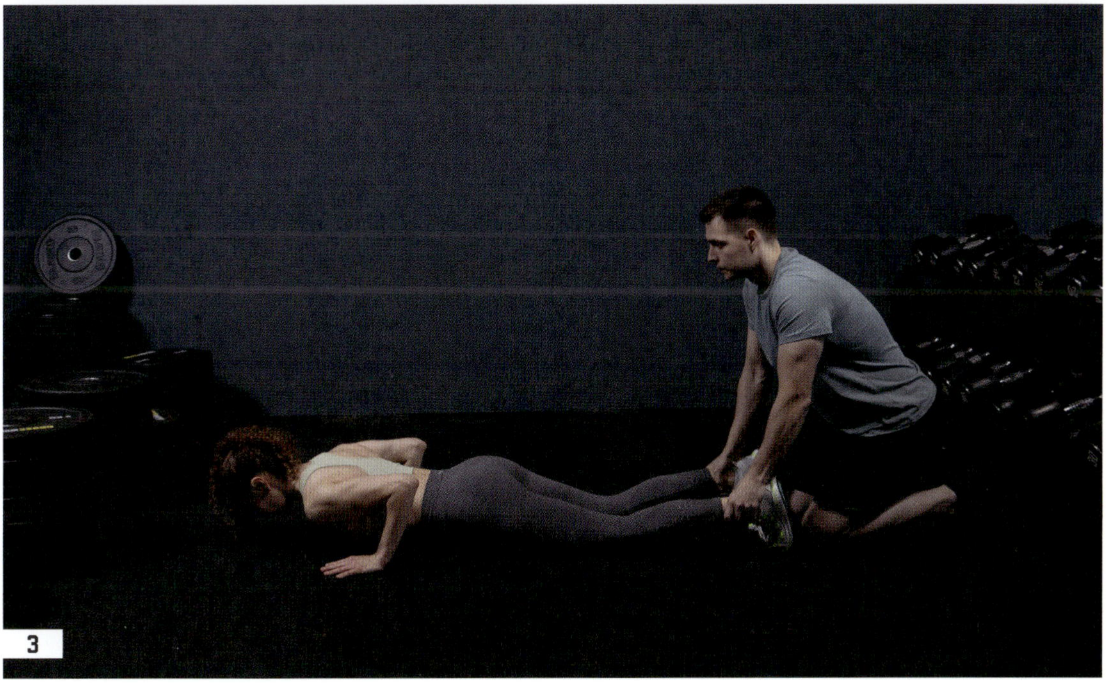
3

LIEGENDER BEIN-CURL

Eine weitere Übung für den Unterkörper, die mit dem eigenen Körpergewicht arbeitet, ist der liegende Bein-Curl. Hierfür benötigst du entweder einen Pezzi-Ball oder ein Handtuch auf einer eher glatten Bodenfläche. Die Übung wird in Rückenlage ausgeführt, wobei die Füße auf dem Pezzi-Ball oder dem Handtuch abgestützt werden. Ausgangsposition ist eine Hüftbrücke, der Pezzi-Ball oder das Handtuch wird allein durch Beugung der Knie zum Gesäß bewegt. Mit dieser Übung wird vor allem die Rückseite der Oberschenkel stark beansprucht. Allerdings ist der lange Kopf des *Musculus bizeps femoris* stärker involviert als der *Musculus semitendinosus*. Im Vergleich zu Übungen wie dem Beinbeuger im Sitzen oder in Bauchlage, dem rumänischen Kreuzheben und dem Nordic Hamstring Curl konnte hier eine höhere Aktivität im *Musculus bizeps femoris* gemessen werden. Eine Einschränkung besteht jedoch darin, dass die in den verschiedenen Übungen verwendeten Gewichte nicht alle aufeinander abgestimmt waren, sodass eine Überlegenheit des liegenden Beinbeugers nur vermutet werden kann (135).

1. Lege dich auf den Rücken und platziere deine Fersen auf einem Pezzi-Ball (oder auf einem Handtuch am Boden). Hebe die Hüfte an und strecke den gesamten Körper, sodass er mit den Oberschenkeln eine Linie bildet (Hüftbrücke). Deine Arme liegen neben deinem Körper am Boden.
2. Ziehe nun den Pezzi-Ball in Richtung Gesäß, indem du die Knie beugst. Schiebe das Becken dabei durchgängig in Richtung Decke. Du hast den Endpunkt erreicht, wenn du die Knie nicht weiter auf dem Pezziball oder Handtuch heranziehen kannst. Strecke die Beine wieder aus, um in die Ausgangsposition zurückzukommen.

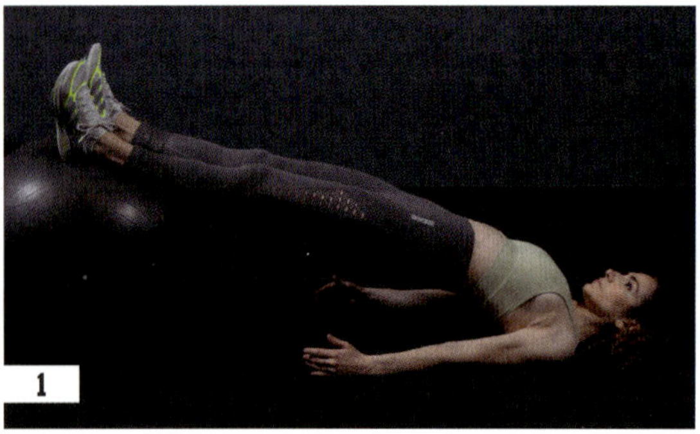
1

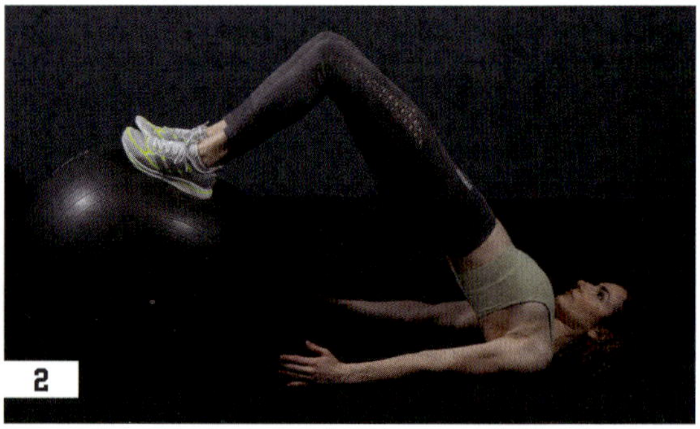
2

Die Wadenmuskulatur

Die Wadenmuskulatur *(Musculus triceps surae)* besteht aus dem mehrgelenkigen Zwillingswadenmuskel *(Musculus gastrocnemius)* und dem eingelenkigen Schollenmuskel *(Musculus soleus)*. Ersterer entspringt am unteren Anteil des Oberschenkelknochens und setzt an der Achillessehne an. Der *Musculus soleus* hingegen entspringt am Unterschenkel und hat keinen Verlauf zum Oberschenkelknochen. Daraus ergeben sich funktionelle Unterschiede. Der *Gastrocnemius* unterstützt zum einen die Beugung des Kniegelenks und zum anderen ist er für die die Plantarflexion, also die Beugung des Fußes im oberen Sprunggelenk, verantwortlich. Der *Soleus* hingegen hat nur die Plantarflexion als Hauptfunktion.

Stramme Waden kann man trainieren

INFO

Dass die Wadenmuskulatur nicht hypertrophieren kann, ist ein Mythos, der sich hartnäckig hält. Doch das ist Unsinn! Es gibt zwar Hinweise darauf, dass sich die Wadenmuskulatur langsamer und eventuell in geringerem Maße anpasst als andere Muskeln, doch ein Muskeldickenwachstum ist bereits schon nach wenigen Wochen hartem Training festzustellen (136). Ob die Belastungsgestaltung für die Wadenmuskulatur anders sein muss als bei den anderen Muskelgruppen, ist bislang nicht geklärt. Wenn du also an deine »Storchenbeine« »stramme Wadeln« zaubern willst, bleibt dir vorerst nichts anderes übrig, als

- die Ausreden sein zu lassen,
- deine Waden überhaupt mal zu trainieren
- und die gleichen Trainingsprinzipien und -methoden anzuwenden, die für alle anderen Muskelgruppen auch gelten.

WADENHEBEN MIT GESTRECKTEN VERSUS GEBEUGTEN KNIEN

Durch die im vorigen Abschnitt beschriebenen anatomischen Gegebenheiten der Wadenmuskulatur erschließt sich, dass die Waden auf zwei Arten trainiert werden können: durch eine Bewegung im Sprunggelenk entweder mit gestreckten oder mit gebeugtem Kniegelenk. Beim Wadenheben mit gestrecktem Knie sind der mediale und der laterale Anteil des *Musculus gastrocnemius* am stärksten aktiv, während die Aktivität des *Musculus soleus* geringer ausfällt (137). Beugt man jedoch das Kniegelenk, so ist die Funktion des *Gastrocnemius* unzureichend, um die Plantarflexion adäquat zu unterstützen. Dafür wird der *Soleus* umso aktiver. Ebenso kann die Fußposition einen Einfluss auf die Aktivität der medialen und lateralen Anteile des *Gastrocnemius* haben. So reduziert sich die Aktivität von dessen lateralem Anteil, wenn die Zehen nach innen zeigen – im Vergleich zu einer neutralen Fußposition (138). Werden die Zehen nach außen gedreht, so scheint der mediale Anteil aktiver als der laterale Anteil zu sein (139). Der Einfluss auf die Muskelhypertrophie ist allerdings bislang unklar.

Willst du also primär den *Gastrocnemius* trainieren, dann wähle das Wadenheben im Stehen. Ist es dein Ziel, den *Soleus* zu kräftigen, dann führe das Wadenheben im Sitzen mit gebeugtem Kniegelenk aus. Variiere optional die Fußposition, dadurch kannst du eventuell entweder den lateralen oder den medialen Teil des Zwillingswadenmuskels stärker in den Fokus rücken.

1. Stelle dich mit dem vorderen Teil der Füße auf eine Erhöhung wie eine Stufe oder ein Step-Brett. Die hintere Hälfte der Füße schwebt in der Luft. Senke die Fersen so weit du kannst nach unten.
2. Hebe die Fersen nun so weit an wie möglich. Deine Knie bleiben die ganze Zeit gestreckt.

Hinweis: Harre in beiden Positionen kurz aus und vermeide Federbewegungen.

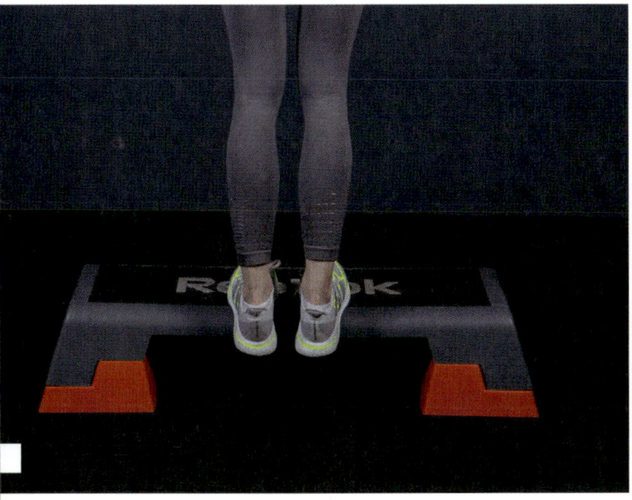

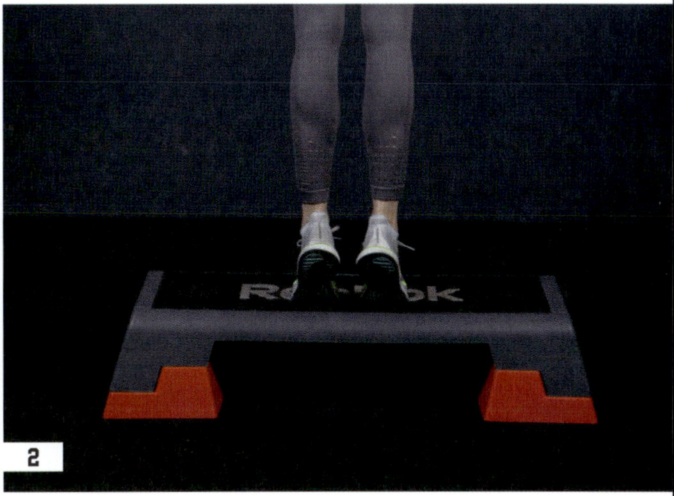

Varianten: Rotiere die Füße nach innen oder außen, um etwas andere Anteile der Wadenmuskulatur anzusprechen.

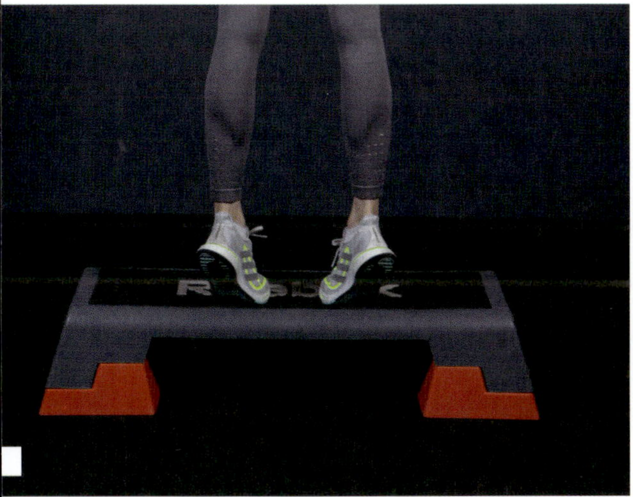

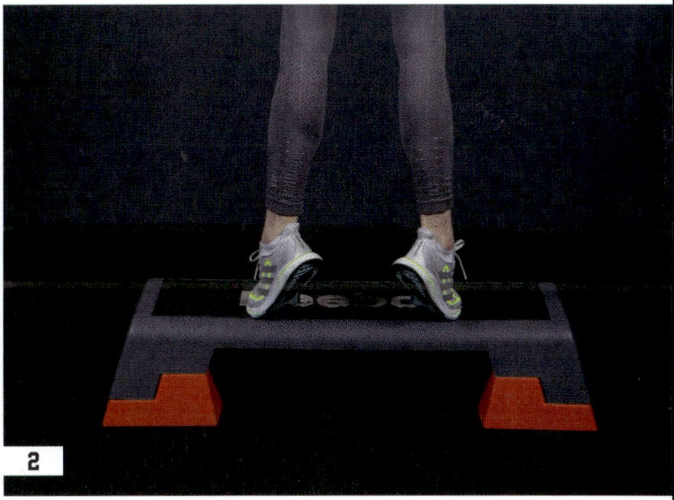

Die in den Übungen angesprochene Muskulatur auf einen Blick

In der folgenden Übersichtstabelle kannst du auf einen Blick sehen, welche Muskulatur bei welcher Übung in welchem Umfang angesprochen wird.

ÜBUNGEN/MUSKULATUR	OBERSCHENKEL-VORDERSEITE		OBERSCHENKEL-RÜCKSEITE			GESÄSS	WADEN		CORE-MUSKULATUR		
	Vasti-Muskulatur	M. rectus femoris	M. bizeps femoris	M. semitendinosus	M. semimembranosus	M. glutaeus maximus	M. gastrocnemius	M. soleus	M. rectus abdominis	M. obliquus externus abdominis	M. erector spinae
High-Bar-Kniebeuge	+++	++	+	++	+	++	-	-	++	++	+
Low-Bar-Kniebeuge	++	+	++	+++	+++	+++	-	-	++	++	++
Frontkniebeuge	+++	++	+	+	+	++	-	-	++	++	+
Kniebeuge an der Smith-Maschine	++	++	+	+	+	++	-	-	+	+	+
Beinstrecker	+	+++	-	-	-	-	-	-	-	-	-
Beinpresse	++	+	+	+	+	++	-	-	-	-	-
Konventionelles Kreuzheben	+	+	++	++	++	++	-	-	++	++	+++
Sumo-Kreuzheben	++	+	++	++	++	++	+	+	++	++	++
Rumänisches Kreuzheben	-	-	++	++	++	++	-	-	+	+	++
Gestrecktes Kreuzheben	-	-	++	++	++	++	-	-	+	+	++
Bulgarian Split Squat	+++	+	+++	++	++	+++	-	-	-	-	-
Split Squat mit Erhöhung vorn	+++	+	++	++	++	+++	-	-	-	-	-
Hip Thrust	-	-	+++	+++	+++	++++	-	-	+	+	++
Kickback	+	-	+++	++	++	++	-	-	-	-	-
Beinbeuger-Maschine	-	-	+++	+++	++	-	+	-	-	-	-
Nordic Hamstring Curl	-	-	++	+++	++	++	-	-	-	-	-
Liegender Bein-Curl	-	-	++	++	++	-	-	-	-	-	-
Back Extension am Rückenstrecker-Gerät	-	-	+++	++	++	+++	-	-	+	+	+++
Wadenheben mit gestreckten Beinen	-	-	-	-	-	-	+++	+	-	-	-
Wadenheben mit gebeugten Beinen	-	-	-	-	-	-	+	+++	-	-	-

+ beteiligt, ++ deutlich beteiligt, +++ hauptsächlich beteiligt, ++++ erwähnenswerte starke Beteiligung, - nicht beteiligt

Die Rumpfmuskulatur

Die Rumpfmuskulatur (englisch: Core) umfasst sowohl die Bauch- als auch die eigentliche Rückenmuskulatur. Zu den Bauchmuskeln gehören der gerade Bauchmuskelstrang (*Musculus Rectus abdominis*), die schrägen inneren und äußeren Bauchmuskeln (*Musculus obliquus externus* und *Musculus obliquus internus abdominis*) und der quere Bauchmuskel *(Musculus transversus abdomninis)*. Hinten gelegen sind der Rückenstrecker (*Musculus erector spinae*, umgangssprachlich und unpräzise oft als »unterer Rücken« bezeichnet) und der quadratischer Lendenmuskel *(Musculus quadratus lumborum)*. Zum Training dieser Muskelgruppen kann sowohl Equipment als auch das eigene Körpergewicht genutzt werden.

Warum Extra-Bauchmuskelübungen zum Training gehören

Auch wenn bei schweren Grundübungen wie der Kniebeuge oder dem Kreuzheben sowie bei unilateralen Übungen die Rumpfmuskulatur teilweise in hohem Maße involviert wird, werden deren Funktionen primär statisch statt dynamisch, und damit unvollständig – und zudem selten bis zur Erschöpfung – trainiert. Deswegen solltest du, unter anderem aus gesundheitlichen Gründen, zusätzlich Bauchmuskelübungen in dein Trainingsprogramm integrieren.

Der gerade Bauchmuskel

Der gerade Bauchmuskel *(Musculus rectus abdominis)* ist unter anderem für die Rumpfbeugung und die Bauchpresse zuständig. Wenn du diese Muskelgruppe optimal trainieren willst, solltest du Übungen wählen, die genau diese Funktionen erfüllen.

CURL-UP MIT KURZEM UND LANGEM HEBEL

Der traditionelle Curl-up, auch Crunch genannt, wird nicht nur häufig als »die« Bauchübung schlechthin bezeichnet, sondern zeichnet sich auch durch eine der höchsten Aktivitäten der geraden Bauchmuskeln aus. Im Gegensatz zu Sit-ups, bei denen die Bewegung häufig aus den Hüftbeugern ausgeführt wird, was buchstäblich einem Aufsetzen ähnelt, wird beim Curl-up nur der Rumpf gebeugt. Da die Funktion der geraden Bauchmuskeln nur in der Rumpfbeugung und nicht in der Hüftbeugung besteht, erklärt dies auch, warum die Aktivität in diesem zentralen Muskel hier besonders hoch beziehungsweise höher als beim Sit-up ist (140). Eine ebenso hohe Aktivität wurde beim V-up, bei der Plank und bei der seitlichen Plank beobachtet (141).

Wichtig bei diesen Übungen ist die progressive Steigerung. Eine solche progressive Steigerung erreichst du sowohl dann, wenn du an Bauchmuskelmaschinen trainierst, die zur Beanspruchung der gleichen Bauchmuskelfunktion konstruiert wurden, als auch, wenn du bei Eigengewichtsübungen zusätzliches Gewicht benutzt oder die Hebelverhältnisse veränderst. Änderst du beispielsweise die Armhaltung – etwa statt die Arme vor dem Körper zu halten, sie hinter den Kopf bringen –, dann vergrößert sich der Hebel, wodurch der Rumpf härter arbeiten muss. Vergleicht man die Muskelaktivität der geraden sowie der seitlichen Bauchmuskeln beim Curl-up mit langem Hebel mit der des kurzen Hebels, so konnte gezeigt werden, dass die Aktivität mit langem Hebel deutlich erhöht ist (142).

CURL-UP MIT KURZEM HEBEL

1. Lege dich auf den Rücken und achte darauf, dass deine Lendenwirbelsäule auf dem Boden aufliegt. Winkle die Beine an und stelle die Füße auf. Positioniere die Arme an den Schläfen oder variiere nach Schwierigkeitsgrad (siehe Seite 204).
2. Beuge nun den Rumpf, indem du die Schulterblätter vom Boden anhebst. Der Kopf bleibt dabei in einer neutralen Position, der Nacken bleibt lang. In der obersten Position kannst du keine weitere Bewegung mehr ohne zusätzliche Hüftbeugung ausführen. Senke den Rumpf nun wieder in Richtung Boden. Halte dabei die Spannung.

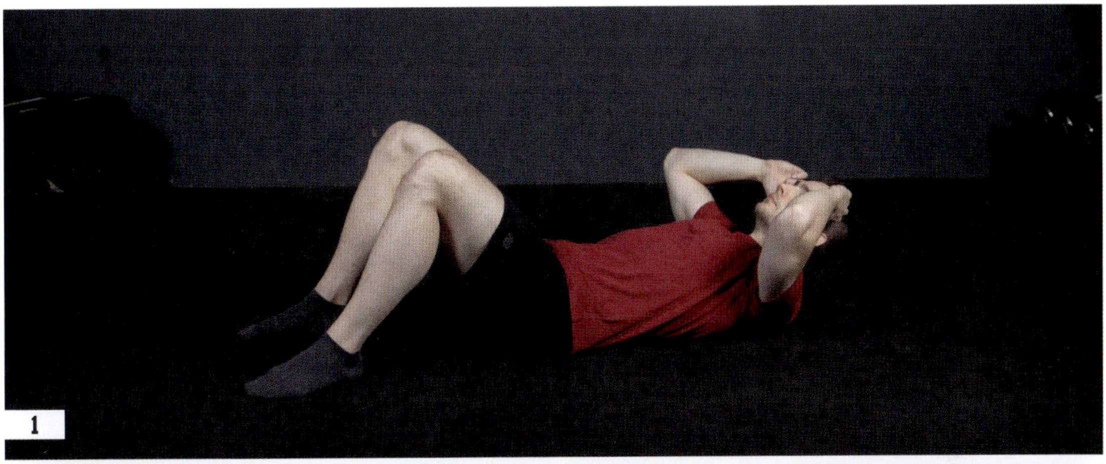

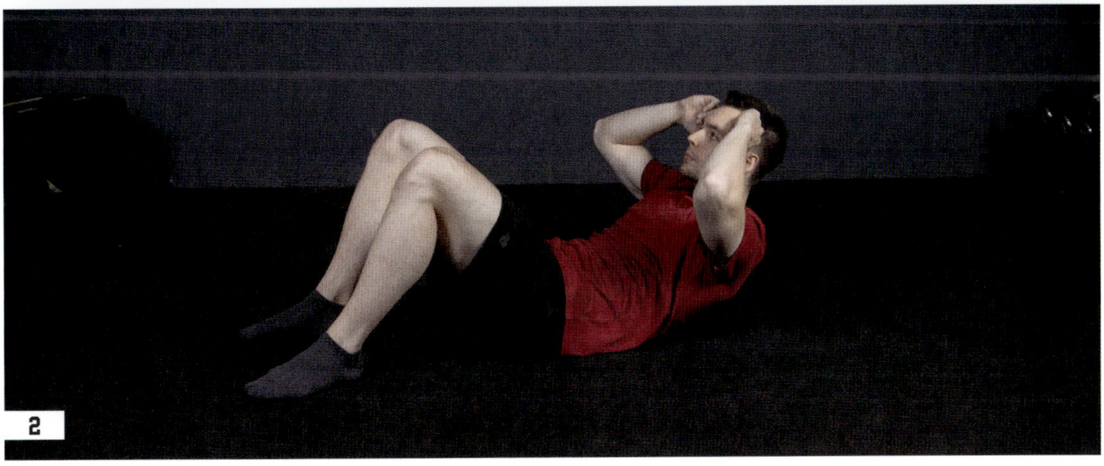

CURL-UP MIT LANGEM HEBEL

1. Lege dich auf den Rücken und achte darauf, dass deine Lendenwirbelsäule auf dem Boden aufliegt. Winkle die Beine an und stelle die Füße auf. Positioniere die Arme hinter dem Kopf.
2. Beuge nun den Rumpf, indem du die Schulterblätter vom Boden anhebst. Der Kopf bleibt dabei in einer neutralen Position, der Nacken bleibt lang. In der obersten Position kannst du keine weitere Bewegung mehr ohne zusätzliche Hüftbeugung ausführen. Senke den Rumpf nun wieder in Richtung Boden. Halte dabei die Spannung.

Variante: Du kannst den Schwierigkeitsgrad der Übung mit der Position der Arme leicht verändern.

- Arme gestreckt vor dem Körper = sehr einfach
- Arme überkreuzt vor der Brust = einfach
- Arme an den Schläfen = moderat
- Arme hinter dem Kopf = schwierig

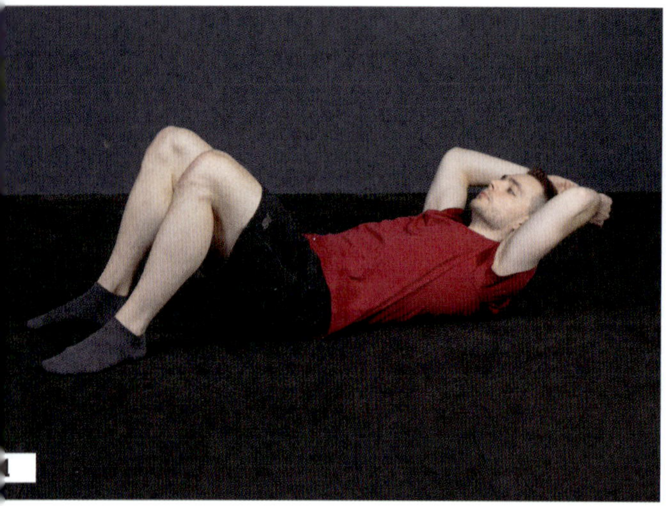

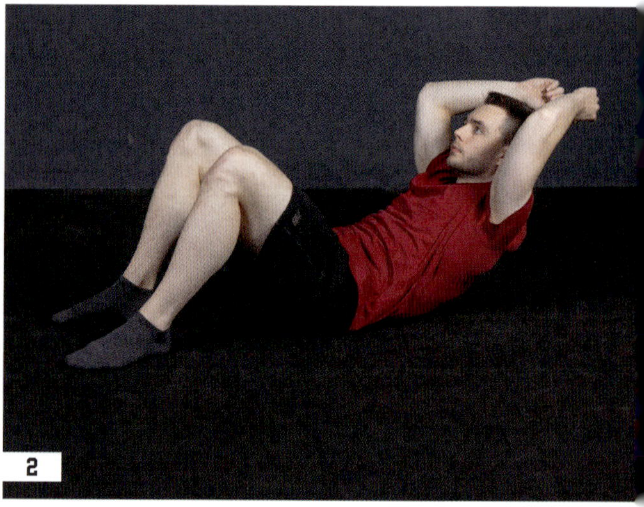

PLANK

Um den Körper in einer stabilen geraden Linie im Unterarmstütz zu halten, muss die Rumpfmuskultur isometrisch Kraft erzeugen. Die Plank wird häufig eingesetzt, um die Stabilität des Rumpfes zu verbessern. Die verbesserte Stabilität der Körpermitte lässt sich auch auf andere Krafttrainingsübungen übertragen, zum Beispiel Kniebeugen und Kreuzheben, um die Kraft langfristig zu steigern und Verletzungen vorzubeugen. Es konnte zudem gezeigt werden, dass der *Musculus rectus abdominis* nach vier Wochen Plank-Training an Muskeldicke zunahm (143). Es gibt verschiedene Möglichkeiten, die Plank auszuführen. In einer Studie wurde die Muskelaktivität zwischen der traditionellen Plank, der Plank mit aufgerichtetem Becken, der traditionellen Plank mit langen Hebeln und der Plank mit aufgerichtetem Becken und langen Hebeln verglichen. Letztere erzeugte aufgrund des größeren Hebels eine höhere Aktivität im *Musculus rectus abdominis* sowie in den schrägen Bauchmuskeln (144). Da Planks mit langem Hebel anstrengender sind, empfiehlt es sich, als Anfänger zunächst mit der klassischen Plank zu beginnen.

Komm in einen Unterarmstütz, indem du dich auf Unterarme und Fußballen stützt und deinen gesamten Körper streckst. Die Ellbogen sind direkt unter den Schultern platziert. Die einzigen Kontaktpunkte zum Boden sind deine Unterarme und deine Zehen. Halte die Spannung im Gesäß und im ganzen Körper.

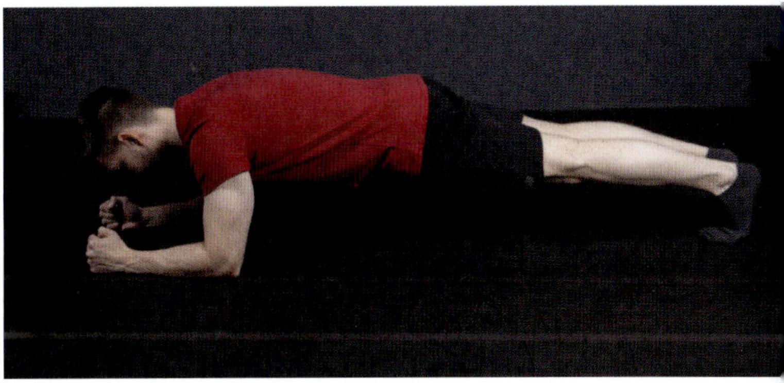

Variante: Wenn du fortgeschritten bist, kannst du in dieser Position einen längeren Hebel einsetzen, indem du deine Unterarme weiter vorn in Richtung deines Kopfes oder darüber hinaus platzierst.

Tipp: Eine progressive Belastungssteigerung kannst du gewährleisten, indem du die Dauer (2 × 30 Sekunden, 2 × 40 Sekunden), den Umfang (2 × 30 Sekunden, 3 × 30 Sekunden) oder Zusatzgewichte (Gewichtsscheiben auf dem Rücken) zur Intensitätssteigerung nutzt.

Die schrägen Bauchmuskeln

Auf der linken und rechten Körperseite befinden sich jeweils die inneren *(Musculus oliquus internus abdominis)* und die äußeren *(Musculus obliquus externus abdominis)* schrägen Bauchmuskeln. Während die Aufgabe des inneren Teils *(Musculus oliquus internus abdominis)* die Drehung des Rumpfes zur gleichen Seite ist, ist der äußere Teil *(Musculus obliquus externus abdominis)* für eine Drehung des Rumpfes zur Gegenseite verantwortlich.

ROTATION AM KABELZUG

Der Kabelzug eignet sich wunderbar, um die schrägen Bauchmuskeln zu trainieren. Bei Rotationsbewegungen wird jeweils die eine Seite der schrägen Bauchmuskeln aktiviert wird, während die andere nicht beteiligt ist. Da Rotationen üblicherweise abwechselnd ausgeführt werden, werden die gesamten schrägen Bauchmuskeln gleichermaßen trainiert. Beide seitlichen Bauchmuskeln sind stark während dynamischen Curl-ups und Sit-ups, aber auch in statisch gehaltenen Plank-Positionen aktiv (141).

Seltener wird jedoch ihre Rotationsfunktion beachtet. So führen Curl-ups mit Rotationsbewegung zwar zu einer Reduktion der Aktivität der geraden Bauchmuskeln *(Musculus rectus abdominis)*, erhöhen allerdings die Aktivität der seitlichen Bauchmuskeln durch abwechselnde Ausführung im Vergleich zum regulären Curl-up (142). Während diagonale Curl-ups zwar die seitlichen Bauchmuskeln in die Rotationsbewegung mit einbeziehen, dies aber nur in einem begrenzten Rahmen möglich sind, sind reine Rotationsbewegungen an geeigneten Maschinen oder Kabelzügen zusätzlich empfehlenswert, da hier der gesamte Bewegungsumfang der seitlichen Bauchmuskeln genutzt werden kann (145).

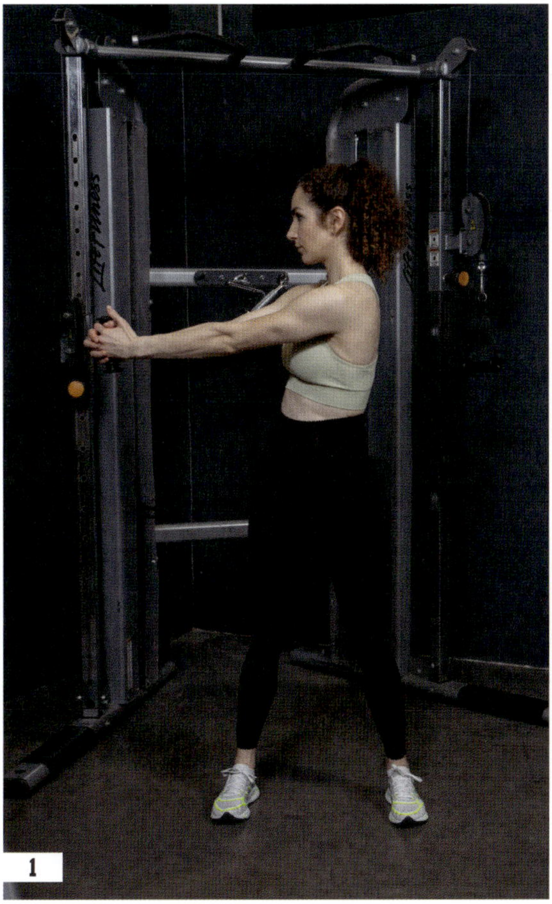

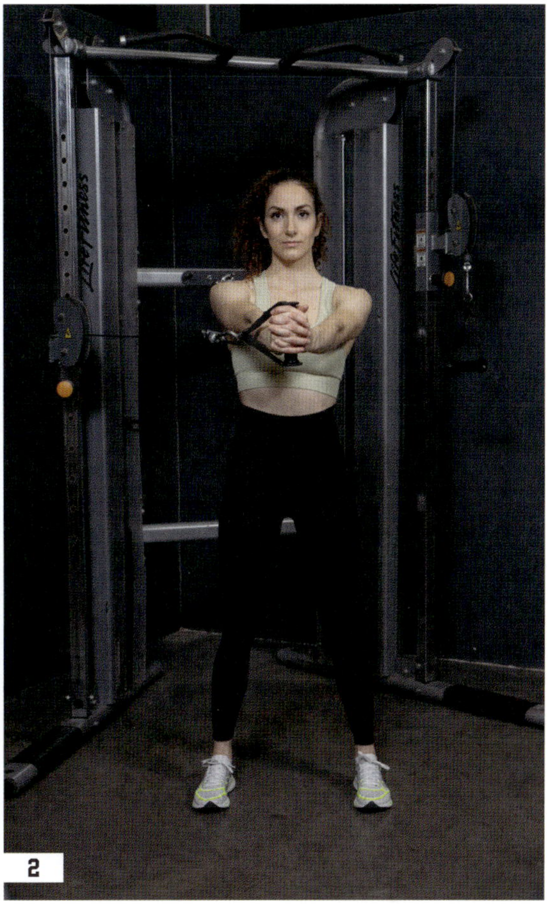

1. Stelle dich seitlich zum Kabelzug und halte das Kabel mit beiden Händen und gestreckten Armen fest.
2. Ziehe nun das Kabel durch eine Rotationsbewegung weg vom Befestigungspunkt des Kabels, dabei bewegt sich dein Oberkörper. Gewährleiste dabei, dass deine Hüfte nicht mitrotiert und du diese Bewegung wirklich nur im Rumpf durchführst.

Hinweis: Wechsle die Richtung und führe die Bewegung zu beiden Seiten und in beide Richtungen aus.

PALLOF PRESS AM KABELZUG

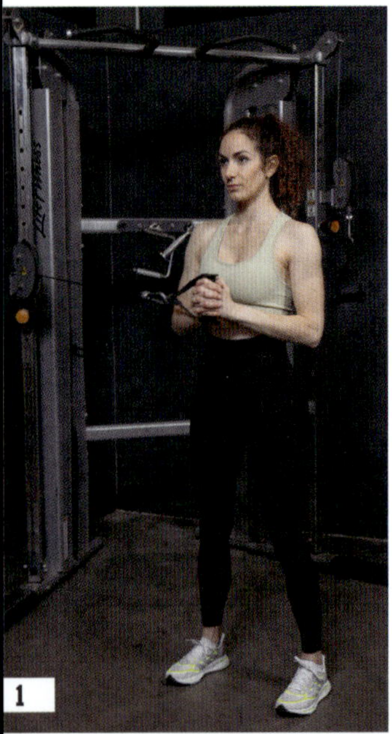

1

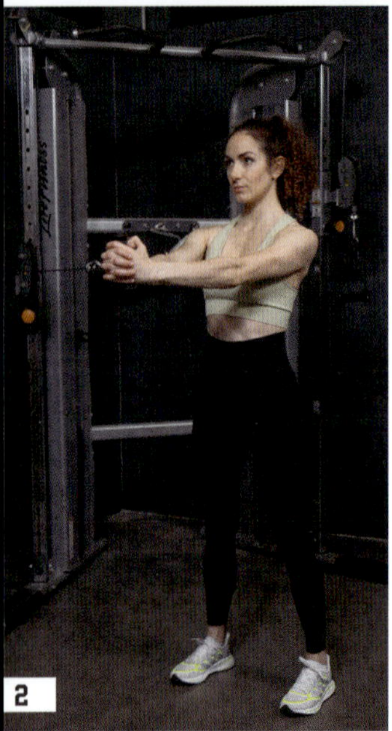

2

Der Pallof Press ist eine Übung, die von Anhängern des Functional Training der Kategorie Antirotation zugeordnet wird. »Antirotation« bedeutet jedoch nichts anderes, als dass die Rumpfmuskulatur isometrisch gegen eine Rotation arbeitet. Es konnte gezeigt werden, dass ein isometrisches Core-Training, inklusive Pallof Press, die Rumpfstabilität im Vergleich zu einem dynamischen Rumpftraining signifikant verbesserte (146). Diese wiederum kann einen positiven Einfluss auf die Rumpfstabilität bei mehrgelenkigen Übungen wie der Kniebeuge oder dem Kreuzheben haben. Denn eine verbesserte Rumpfstabilität ermöglicht es nicht nur, langfristig mehr Gewicht zu bewegen, sondern macht den Körper auch widerstandsfähiger gegen Verletzungen. Beides sind Faktoren, die direkt oder indirekt den Muskelaufbau nachhaltig beeinflussen können.

Hinsichtlich der Muskelaktivität konnten unterschiedliche unilateral ausgeführte Rudervariationen gegenüber bilateral ausgeführten Ruderübungen zeigen, dass die Aktivität des *Musculus obliquus externus* deutlich ansteigt (146). Dabei gleicht die Ruderbewegung der des Pallof Press sehr, nur wirkt beim Letzteren der Widerstand aus einer anderen Ausrichtung (147). Beim Pallof Press wird eine ähnliche Position wie bei der Rumpfrotation am Kabelzug eingenommen. Im Gegensatz zu den Rotationen wird bei dieser Übung jedoch isometrisch eine Rumpfspannung aufgebaut, indem man seitlich zum Kabelzug steht und das Kabel zu sich heranzieht und wegschiebt. Dadurch entstehen Rotationskräfte, denen man widerstehen muss.

1. Stelle dich seitlich zum Kabelzug und halte das Kabel mit beiden Händen knapp vor deiner Brust fest.
2. Strecke deine Arme nun aus, während du die Spannung auf deinen gesamten Rumpf beibehältst, um einer Rotationsbewegung zu widerstehen. Bewege die Arme anschließend wieder in die Ausgangsposition.

SEIT-PLANK

Eine der höchsten Aktivitäten nicht nur in den geraden Bauchmuskeln, sondern auch in der seitlichen Bauchmuskulatur wird durch die traditionelle Plank hervorgerufen (141). Durch das Variieren der Plank von der frontalen Ausrichtung in die Seitenlage konnten allerdings noch höhere Aktivitäten in der seitlichen Bauchmuskulatur beobachtet werden als in der traditionellen Plank oder der bilateralen und unilateralen Glute-Bridge genannten Glutaeus-Brücke (148). Es zeigte sich ebenfalls, dass die seitliche Plank, kombiniert mit einer maximalen Ausatmung, die Aktivität der seitlichen Bauchmuskulatur sogar noch weiter steigern kann (149).

Stütze dich seitlich auf einen Unterarm und strecke den gesamten Körper in einer »geraden« Linie. Die einzigen Kontaktpunkte zum Boden sind dein Unterarm und eine Fußaußenseite. Siehe zu, dass dein Gesäß unter Spannung ist.

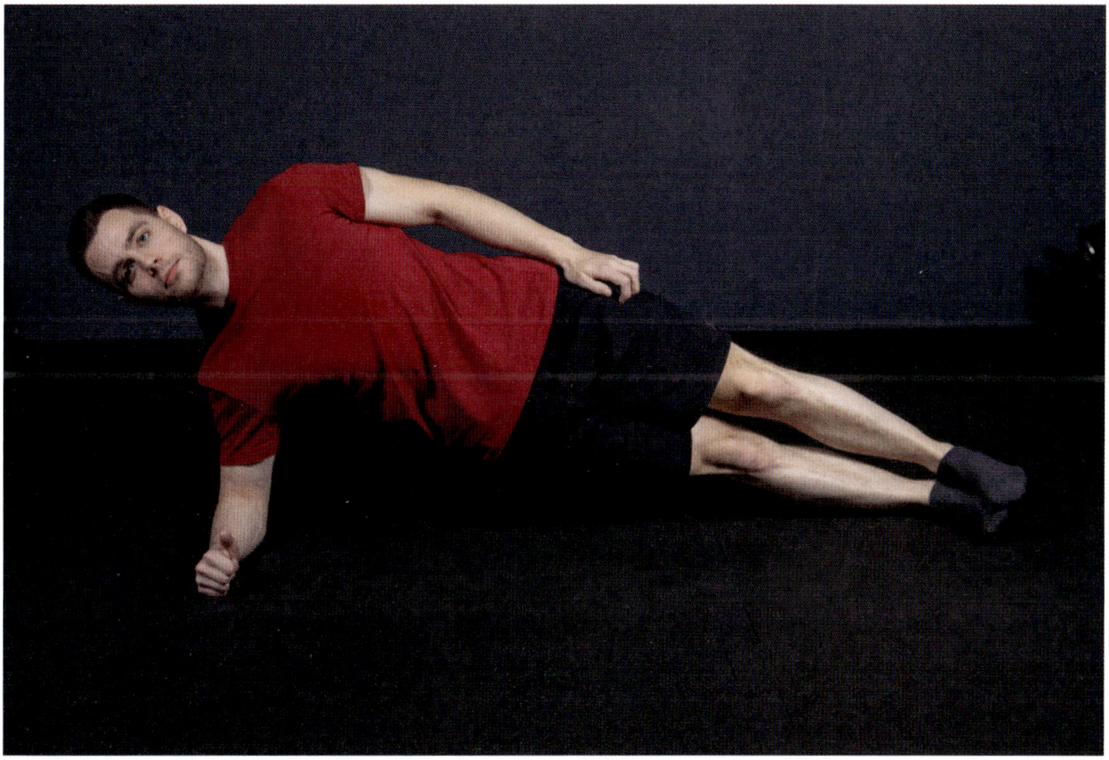

Der Rückenstrecker

Streng genommen ist es gar kein einzelner Muskel: Der Rückenstrecker *(Musculus erector spinae)* besteht aus einem komplexen Rückenmuskelsystem, das in einen medialen und einen lateralen Trakt unterschieden wird. Der Einfachheit halber werden wir diese nicht einzeln betrachten, sondern nur die Hauptfunktion des *Musculus erector spinae*, die Aufrichtung der Wirbelsäule, behandeln. Aus diesem Grund ist dieser große Muskel im Endeffekt relativ einfach zu trainieren.

BACK EXTENSION AM RÜCKENSTRECKER-GERÄT

Die Funktion des Rückenstreckers ist wie bereits erwähnt die Streckung der Wirbelsäule. Neben der Verletzungsprophylaxe kann ein starker Rückenstrecker bei Übungen wie dem schweren Kreuzheben hilfreich sein, um einer Beugung des unteren Abschnitts der Wirbelsäule unter Last entgegenzuwirken. Beim Vergleich der traditionellen Rückenstreckübung am Gerät mit dem gestreckten Kreuzheben und der Rückenstreckmaschine konnte eine Tendenz zu einer höheren Aktivität des unteren Rückenstreckers sowohl bei der Maschinen- als auch bei der freien Rückenstreckübung festgestellt werden (150).

Interessanterweise konnten bei der freien Rückenstreckübung am Gerät sehr hohe Aktivitäten des *Musculus bizeps femoris* und der Gesäßmuskulatur beobachtet werden. Dies lässt sich damit erklären, dass die Hüftstreckung ein großer Bestandteil der Übungsausführung ist. Aus diesem Grund eignet sich diese Übung nicht nur für den Muskelaufbau der Rückenmuskulatur, sondern auch für die Hüftstreckmuskulatur.

Darüber hinaus weist die Forschung darauf hin, dass Übungen wie das Kreuzheben allein nicht ausreichen, um den Rückenstrecker angemessen zu trainieren (151). Aus diesem Grund ist ein zusätzliches isoliertes Training des Rückenstreckers an Rückenstreckmaschinen oder durch freie Rückenstreckübungen sinnvoll.

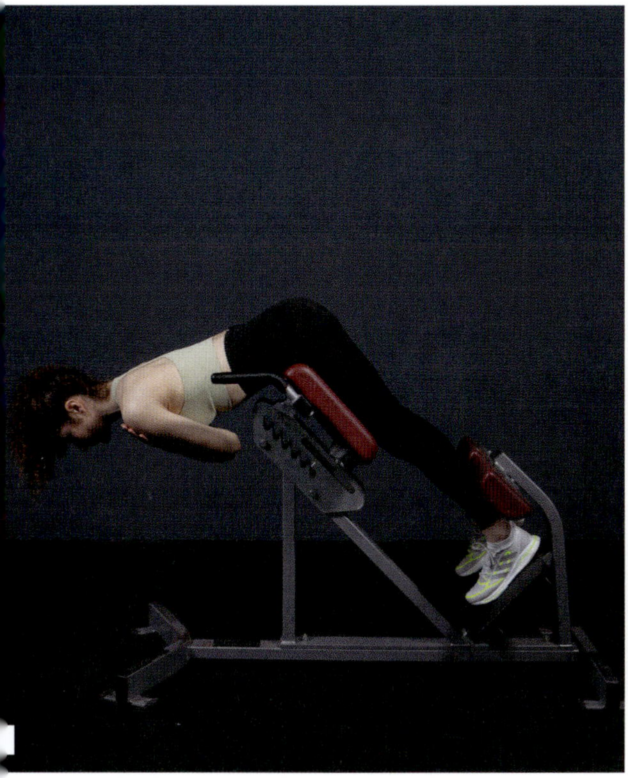

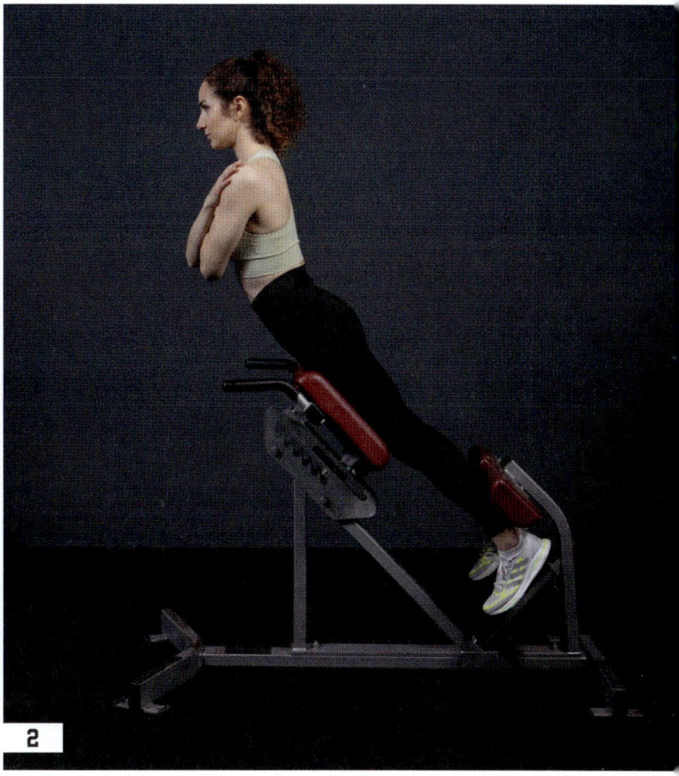

2

1. Stelle das Rückenstrecker-Gerät so ein, dass sich deine Hüfte bei gestreckten Beinen knapp über dem Polster befindet.
2. Senke deinen gestreckten Oberkörper mit überkreuzten Armen so weit nach unten wie möglich. Richte dich im nächsten Schritt wieder auf. Der Rücken darf dabei etwas überstreckt werden.

Hinweis: Der Rückenstrecker hat seinen Namen aufgrund seiner Hauptfunktion: das Aufrichten der »eingerollten« Wirbelsäule. Aus diesem Grund darf das segmentale (Wirbel für Wirbel) Einrunden der Wirbelsäule gern in die freien Rückenstreckerübungen integriert werden.

Variante: Senke deinen Oberkörper nach vorne und rolle dich dabei Wirbel für Wirbel ein, während du deine Arme vor der Brust gekreuzt hältst. Rolle dich im nächsten Schritt wieder auf, bis du gestreckt bist.

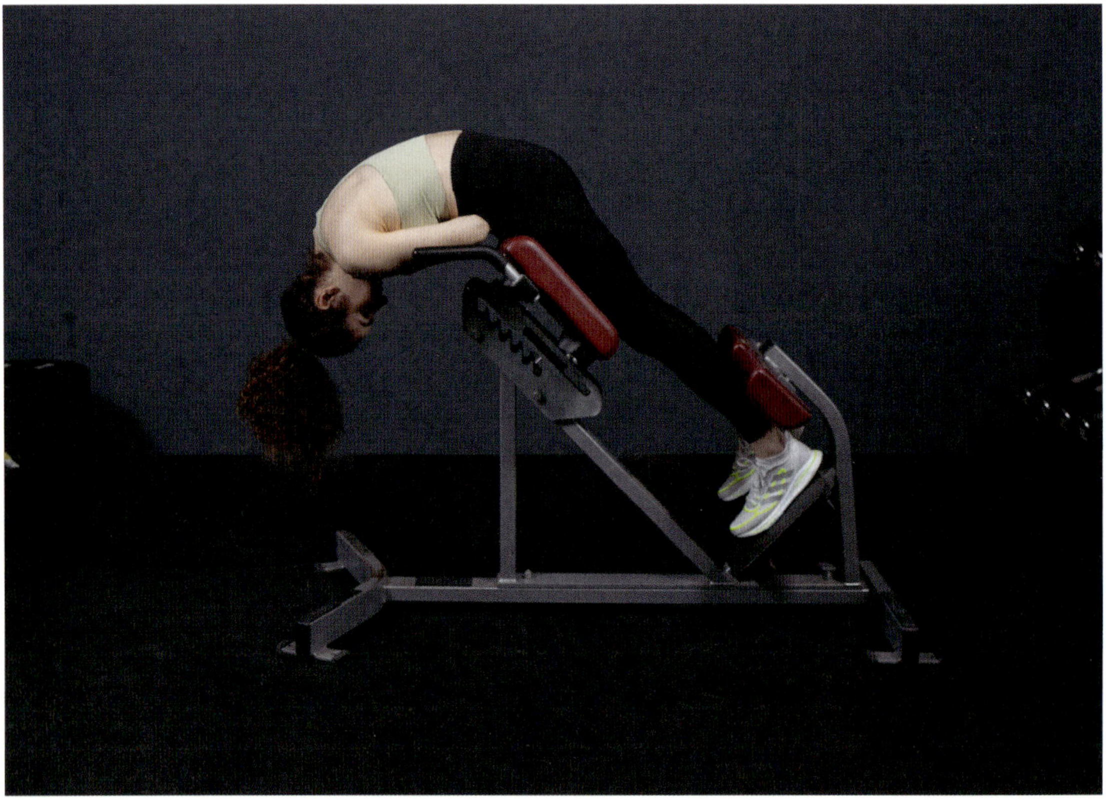

Die in den Übungen angesprochene Muskulatur auf einen Blick

In der folgenden Übersichtstabelle kannst du auf einen Blick sehen, welche Muskulatur bei welcher Übung in welchem Umfang angesprochen wird. Nutze diese Übersicht, wenn du deinen Trainingsplan nach deinen Bedürfnissen zusammenstellst.

ÜBUNGEN/MUSKULATUR	CORE-MUSKULATUR		
	Musculus rectus abdominis	Musculus obliquus externus et internus abdominis	Musculus erector spinae
Curl-up mit kurzem Hebel	++	+	-
Curl-up mit langem Hebel	+++	++	-
Sit-up	+	+	-
V-up	++	+	-
Plank	++	+	+
Plank mit langem Hebel	+++	++	+
Seit-Plank	++	+++	+
Curl-up mit Rotation	+	+++	-
Rotation am Kabelzug	-	+++	+
Pallof Press am Kabelzug	++	+++	+
Back Extension am Rückenstrecker-Gerät	+	+	+++

+ beteiligt, ++ deutlich beteiligt, +++ hauptsächlich beteiligt, - nicht beteiligt

5 HYPERTROPHIE UND ERNÄHRUNG

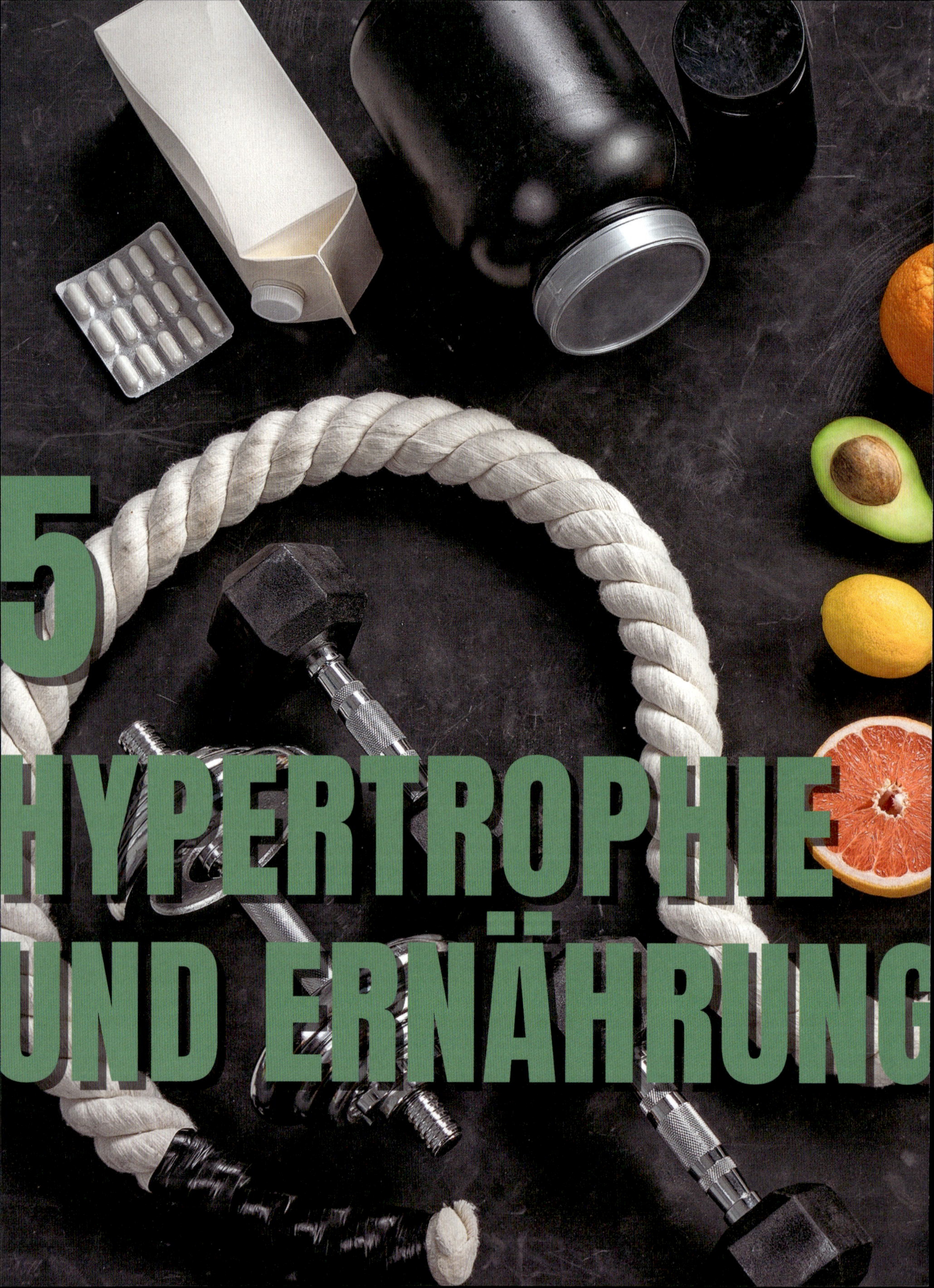

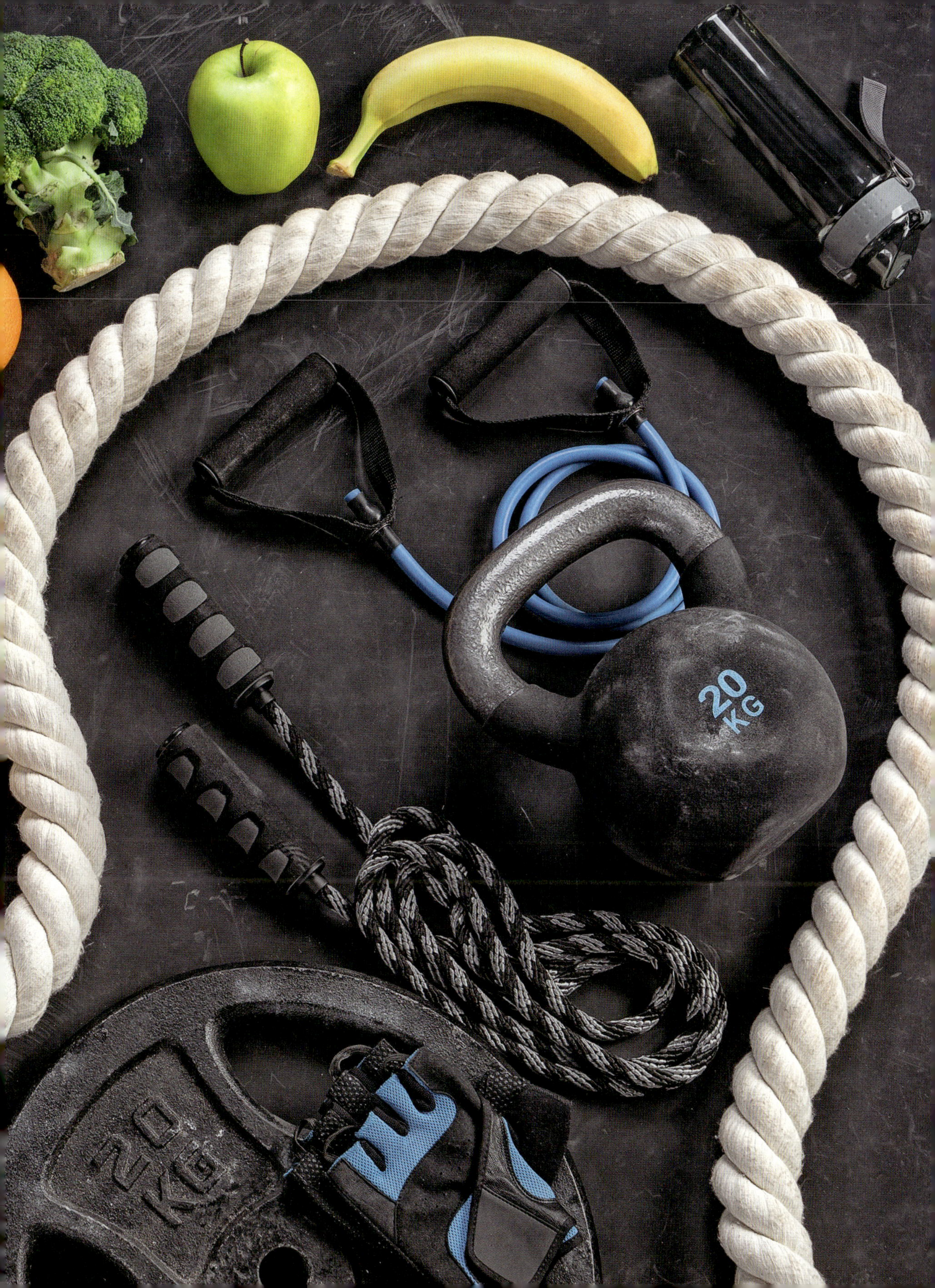
20 KG

Was ist Ernährung?

Zur Ernährung zählen, einfach gesagt, alle Stoffe, die du deinem Körper zuführst und die er verstoffwechseln kann. Das Ziel unseres Stoffwechsels ist es, unseren Organismus am Leben zu erhalten oder neue Strukturen wie zum Beispiel Muskelfasern aufzubauen (152). Wichtige Bausteine für unseren Körper sind unter anderem die Glukose (GL), die (proteinogenen) Aminosäuren (AS) und das Acetyl-Coenzym A (Acetyl-CoA). Dabei spielt das Acetyl-CoA die wichtigste Rolle aller drei Bausteine. Acetyl-CoA ist im Grunde der Grundbaustein für alle Makronährstoffe – Kohlenhydrate, Proteine und Fettsäuren – im menschlichen Körper (153).

Der Mensch ist so konditioniert, dass er in regelmäßigen Abständen Nahrung zu sich nehmen muss, damit die auf- und abbauenden Prozesse des Körpers nicht zu stark gestört werden. In besonderen Lebenssituationen wie einer Hungerperiode – heutzutage in der westlichen Welt eher unwahrscheinlich – ist unser Organismus in einem Nährstoffdefizit und ist imstande, fehlende Makronährstoffe wie Kohlenhydrate, Fettsäuren und einzelne Aminosäuren selbst herzustellen (zu synthetisieren). Für unser Ziel, Muskeln aufzubauen, ist es aber eher kontraproduktiv, konstant über einen längeren Zeitraum in einem Nährstoff- oder Kaloriendefizit zu sein.

Der Unterschied zwischen Nährstoff- und Kaloriendefizit **INFO**

Unter Nährstoffdefizit versteht man, wenn trotz regelmäßiger Nahrungsaufnahme bestimmte Nährstoffe, wie zum Beispiel Proteine, Fette oder Vitamine, nicht ausreichend aufgenommen werden. Bei einem Kaloriendefizit hingegen kann das Verhältnis der einzelnen Nährstoffe optimal sein, ist jedoch von der Gesamtmenge zu gering, um den Istzustand zu erhalten.

Die Aufnahme von Nährstoffen und deren Einfluss auf den menschlichen Stoffwechsel

Im Grunde ist es ganz simpel: Wir können alles als Nahrung bezeichnen, wofür wir das passende Werkzeug zur Verdauung im Körper besitzen. Als Werkzeuge werden vor allem Enzyme und Transportmoleküle verstanden, die die Nahrung zum einen zerkleinern (spalten) und im Anschluss an die unterschiedlichen Zellen im Körper transportieren, wo sie weiter verstoffwechselt werden. Besitzen wir nicht das passende Werkzeug, so können wir die Nahrung nicht weiterverarbeiten.

Unser Körper besitzt für die Verstoffwechslung von Nährstoffen eine Vielzahl an Stoffwechselwegen. Dabei können die Stoffwechselwege in anabole und katabole Prozesse unterteilt werden. Unter anabolen Stoffwechselprozessen werden alle Prozesse verstanden, bei denen Energie benötigt wird, um bestimmte Bausteine wie Proteine oder Kohlenhydrate herzustellen. Bei den katabolen Prozessen, werden hingegen Bausteine verstoffwechselt, um Energie daraus zu gewinnen. Außerdem gibt es eine Regel bei der Regulation der anabolen und katabolen Stoffwechsel: Entweder wird Energie verbraucht oder benötigt, daher können anabole und katabole Stoffwechselwege nicht gleichzeitig ablaufen (153). Für unser Ziel der Hypertrophie spielt vor allem der Proteinstoffwechsel, der aus Proteinbiosynthese und Proteinabbau besteht, eine besondere Rolle. Dennoch sollten die Stoffwechselwege für Kohlenhydrate und Fette nicht unberücksichtigt bleiben, da auch sie einen Einfluss auf die Hypertrophie haben können. In den nachfolgenden Abschnitten wirst du die wichtigsten Merkmale der drei Stoffwechselwege und ihren Einfluss auf die Hypertrophie kennenlernen.

Die Energiebilanz erheben und auswerten

Bevor wir uns die einzelnen Stoffwechselwege genauer anschauen, ist es wichtig zu erkennen, dass neben dem Verhältnis von Kohlenhydraten, Fetten und Proteinen und deren zugeführter Grammzahl vor allem die Gesamtmenge an zugeführter Energie eine wichtige Rolle für die Hypertrophie spielt. In der internationalen Gesellschaft für Sporternährung (International Society of Sports Nutrition) ist sich der Großteil der Mitglieder einig, dass ein Kalorienüberschuss in Kombination mit Krafttraining die optimale Herangehensweise ist, um die Magermasse zu steigern (154) . Es wird zusätzlich darauf hingewiesen, dass du trotzdem auf die Zusammensetzung der Makronährstoffe sowie den Umfang und die Dauer des Kalorienüberschusses achten solltest. Außerdem spielen dein Alter sowie dein Trainingszustand eine wichtige Rolle.

Um jedoch erst mal herauszufinden, wie viel Energie eine Person am Tag abgibt (umgangssprachlich »verbraucht«), gibt es eine Vielzahl an Methoden und Schätzformeln, mit denen der Grundumsatz annähernd ermittelt werden kann. Hierbei muss darauf hingewiesen werden, dass eine exakte Berechnung des Grundenergieumsatzes nicht möglich ist, da eine Vielzahl an internen (Körperzusammensetzung, Alter, Geschlecht, Gesundheitszustand und so weiter) und externen Faktoren (zum Beispiel Umwelteinflüsse und Stress) die tägliche Energiebilanz beeinflusst. Zu den gängigsten Methoden, den Energieumsatz zu ermitteln, gehören die direkte und indirekte Kalorimetrie sowie die Harris-Benedict-Formel, die Mifflin-St.-Jeor- und die allgemeine Schätzformel (nach WHO, der Weltgesundheitsorganisation).

Berechnung des Grundenergieumsatzes

INFO

Harris-Benedict-Formel

Männer: 66,47 + (13,7 × Körpergewicht in kg) + (5 × Körpergröße in cm) – (6,8 × Alter in Jahren) = Grundumsatz

Frauen: 655,1 + (9,6 × Körpergewicht in kg) + (1,8 × Körpergröße in cm) – (4,7 × Alter in Jahren) = Grundumsatz

Mifflin-St.-Jeor-Formel

Männer: (9,99 × Körpergewicht in kg) + (6,25 × Körpergröße in cm) – (4,92 × Alter in Jahren) + 5

Frauen: (9,99 × Körpergewicht in kg) + (6,25 × Körpergröße in cm) – (4,92 × Alter in Jahren) – 161

Allgemeine Schätzformel

Männer: Körpergewicht in kg × 24 h × 1,0

Frauen: Körpergewicht in kg × 24 h × 0,9

Eigentlich wird die Energie in Joule oder Kilojoule angegeben. Jedoch wird heutzutage im Allgemeinen weiterhin die Energie für die Makronährstoffe sowie den täglichen Verbrauch in der alten Einheit Kilokalorie (kcal) berechnet und angegeben.

Neben dem Grundumsatz muss zusätzlich der Arbeits- und Freizeitumsatz berechnet werden. Diese werden häufig zusammengefasst und mithilfe des PAL-Faktors (englisch: Physical Activity Level) oder mit dem MET-Wert (englisch: Metabolic Equivalent of Task) angegeben und mit dem Grundumsatz verrechnet. Der PAL-Wert bezieht sich dabei auf den gesamten Tag von 24 Stunden, wohingegen 1 MET den Umsatz von 1 kcal pro Kilogramm Körpergewicht pro Stunde angibt (155). Ob du jetzt deinen Grundumsatz mit dem PAL-Wert multiplizierst oder ob du die MET-Werte verwendest, ist zunächst nicht so wichtig. Nimm den Faktor, mit dem du besser rechnen kannst. In den nachfolgenden Tabellen sind einige Alltags- und Freizeitaktivitäten aufgelistet. Je nach Aktivität multiplizierst du deinen Grundumsatz mit dem Faktor/Wert.

Wichtige PAL-Werte für die Errechnung des Grundumsatzes

Arbeitsschwere und Freizeitverhalten	PAL-Wert*	Beispiel
Ausschließlich sitzende und liegende Lebensweise	1,2	Alte, gebrechliche Menschen
Aussschließlich sitzende Tätigkeit mit wenig oder keiner Freizeitaktivität	1,4–1,5	Büroangestellte:r, Feinmechanike:r
Sitzende Tätigkeit, zeitweilig auch zusätzlicher Energieaufwand für gehende und stehende Tätigkeit	1,6–1,7	Kraftfahrer:in, Fließbandarbeiter:in, Studierende, Laborant:in
Überwiegend gehende und stehende Arbeit	1,8–1,9	Verkäufer:in, Mechaniker:in, Handwerker:in, Kellner:in
Körperlich anstrengende Berufe	2,0–2,4	Bauarbeiter:in, Landwirt:in, Leistungssportler:in

*PAL-Wert: Physical Activity Level, durchschnittlicher Energiebedarf pro Tag für körperliche Aktivität als Mehrfaches des Grundumsatzes

Hinweis: Für sportliche Betätigung oder für anstrengende Freizeitaktivitäten (circa 30 bis 60 Minuten, vier- bis fünfmal proWoche) können pro Tag 0,3 PAL-Einheiten ergänzt werden.

Allgemeine MET-Werte für die Errechnung des Grundumsatzes

AKTIVITÄT	INTENSITÄT		
	gering	mittel	hoch
Gartenarbeit	3	7	7
Hausarbeiten	2–3	3–4	4–5
Schneeschaufeln	4	6	8
Holzhacken	4	5	7
Inaktivität	–	–	–
körpereigene Übungen (Calisthenics)	3	5	8
Zirkeltraining (mit kurzen Pausen)	–	–	8
Bodybuilding	3	5	7
Gewichtheben/Powerlifting/Training an Maschinen	3	5	7

Als letzter entscheidender Faktor spielt die Thermogenese (Th) eine wichtige Rolle im Gesamtenergiebedarf. Die nahrungsinduzierte Thermogenese ist die Energie, die für Umbauvorgänge der Nährstoffe benötigt wird. Im Schnitt werden circa sechs bis zehn Prozent unserer zugeführten Energie für die Verstoffwechslung unserer Nahrung verwendet. Hierbei unterscheiden sich die Makronährstoffe.

Der Anteil der Thermogenese bei den Makronährstoffen

Makronährstoff	Thermogenese
Kohlenhydrate	4–7 %
Fette	2–4 %
Proteine	15–25 %

Das bedeutet: Wenn du dich proteinreich ernährst, wird automatisch mehr Energie für die nahrungsinduzierte Thermogenese verwendet als bei einer kohlenhydrat- oder fettreichen Ernährung. Dein Gesamtenergiebedarf kann nun wie folgt berechnet werden:

Gesamtenergiebedarf (GEB) =
Grundumsatz (GU) + Arbeitsumsatz (AU) + Freizeitumsatz (FU) × Thermogenese

Kurz: GEB = (GU + AU + FU) × Th oder GEB = (GU × PAL-Wert) × Th

Mit welcher Formel soll ich arbeiten?

Mit welcher Formel du deinen Energiebedarf berechnest, ist erst mal nicht so wichtig. Alle Formeln kommen ungefähr auf das gleiche Ergebnis. Außerdem ist es nicht entscheidend, ob deine Berechnung auf 50 bis 100 Kilokalorien genau ist. Wichtig ist zunächst, dass du ungefähr weißt, wie hoch dein genereller Energiebedarf ist. Und nicht vergessen: Jeder Tag ist etwas anders, ein Trainingstag unterscheidet sich von einem Pausentag, intensives Training verlangt einen anderen Kalorienbedarf als ein aktiver Erholungstag.

Die Energiewerte (Brennwerte) der Makronährstoffe

Nachdem du jetzt weißt, wie du deinen Gesamtenergiebedarf berechnen kannst, fehlen nur noch die Energiewerte der Nährstoffe. Neben den Kohlenhydraten, Fetten und Proteinen besitzt auch Alkohol einen sehr hohen Brennwert. Ein Gramm Kohlenhydrat oder Protein liefert jeweils 4,1 Kilokalorien an Energie. Ein Gramm Fett liefert sogar 9,1 Kilokalorien und ein Gramm Alkohol etwa 7,1 Kilokalorien (156).

Die Brennwerte der Nährstoffe

Nährstoff (1 g)	kcal	kJ
Kohlenhydrat	4,1	17
Protein	4,1	17
Fett	9,1	39
Alkohol	7,1	30

Du weißt nun, wie viel Energie du jeden Tag zu dir nehmen sollst. Im nächsten Schritt schauen wir uns jetzt noch an, wie das Verhältnis zwischen Kohlenhydraten, Fetten und Proteinen sein soll. Nach aktuellem Forschungstand wird derzeit empfohlen, circa 45 bis 65 Prozent des Gesamtenergiebedarfs aus Kohlenhydraten, etwa 20 bis 35 Prozent aus Fetten und etwa 20 bis 35 Prozent aus Proteinen zu gewinnen (154, 157). Bei Kraftsportler:innen und der Intention, Muskeln aufzubauen oder sie zu erhalten (Diätphasen), sollte der prozentuale Anteil der Proteine auf jeden Fall am oberen Ende der Empfehlungen, also bei circa 30 bis 35 Prozent, liegen, um das Wachstum bestmöglich zu fördern beziehungsweise die Muskeln zu schützen. Welche genauen Grammzahlen bei den Makronährstoffen benötigt werden, wann sie zu sich genommen werden sollen sowie welchen Einfluss sie auf die Hypertrophie haben, wird in den nächsten Abschnitten erklärt.

Proteine und ihr besonderer Stellenwert beim Muskelwachstum

Unsere Muskulatur besteht physiologisch hauptsächlich aus Wasser und Proteinen. Um den Querschnitt deiner Muskulatur zu erhöhen, benötigst du daher neben dem intensiven Krafttraining die Bausteine deiner Muskelfasern: Proteine. Wir schauen uns im folgenden Abschnitt die Proteine genauer an, was ihre kleinsten Bestandteile sind, welche besondere Rolle sie besitzen sowie die wichtigsten Prinzipien bei der Proteinzufuhr und ob es Unterschiede zwischen den Proteinquellen gibt.

Die Bausteine der Proteine – die 20 proteinogenen Aminosäuren

Proteine bestehen aus 20 unterschiedlichen Aminosäuren. Jede Aminosäure besitzt dabei das gleiche Grundgerüst und unterscheidet sich nur an einem Ende (Rest). Die Aminosäuren können außerdem in unterschiedliche Subgruppen unterteilt werden, was in unserem Kontext jedoch nur eine untergeordnete Rolle spielt.

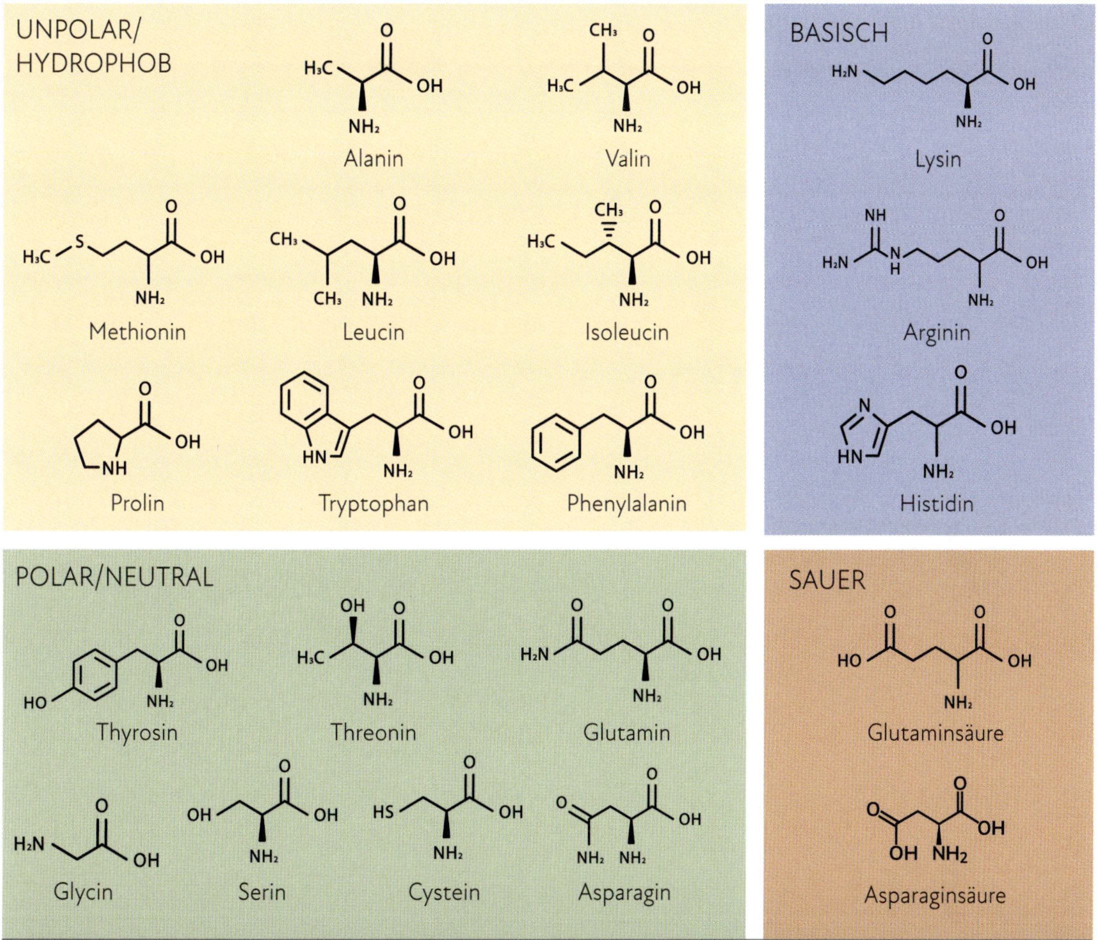

Jede der 20 verschiedenen proteinogenen Aminosäuren hat eine andere Molekülstruktur und unterscheidet sich damit etwas im Bauplan.

Die Bedeutung der essenziellen Aminosäuren

Viel wichtiger ist für uns, dass es essenzielle, semi-essenzielle und nicht essenzielle Aminosäuren gibt. Jedoch ist die Literatur in diesem Aspekt nicht mehr eindeutig. Früher wurden die Aminosäuren in acht essenzielle und zwölf nicht essenzielle Aminosäuren eingeteilt. Wenn du jedoch jetzt zu diesem Thema recherchierst, entdeckst du, dass mindestens acht Aminosäuren als essenzielle Aminosäuren deklariert werden und vier als nicht essenzielle Aminosäuren. Die übrigen neun Aminosäuren werden je nach Quelle entweder den essenziellen oder semi-essenziellen Aminosäuren zugeordnet beziehungsweise den nicht essenziellen oder den semi-essenziellen Aminosäuren.

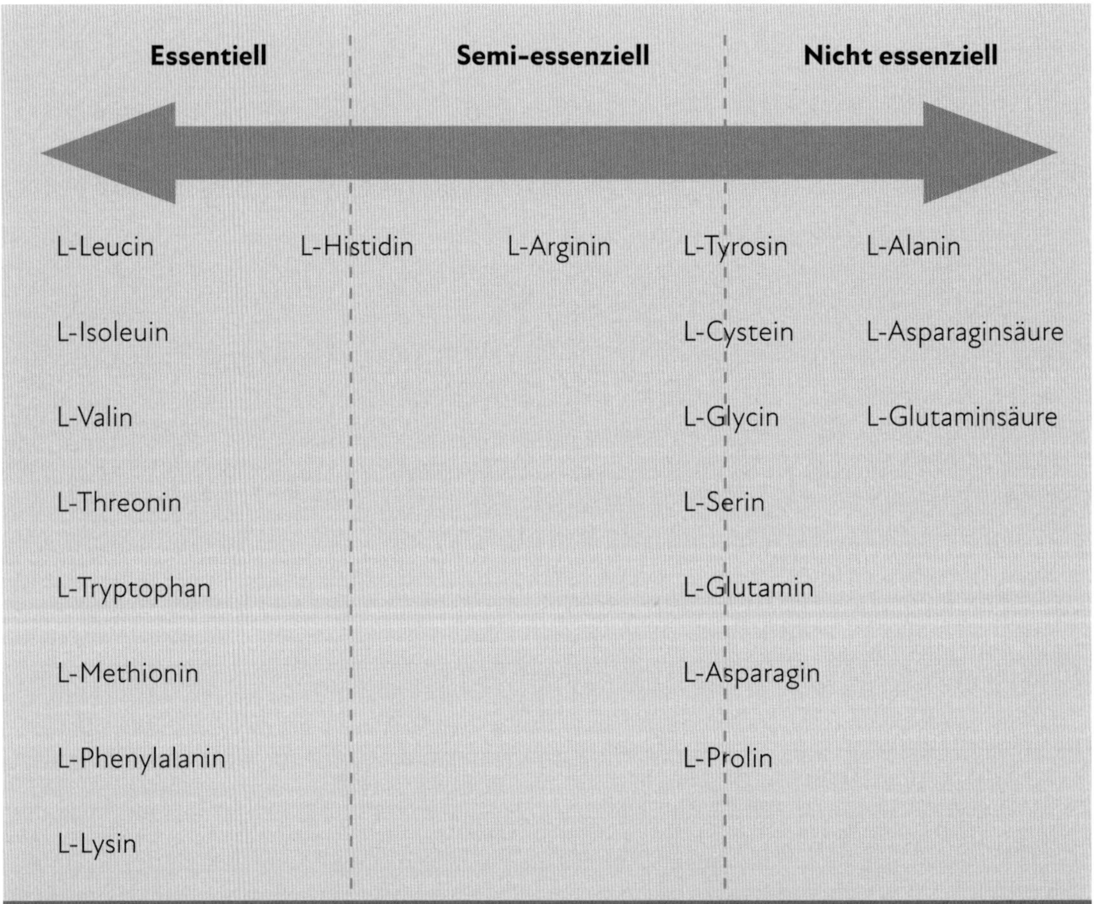

Aminosäuren sind essenziell, semi-essenziell oder nicht essenziell.

Für dich in der Praxis sollte diese rege Diskussion erst mal nicht weiter relevant sein. Achte in erster Linie darauf, dass du durch deine Ernährung allgemein ausreichend Proteine zu dir führst. Wenn du dennoch einmal über mehrere Tage es nicht schaffst, eine ausreichende Menge an Proteinen zu dir zu nehmen, dann versuche zumindest, Lebensmittel zu essen, die reich an essenziellen Aminosäuren sind. In den zwei nachfolgenden Abbildungen findest du Beispiele für tierische und pflanzliche Lebensmittel sowie ihre Anteile an essenziellen Aminosäuren (158).

Tägliche Empfehlungen an essenziellen Aminosäuren (EEAs) für eine 70 Kilogramm schwere Person in Form von tierischen Nahrungsmitteln und ihr Anteil an EEAs pro 100 Gramm

Empfehlung		Eier	Milch	Rind	Schwein	Hühnchen	Seebarsch
	Protein-gehalt (g)	12,1	3,3	22	20,7	23,3	21,3
mg	EAA (mg)						
2100	Lysin	1001	272	2002	1737	2246	2021
700	Histidin	322	93	849	647	937	552
1050	Threonin	674	164	898	919	1169	967
1050	Cys + Meth	740	118	871	780	974	897
1820	Valin	896	233	1063	1243	1384	1044
1400	Isoleucin	741	192	950	1080	1153	914
2730	Leucin	748	355	1892	1624	1955	1655
1750	Phenylal + Tyr	1247	318	1677	1166	1776	1531
280	Tryptophan	228	50	246	183	273	249
12 880	Total EAAs	6597	1795	10 448	9379	11 858	9830
184/kg KG	Total EAAs/ kg KG*	94,2	25,6	149,3	134,0	169,4	140,4

** kg KG = Kilogramm Körpergewicht*

Tägliche Empfehlungen an essenziellen Aminosäuren (EEAs) für eine 70 Kilogramm schwere Person in Form von pflanzlichen Nahrungsmitteln und ihr Anteil an EEAs pro 100 Gramm

Empfehlung		Soja	Bohnen	Erbsen	Weizen	Mais	Reis	Kar-toffeln	Quinoa
	Protein-gehalt (g)	38,9	10,2	5,5	11	8,7	6,7	2,1	19,6
mg	EAA (mg)								
1025	Lysin	3047	714	348	239	258	257	92	1205
700	Histidin	1170	303	85	228	251	165	28	478
1050	Threonin	1843	428	310	310	334	246	59	849
1050	Cys + Meth	1183	238	95	454	307	257	51	565
1820	Valin	2176	616	226	452	472	438	99	961
1400	Isoleucin	2222	556	201	403	350	306	68	808
2730	Leucin	3689	885	342	741	1028	590	96	1399
1750	Phenylal + Tyr	3970	963	345	855	761	588	132	1542
280	Tryptophan	618	113	54	116	61	84	/	726
12880	Total EAAs	19918	4816	2006	3798	3822	2931	624	8353
184/kg KG	Total EAAs/ kg KG*	284,5	68,8	28,7	54,3	54,6	41,9	8,9	119,3

** kg KG = Kilogramm Körpergewicht*

Strukturen und Funktionen von Proteinen

In unserem Alltag finden wir in der Regel keine einzelnen Aminosäuren – außer vielleicht in einigen Nahrungsergänzungsmitteln –, sondern sie gehen mit anderen Aminosäuren eine Bindung ein und bilden so bekannte Proteine. Je nach Anzahl, Reihenfolge und räumlicher

Anordnung der Aminosäuren werden unterschiedliche Proteine gebildet. Aufgrund ihrer Eigenschaften besitzen Proteine eine Vielzahl an Funktionen in unserem Körper. Es gibt unter anderem Strukturproteine, Motorproteine, globuläre Proteine, Membranproteine sowie Enzyme und Hormone (Peptid- und Proteohormone). Wir benötigen diese Proteine aus der Nahrung, um im Körper Strukturproteine wie Aktin-Filamente oder Sehnengewebe oder Motorproteine wie Myosin-Filamente zu bilden.

Aber auch die anderen Proteinstrukturen wie die globulären Proteine besitzen wichtige Aufgaben in unserem Körper. Darunter gehören unter anderem Transportproteine wie das Sexualhormon bindende Globulin (SHBG), das Testosteron und Estradiol in unserem Körper transportiert, oder die Enzyme, die für die Spaltung unserer Nahrung in die einzelnen Nährstoffe verantwortlich sind. Auch die Hormone Insulin und der insulinähnliche Wachstumsfaktor 1 (englisch: Insulin like Growth Factor 1 [IGF-1]) sind Proteine, die unter anderem für die Regulation des Blutzuckerspiegels und für das Wachstum von Zellen verantwortlich sind. Wie du siehst, sind Proteine elementar für unseren Körper und besitzen auf unterschiedlichen Wegen einen Einfluss auf die Hypertrophie. Wie dieser Einfluss genau aussieht, findest du im entsprechenden Abschnitt ab Seite 228.

Die Protein-Netto Bilanz

Unsere (Skelett-)Muskulatur ist ein komplexer Zusammenschluss von Proteinen und befindet sich in einem stetigen Umbauprozess. Im Gegensatz zu den Kohlenhydrat- und Fettspeichern besitzen wir keine Proteinspeicher. Unser Körper muss daher die aufgenommenen Proteine direkt weiterverarbeiten. Durch die ständigen Umbauprozesse entstehen Wechselwirkungen zwischen der Muskelproteinsynthese (englisch: Muscle Protein Synthesis [MPS]) und dem Muskelproteinabbau (englisch: Muscle-Protein Breakdown [MPB]). Dieser Vorgang wird auch als Protein-Netto-Bilanz (PNB) bezeichnet (159). In Abhängigkeit zur PNB zwischen MPS und MPB werden Muskelproteine entweder auf- oder abgebaut. Bei einer negativen PNB über einen längeren Zeitraum, also wenn der Muskelproteinabbau überwiegt, degeneriert und atrophiert – schrumpft – unsere Skelettmuskulatur. Das ist also genau das, was du bei einem Hypertrophietraining nicht haben möchtest. Achte daher darauf, dass deine Protein-Netto-Bilanz stets positiv ist.

Einflussfaktoren auf die Protein-Netto-Bilanz und die Proteinbiosynthese

Deine Protein-Netto-Bilanz ist von vielen weiteren Faktoren abhängig. So besitzen dein Alter, dein Trainingszustand sowie deine Ernährungsgewohnheiten einen Einfluss auf deine Protein-Netto-Bilanz und die Proteinbiosynthese. Bezogen auf das biologische Geschlecht zeigen Untersuchungen keine großen Unterschiede zwischen Männern und Frauen im Proteinstoffwechsel. Auch der Menstruationszyklus und der Anstieg von Estradiol- und Progesteronkonzentrationen beeinflussen die Proteinkinetik nur marginal (160).

Im Gegensatz dazu vermuten Wissenschaftler:innen aufgrund neuester Untersuchungen, dass Ernährungsformen wie das intermittierende Fasten eher kontraproduktiv für die Proteinsynthese sind und den Muskelaufbau sogar hemmen könnten (161). Eine vegetarische oder vegane Ernährungsform besitzen demgegenüber pauschal keinen negativen Einfluss auf die Proteinbiosynthese und die Protein-Netto-Bilanz. Auch wenn einige Untersuchungen zeigen konnten, dass tierische Proteine die Proteinbiosynthese besser stimulieren können als pflanzliche Eiweißquellen, bedeutet dies nicht, dass pflanzliche Quellen negativ für die Proteinbiosynthese sind. Dennoch wird daraufhin gewiesen, dass bei einer vegetarischen oder veganen Ernährungsform ein Ungleichgewicht entstehen könnte, falls sich die Person sehr einseitig ernährt. In solch einem Fall könnten sowohl die Leistung als auch das Muskelwachstum beeinträchtigt werden (162).

Einen entscheidenden Einfluss auf die Protein-Netto-Bilanz sowie auf die Proteinbiosynthese hat das Alter. Je älter du wirst, desto schlechter wird deine Biosynthese. Das bedeutet, dass du mit zunehmendem Alter eine höhere Menge an Proteinen zu dir nehmen musst, um auf eine positive Netto-Bilanz zu kommen. Auch dein Leistungsniveau beeinflusst deine Proteinbiosynthese. Untersuchungen haben gezeigt, dass die Proteinbiosynthese nach Krafttraining bei untrainierten Personen länger aktiv ist als bei trainierten Personen (163). Folglich sollten trainierte Personen schneller nach einer Trainingseinheit eine Proteinquelle zu sich nehmen als untrainierte Personen.

Zu viel Protein für den Körper – ein realistisches Szenario?

Wenn man das jetzt alles so liest, hast du bestimmt den Eindruck erhalten, dass mehr Proteine auf jeden Fall besser sind als zu wenige. Aber gibt es auch ein Zuviel? Häufig hört man davon, dass eine zu hohe Proteinzufuhr schlecht für die Nieren ist und du eventuell Nierenschäden von einer zu hohen Proteinzufuhr davontragen könntest. Diese Annahme wurde jedoch bis heute noch nicht belegt. Ja, es stimmt, dass deine Nieren mehr Arbeit verrichten müssen, wenn deine Proteinzufuhr erhöht ist. Das liegt daran, dass die Nieren für das Ausscheiden von Harnstoff verantwortlich sind und Harnstoff besitzt, genauso wie unsere Aminosäuren, Aminogruppen.

Wenn Aminosäuren jetzt nicht für die Proteinbiosynthese benötigt werden, da kein aktueller Bedarf vorliegt, oder die Proteinbiosynthese schon am Maximum arbeitet, werden diese weiter verstoffwechselt. Das Kohlenstoffgerüst wird dann in die Glukose-, Glukogen- und Fettsäuresynthese eingeschleust und die Aminogruppe wird vom Körper ausgeschieden (153). Wenn du deinem Körper also zu viel Protein zuführst und du infolgedessen einen Kalorienüberschuss erzeugst, kann der Körper daraus Fett synthetisieren und du nimmst an Fettmasse zu. Es wird daher empfohlen, konstant alle drei bis vier Stunden über den Tag verteilt mehrere kleinere Portionen an Proteinen zu sich zu nehmen.

Die aktuellen Empfehlungen liegen bei 0,25 Gramm Protein pro Kilogramm Körpergewicht oder bei circa 20 bis 40 Gramm Protein pro Mahlzeit. Bei größeren und schwereren Sportler:innen kann die Gesamtmenge pro Mahlzeit etwas höher sein, und zwar bei bis zu circa 50 bis 70 Gramm. Die empfohlene Gesamtmenge pro Tag liegt aktuell bei Sportler:innen zwischen 1,4 und 2,0 Gramm Protein pro Kilogramm Körpergewicht beziehungsweise bei 2,3 bis 3,1 Gramm Protein pro Kilogramm fettfreier Masse. Erste Indizien zu einer Zufuhr von mehr als 3 Gramm Protein pro Kilogramm Körpergewicht zeigten keine Nebenwirkungen und können sogar bei Kraftsportler:innen in der Diätphase förderlich sein (154, 164).

Die biologische Wertigkeit von Proteinen

Der biologische Wert misst die Proteinqualität, indem er den für die Gewebebildung verwendeten Stickstoff durch den aus der Nahrung aufgenommenen Stickstoff dividiert. Dieses Produkt wird mit 100 multipliziert und als Prozentsatz des verwerteten Stickstoffs ausgedrückt. Die biologische Wertigkeit ist ein Maß dafür, wie effizient der Körper das mit der Nahrung aufgenommene Protein verwerten kann. Ein Lebensmittel mit einem hohen biologischen Wert steht für eine hohe Versorgung mit essenziellen Aminosäuren. Tierische

Quellen haben in der Regel eine höhere biologische Wertigkeit als pflanzliche Quellen, da den pflanzlichen Quellen eine oder mehrere der essenziellen Aminosäuren fehlen. Die biologische Wertigkeit berücksichtigt jedoch nicht die Verdauung von Proteinen und die Wechselwirkung mit anderen Lebensmitteln. Außerdem misst die biologische Wertigkeit die maximale potenzielle Qualität eines Proteins und nicht dessen geschätzte Bedarfsmenge (165). Nachfolgend sind einige Lebensmittel sowie Kombinationsmöglichkeiten und ihre biologische Wertigkeit aufgelistet.

Die biologische Wertigkeit einzelner Proteinquellen

Tierisches Protein	Biologische Wertigkeit	Pflanzliches Protein	Biologische Wertigkeit
Vollei	100	Soja	82–84
Thunfisch	92	Quinoa	82
Milch	88–91	Grünalgen	81
Schweinefleisch	85	Roggen	76
Rindfleisch	80–90	Bohnen	72
Geflügel	80	Reis	70
Käse	78–85	Kartoffeln	70
Hering	78	Brot	70
Lachs	75	Linsen	60
Kabeljau	75	Hafer	60
Lamm	73	Weizen	56
		Erbsen	56
		Mais	54

Kombinationsmöglichkeiten verschiedener Proteinquellen und ihre biologische Wertigkeit

Kombination	Mischverhältnis	Biologische Wertigkeit	Ernährungsform
Ei + Kartoffeln	36 : 64	136	vegetarisch
Whey Protein + Kartoffeln	70 : 30	134	vegetarisch
Weizenmehl + Milch	25 : 75	125	vegetarisch
Soja + Ei	40 : 60	124	vegetarisch
Ei + Erbsen	55 : 45	120	vegetarisch
Milch + Ei	24 : 76	119	vegetarisch
Milch + Kartoffeln	51 : 49	114	vegetarisch
Kartoffeln + Rindfleisch	22 : 78	114	omnivor
Mais + Ei	12 : 88	114	vegetarisch
Soja + Reis	55 : 45	111	vegan
Bohnen + Ei	65 : 35	108	vegetarisch
Soja + Kartoffeln	45 : 55	103	vegan
Mais + Bohnen	48 : 52	99	vegan

Wie du siehst, besitzen einzelne tierische Lebensmittel zwar eine höhere biologische Wertigkeit, jedoch können fehlende Aminosäuren durch Kombinationen sehr gut ausgeglichen werden. Du kannst außerdem sehr gut erkennen, dass sowohl durch eine vegetarische sowie vegane Ernährung eine hohe biologische Wertigkeit erreicht werden kann. Außerdem sollte man auch noch anmerken, dass wenn man drei oder mehr Lebensmittel miteinander kombiniert, eine biologische Wertigkeit von über 100 ohne Probleme erreicht werden kann und man sich diesbezüglich keine Sorgen über Defizite machen muss.

Der Einfluss von Proteinen auf die Hypertrophie

Proteine haben von unseren Makronährstoffen den stärksten Einfluss auf die Hypertrophie. Sie sind zum einen die Bausteine unserer Muskulatur und zum anderen bilden sie Transportmoleküle sowie Hormone, die das Muskelwachstun fördern können. Wenn wir die Funktionen der Proteine biochemisch betrachten und uns die Wirkungsmechanismen genauer anschauen, so ist deutlich zu erkennen, dass die Proteine wichtige Signalwege aktivieren und deaktivieren können. Einer der wichtigsten Signalwege ist der mTORC1 (englisch: Mammalian Target of Rapamycin Complex 1), ein Signalweg, der unter anderem für das Zellwachstum und damit auch für das Muskelwachstum verantwortlich ist. Einzelne Aminosäuren wie L-Leucin oder L-Arginin können diesen Signalweg aktivieren und somit die Proteinbiosynthese hochregulieren (159). Außerdem können Milchprodukte sowie ebenfalls einzelne Aminosäuren wie L-Glutamin und L-Alanin den NFkB- (Nukleus-Faktor kappa B-) Signalweg blockieren. NFkB ist in unserem Körper vor allem für Entzündungsreaktionen verantwortlich. Folglich können Proteine diesen inhibieren, also hemmen, sodass unsere Regeneration nach einem intensiven Krafttraining schneller und womöglich auch besser ablaufen kann (159).

Neben den molekularen Mechanismen zeigen auch Übersichtsarbeiten und Metaanalysen zu Interventionsstudien zum Thema Krafttraining und Proteinsupplementation, dass eine systematische Proteinzufuhr die Hypertrophie fördert (166–168). Auch wenn zuvor Unterschiede in der biologischen Wertigkeit zwischen pflanzlichen und tierischen Proteinquellen aufgezeigt wurden, konnten aktuell noch keine eindeutigen Unterschiede im Muskelwachstum durch eine pflanzliche oder tierische Proteinquelle in Kombination mit Krafttraining beobachtet werden (169, 170). Schlussendlich ist es physiologisch gesehen erst einmal entscheidend, dass der Körper die passenden Bausteine (Aminosäuren) in ausreichender Menge erhält. Aus welcher Quelle die Aminosäuren kommen, spielt eine untergeordnete Rolle.

Aktuelle Zahlen zum Konsum von Proteinen und Empfehlungen

Zum Abschluss dieses Kapitels schauen wir uns noch die aktuellen Konsummengen pro Tag bei uns an sowie die Empfehlungen für die Normalbevölkerung und für Kraftsportler:innen. Die europäische Lebensmittelsicherheitsbehörde (European Food Safety Authority, kurz EFSA) veröffentlichte das aktuelle tägliche Protein-Konsumverhalten in Deutschland und in anderen europäischen Ländern. Wenn du dir die Gesamtmenge anschaust, kannst du erkennen, dass der allgemeine Konsum von Proteinen mit dem Alter kontinuierlich abnimmt. Einen geschlechtsspezifischen Vergleich wurde von der EFSA nicht durchgeführt. Außerdem ist physiologisch besehen kein eindeutiger Unterschied im Proteinumsatz zwischen Männern und Frauen festgestellt worden (EFSA 2012/2015). Frühere Erhebungen des Robert-Koch-Instituts konnten jedoch zeigen, dass das Konsumverhalten von Frauen deutlich geringer war als von Männern (171). Neuere Daten liegen leider nicht vom RKI vor.

Die durchschnittliche tägliche Proteinmenge in Abhängigkeit des Alters in Deutschland (EFSA 2012/2015)

ALTER	PROTEINMENGE MIT STANDARDABWEICHUNG ZUM MITTELWERT	UMRECHNUNG AUF GRAMM PRO KILOGRAMM KÖRPERGEWICHT (KG)			
(in Jahren)	**(g/Tag)**	**60 kg KG**	**70 kg KG**	**80 kg KG**	**90 kg KG**
15–18	116,1 ± 48,2	1,90 g/kg	1,65 g/kg	1,45 g/kg	1,28 g/kg
19–24	101,8 ± 41,5	1,70 g/kg	1,45 g/kg	1,27 g/kg	1,13 g/kg
25–34	99,0 ± 39,4	1,65 g/kg	1,41 g/kg	1,23 g/kg	1,19 g/kg
35–50	93,9 ± 33,7	1,56 g/kg	1,34 g/kg	1,17 g/kg	1,04 g/kg
51v64	85,7 ± 27,9	1,42 g/kg	1,22 g/kg	1,07 g/kg	0,95 g/kg
65–80	77,8 ± 22,6	1,29 g/kg	1,11 g/kg	0,97 g/kg	0,86 g/kg

Nach Empfehlungen der EFSA sollen Personen im Alter von 18 bis 50 Jahren circa 0,8 Gramm Protein pro Kilogramm Körpergewicht am Tag zu sich nehmen. Personen, die älter sind, benötigen je nach ihrem Alter mehr als 0,8 Gramm Protein pro Kilogramm Körpergewicht. Wie du sehr deutlich erkennen kannst, ist der tägliche Proteinbedarf bei jungen Menschen in Deutschland ausreichend abgedeckt und reicht sogar bei leichteren Sportler:innen für das Muskelwachstum aus. Wie schon zuvor erwähnt, sollte für die Hypertrophie in etwa 1,4 bis 2,0 Gramm Protein pro Kilogramm Körpergewicht zu sich genommen werden. Einzelne Untersuchungen haben zusätzlich gezeigt, dass eine Aufnahme von bis zu 2,4 Gramm Protein pro Kilogramm Körpergewicht ebenfalls zu sehr guten Erfolgen führen kann. Eine extreme Zufuhr von mehr als 3 Gramm Protein pro Kilogramm Körpergewicht führt hingegen zu keinen besseren Ergebnissen als mit 1,6 bis 2,4 Gramm Protein pro Kilogramm Körpergewicht, sondern wird eher in den Diätphasen zum Erhalt der Muskulatur verwendet.

Empfehlungen zur Gesamtmenge an Protein pro Tag für Muskelaufbau in Abhängigkeit des Körpergewichts

Körpergewicht (kg)	Untergrenze (1,4 g/kg KG*)	Optimal Wert (1,6 g/kg KG)	Obergrenze (2,4 g/kg KG)
50	70	80	120
52,5	73,5	84	126
55	77	88	132
57,5	80,5	92	138
60	84	96	144
62,5	87,5	100	150
65	91	104	156
67,5	94,5	108	162
70	98	112	168
72,5	101,5	116	174
75	105	120	180
77,5	108,5	124	186
80	112	128	192
82,5	115,5	132	198
85	119	136	204
87,5	122,5	140	210
90	126	144	216
92,5	129,5	148	222
95	133	152	228
97,5	136,5	156	234
100	140	160	240
102,5	143,5	164	246
105	147	168	252
107,5	150,5	172	258
110	154	176	264
112,5	157,5	180	270
115	161	184	276
117,5	164,5	188	282
120	168	192	288

** KG = Körpergewicht*

Kohlenhydrate und ihr indirekter Einfluss auf die Hypertrophie

Neben den Proteinen sind die Kohlenhydrate ein weiterer wichtiger Faktor für unsere Hypertrophie. Vielleicht ist ihre Wirkung auf das Muskelwachstum nicht so eindeutig wie bei den Proteinen, aber dennoch spielen sie eine wichtige Rolle beim Krafttraining. Die Hauptfunktion von Kohlenhydraten reicht von der Synthese von ATP (Adenosintriphosphat, der wichtigste Energieträger in den Zellen) über die Glykolyse, den Citratzyklus und die oxidative Phosphorylierung. Bei kurzen intensiven Belastungen, wie wir sie beim Krafttraining kennen, sind die Kohlenhydrate daher unverzichtbare Energiequellen.

Strukturen von Kohlenhydraten

Kohlenhydrate haben wie die Proteine und Fette ein Kohlenwasserstoffgerüst und besitzen zusätzlich mehrere Hydroxy-Gruppen (OH-Gruppen). In unserem Körper werden eine Vielzahl an verschiedenen Kohlenhydraten gebildet und für unterschiedliche Funktionen verwendet (153). Für unsere Ernährung und Energiebereitstellung sind jedoch die Einfachzucker (Monosaccharid) Glukose und Fruktose essenziell notwendig. Der Glukose kommt hierbei eine besondere Rolle zu, da sie sowohl in der Leber als auch in der Muskulatur verstoffwechselt werden kann. Außerdem kann sie bei einem Überschuss als Glykogen gespeichert werden. Fruktose wiederum wird fast ausschließlich in der Leber verstoffwechselt. Der entscheidende Stoffwechsel für die Kohlenhydrate ist die Glykolyse, wodurch die Glukose direkt und einfach verstoffwechselt wird. Fruktose wird dagegen über mehrere biochemische Prozesse zu Zwischenprodukten der Glykolyse abgebaut.

Neben diesen beiden Monosacchariden ist auch die Galaktose ein bekannter Bestandteil unserer Ernährung. Galaktose finden wir vor allem in Verbindung mit Glukose als Milchzucker, der besser unter der Bezeichnung »Laktose« bekannt ist. Laktose gehört zu der Familie der Zweifachzucker (Disaccharide). Alle Zweifachzucker, die wir aufnehmen, müssen vor der weiteren Verarbeitung gespalten werden. Für die Milchzucker benötigen wir daher das Enzym Laktase.

Wenn jedoch der Körper keine Laktase bilden kann, können wir auch keine Milchzucker (Milchprodukte mit Laktose) verdauen. Dies ist bei der verbreiteten Laktoseintoleranz der Fall. Neben der Laktose sind die beiden Disaccharide Maltose (Glukose und Glukose) und Saccharose (Glukose und Fruktose) zwei sehr wichtige Energiequellen für unseren Körper. Für beide Disaccharide verfügen wir in ausreichender Menge über die passenden Enzyme Amylase und Maltase, sodass wir bei der Verarbeitung der beiden Zucker keine Probleme bekommen können.

Neben den Einfach- und Zweifachzuckern gibt es noch die Mehrfach- (Oligo-) und Vielfachzucker (Polysaccharide). Die bekanntesten aus unserer Ernährung sind das Maltodextrin und die Stärke. Beide bestehen aus einer Vielzahl an Glukosemolekülen (153). Die Polysaccharide werden auch als komplexe Kohlenhydrate bezeichnet und halten uns in der Regel am längsten satt. Zusätzlich zu all den genannten verdaubaren Kohlenhydraten gibt es noch die unverdaubaren Kohlenhydrate. Darunter gehört zum Beispiel die Cellulose, Pektin oder Lignin. Sie sind im Alltag eher unter der Bezeichnung »Ballaststoffe« bekannt.

Kohlenhydratarten und ihre Verdaulichkeit

Kohlenhydratart	Beispiele	Enthalten in	Verdaulichkeit
Monossacharide (Einfachzucker)	Glukose Fruktose Galaktose	Honig, Früchte, Milch, Süßigkeiten Traubenzucker	sehr schnell
Disaccharide	Saccharose Maltose Laktose	Haushaltszucker, Marmelade, Früchte, Limonaden, Milch, Malzbier, Süßigkeiten	sehr schnell bis schnell
Oligosaccharide	Dextrine (Maltodextrin)	Sportgetränke/-pulver	länger verdaulich
Polysaccharide	Amylose (pflanzliche Stärke)	Kartoffeln, Getreide (Flocken, Nudeln, Brot)	lang verdaulich
	Glykogen (tierische Stärke)	Kohlenhydratspeicher in Leber und Skelettmuskulatur	lang verdaulich
	Zellulose, Lignin, Pektin	Gemüse, Obst, Getreide (Kleie)	unverdaulich

Für unsere Energiegewinnung sind alle Kohlenhydratarten wichtig. Je nach Situation besitzen sie alle einen wichtigen Einfluss, um unseren Kreislauf und Organismus im Gleichgewicht zu halten. Nachfolgend sind einzelne Beispiele für die Kohlenhydratarten und ihre Verdaulichkeit aufgelistet.

Der glykämische Index und die glykämische Last

Welche Auswirkung die Kohlenhydratart auf unseren Blutzuckerspiegel besitzt, zeigt uns der glykämische Index (GI). Je höher der glykämische Index ist, desto schneller steigt der Blutzuckerspiegel an und desto mehr Insulin schüttet der Körper aus. Ein konstant zu hoher Blutzuckerspiegel kann dabei zu einer Reduzierung der Insulinsensitivität sowie zu einer Vielzahl an verschiedenen Krankheiten wie zum Beispiel Typ-2-Diabetes führen. Daher sollte im Allgemeinen versucht werden, den Blutzuckerspiegel konstant niedrig zu halten. Wenn er jedoch vereinzelt stark ansteigt, hat dies keine starken gesundheitlichen Einschränkungen für dich. Außerdem ist der glykämische Index durch verschiedene Faktoren beeinflussbar:

- Je nach Zusammensetzung der Lebensmittel kann die Aufnahme von Kohlenhydraten durch Ballaststoffe, Proteine und Fette verzögert werden, sodass der glykämische Index niedriger bleibt.
- Auch die Zubereitung und die Verarbeitung der Lebensmittel können den glykämischen Index beeinflussen. Je verarbeiteter ein Lebensmittel ist, desto schneller steigt der glykämische Index. Auch die Verarbeitungstemperatur wie zum Beispiel bei Kartoffeln kann den Index erhöhen. So besitzen Bratkartoffeln einen höheren Index als Salzkartoffeln.
- Der glykämische Index für ein Lebensmittel ist nicht bei jeder Person gleich, sondern kann interindividuell schwanken. Auch bei derselben Person kann der glykämische Index an unterschiedlichen Tagen differieren.

Neben dem glykämischen Index wird häufig auch die glykämische Last (GL) bei den Kohlenhydraten angegeben. Die glykämische Last ist das Produkt des glykämischen Index und der Menge der zugeführten Kohlenhydratquelle durch 100 dividiert. Je nach Portionsgröße kann die glykämische Last deutlich variieren.
GL = (GI × Menge [g]) / 100

Der glykämischer Index und die glykamische Last von Lebensmitteln

LEBENSMITTEL	ANZAHL AN STUDIEN	GLYKÄMISCHER INDEX	ÜBLICHE PORTIONSGRÖSSE (G)	VERWERTBARE KOHLENHYDRATMENGE (G/PORTION)	GLYKÄMISCHE LAST PRO PORTION
Frühstücksflocken					
Cornflakes	5	81 ± 3	30	25	20
Porridge (Haferflocken +Wasser)	13	55 ± 2	250	24	13
Porridge aus Instant-Haferflocken	4	79 ± 3	250	26	21
Brot/Teigwaren					
Brot aus niedrig ausgemahlenem Weizen	16	75 ±2	30	15	11
Weizenvollkornbrot	10	74 ± 2	30	12	9
Roggenbrot mit (80 % intakten) ganzen Körnern	1	41	30	12	5
Langkornreis (gekocht)	5	60 ± 3	150	41	25
Basmatireis (gekocht)	6	57 ± 4	150	38	22
Jasminreis (gekocht)	1	109 ± 10	150	42	46
Spaghetti (weiß, 10–15 Minuten gekocht)	6	49 ± 3	180	48	24
Vollkornspaghetti (gekocht)	1	42 ± 4	180	40	17
Obst					
Wassermelone	1	80 ± 3	120	6	5
Ananas	1	66 ± 7	120	10	6
Kiwi	1	58 ± 7	120	12	7
Banane	1	47 ± 5	120	24	11
Orange	1	40 ± 3	120	11	4
Aprikose	1	34 ± 3	120	9	3
Apfel	1	39 ± 3	120	16	6

Kartoffeln					
Kartoffelbrei (instant)	6	87 ± 3	150	20	17
Kartoffeln (gekocht)	4	82 ± 7	150	16–32	9–25
Kartoffeln (gebacken)	4	86 ± 6	150	26	22
Gemüse					
Zuckermais (gekocht)	5	52 ± 5	80	17	9
Grüne Linsen (gekocht)	1	37 ± 3	150	14	5
Karotten	4	39 ± 4	80	6	2
Milch(-produkte)					
Smoothie (aus Milch + Früchten)	4	35 ± 3	250 ml	30	11
Pudding (Instant Vanille)	1	40 ± 4	100	16	6
Naturjogurt	4	19 ± 6	200	14	3
Milch (Vollfett)	7	31 ± 4	250 ml	12	4
Getränke					
Orangensaft	4	50 ± 2	250 ml	24	12
Isotonisches Sportgetränk	1	70 ± 15	250 ml	18	13
Sonstiges					
Cashewnüsse	5	25 ± 1	50	11	3
Haushaltszucker	6	65 ± 4	10	10	7
Schokoriegel	1	68 ± 12	60	40	27
Nuss-Nougat-Creme	3	29	20	12	3
Kartoffelchips	3	55	50	21	12

Stellungnahme der DGE, übersetzt aus (172)

Der Einfluss von Kohlenhydraten auf die Hypertrophie

Du stellst dir jetzt vielleicht die Frage, was die unterschiedlichen Kohlenhydratarten, der glykämische Index und die glykämische Last mit der Hypertrophie zu tun haben. Es ist sehr wichtig, dass wir mit einem gefüllten Kohlenhydratspeicher in unsere Trainingseinheiten gehen. Zum einen können wir während des Krafttrainings ausschließlich unsere Energie aus Kohlenhydraten gewinnen und der Körper muss nicht auf die langsameren Energiequellen (Fette und Proteine) zurückgreifen. Damit können wir möglicherweise unsere Muskulatur etwas schützen.

Außerdem können wir durch systematische Glukoseaufnahme mit einem hohen glykämischen Index (Einfachzucker) nach der Trainingseinheit bewusst die Insulinkonzentration erhöhen (173). Es ist bekannt, dass Insulin einen Einfluss auf den mTORC1-Signalweg besitzt, und man könnte direkt daraus schlussfolgern, dass Insulin die Proteinbiosynthese stimulieren könnte. Jedoch zeigen aktuelle Untersuchungen, dass Insulin allein keinen Effekt auf die Proteinbiosynthese hat, sondern nur kleine Effekte erzielt, wenn ausreichend Aminosäuren im Blutkreislauf vorhanden sind (174).

Entscheidender ist die Wirkung von Insulin auf den Proteinabbau. Hier zeigen aktuelle Ergebnisse, dass Insulin den Proteinabbau auch ohne Anwesenheit von Aminosäuren hemmen kann (174). Zusätzlich kann Insulin auch die Entzündungsreaktionen hemmen und folglich die Regeneration fördern. Jedoch kann eine zu chronische exzessive Zufuhr von Glukose neben dem Auftreten verschiedener Krankheiten auch die Muskelzellen schädigen (175). Es wird daher empfohlen, nach intensiven Trainingseinheiten eine Protein-Kohlenhydrat-Kombination zuzuführen, um die Regenerationsprozesse schnellstmöglich zu fördern (159). Einen Unterschied in der Hypertrophie, abhängig davon, ob Kohlenhydrate, Proteine und einer Kombination zugeführt wurden, konnte jedoch nicht beobachtet werden (176).

Empfehlungen für die Kohlenhydratzufuhr beim Hypertrophietraining

- In der Regel sollten primär langkettige Kohlenhydrate (Polysaccharide) über den Tag verteilt aufgenommen werden.
- Es sollte darauf geachtet werden, dass der glykämische Index und die glykämische Last hauptsächlich niedrig sind.
- Ausschließlich nach dem Krafttraining können circa 30 bis 50 Gramm (abhängig vom Körpergewicht) schnell verfügbare Kohlenhydrate zugeführt werden, um die Regeneration bestmöglich zu fördern.
- Zu hohe Kohlenhydratkonzentrationen sowie zu große Mengen an schnell verfügbaren Kohlenhydraten können zu Desensibilisierung von Insulin und unterschiedlichen Krankheiten wie Typ-2-Diabetes führen.

Fettstoffwechsel und Hypertrophietraining

Der letzte Makronährstoff, der uns noch fehlt, sind die Fette. Es gibt aktuell keine wissenschaftliche Grundlage, die erkennen ließe, dass unser Fettmetabolismus eine besondere Rolle bei der Hypertrophie spielt. Andersherum kann ein Hypertrophietraining unseren Fettstoffwechsel fördern und unsere Fettdepots reduzieren. Es gibt jedoch einzelne Fettsäuren wie Omega-3-Fettsäuren, denen nachgesagt wird, dass sie sowohl die Regeneration als auch die Muskelmasse fördern können. Bevor wir auf den Einfluss der einzelnen Fettsäuren eingehen, muss zuvor der Fettstoffwechsel kurz erläutert werden, damit der Gesamtkontext des Energiestoffwechsels sowie die Verarbeitung von überschüssiger Energie verständlich wird.

Die verschiedenen Fettsäuretypen

Fette sind die Hauptenergiequelle unseres Stoffwechsels. Sie gehören zur Familie der Lipide und bestehen aus drei Fettsäuren sowie einem Glycerinmolekül. Neben der Energiebereitstellung sind sie auch Transporter für fettlösliche Vitamine wie A, D, E oder K sowie Bestandteile von Strukturelementen unserer Zellmembran. Außerdem besitzen sie eine Schutzfunktion für eine Vielzahl von Organen, unter anderem von Nieren und Herz. Wie du siehst, sind Fette für viele unterschiedliche Funktionen in unserem Körper verantwortlich.

Betrachten wir uns die Fettsäuren genauer, so haben sie an einem Ende einen sogenannten Carboxyl-Rest (Carbonsäure) sowie auf der gegenüberliegenden Seite einen aus Kohlenwasserstoff bestehenden Schwanz. Die Kohlenstoffkette ist hierbei je nach Fettsäure unterschiedlich lang. Der entscheidendere Faktor bei den Fettsäuren ist aber die Anzahl an Doppelbindungen und die Art der Doppelbindung. Besitzt eine Fettsäure eine Doppelbindung, spricht man von einer ungesättigten Fettsäure. Bei mehreren Doppelbindungen spricht man von einer mehrfach ungesättigten Fettsäure. Sind keine Doppelbindungen vorhanden, so sind die Fettsäuren gesättigt. Werden Fettsäuren immer wieder stark erhitzt, können aus den Fettsäuren, Transfettsäuren entstehen. Hierbei entsteht eine molekulare Strukturänderung, wodurch sich die Eigenschaften der Fettsäuren ändern. Sogenannte Transfettsäuren besitzen zum Beispiel eine erhöhte Schmelztemperatur, welche häufig über der Körperkerntemperatur von etwa

36,5 Grad Celsius liegt. Infolgedessen können sich Transfettsäuren in unserem Körper bei zu starkem Konsum sowie mangelnder Bewegung in unseren Blutgefäßen anlagern und unsere Arterien verstopfen.

In Abhängigkeit davon, wie lang die Fettsäuren sind und wie viele ungesättigte Stellen sie besitzen, verändern sich ihre Eigenschaften. Was du nun für dich und deine Ernährung wissen musst, ist: Je länger eine Fettsäure ist, desto stärker können wir sie erhitzen und sie fürs Kochen und Braten verwenden. Besitzt die Fettsäure mehrere ungesättigte Stellen, verringert sich die Schmelz- und die Siedetemperatur und die Fette sind weniger gut fürs Kochen und Braten geeignet. Sie sollten eher für Salate verwendet werden. Transfettsäuren sind im Gegensatz dazu sehr stabil und schwer verdaulich, daher sollten diese so gut wie möglich vermieden werden.

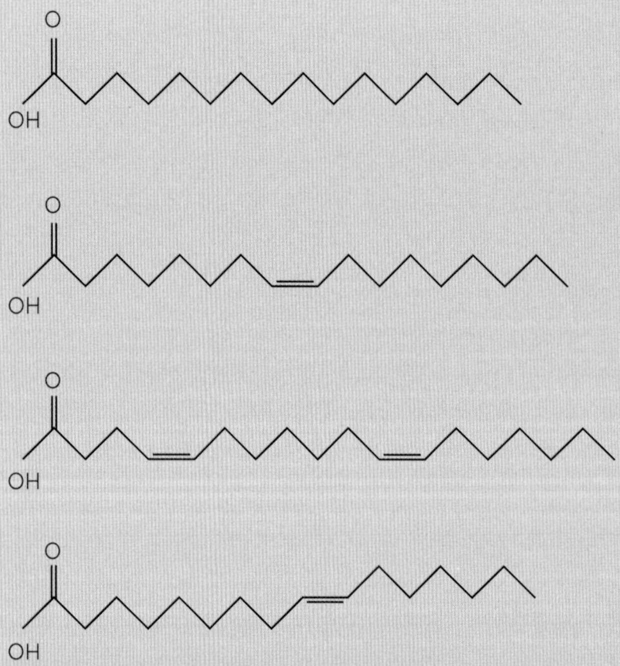

gesättigte Fettsäuren

einfach ungesättigte Fettsäuren

mehrfach ungesättigte Fettsäuren

Transfettsäuren

Der unterschiedliche Aufbau von Fettsäuren ist dafür verantwortlich, ob es sich um eine gesättigte, ungesättigte, mehrfach ungesättigte oder eine Transfettsäure handelt.

Omega-3 und Omega-6 Fettsäuren

Nachdem du jetzt die Unterschiede der verschiedenen Fettsäuren kennst, wirst du nun die Bedeutung der Omega-3- und Omega-6 Fettsäuren genauer kennenlernen. Sowohl die Omega-3- als auch Omega-6-Fettsäuren sind mehrfach ungesättigte Fettsäuren. Durch die Beschreibung »Omega-3« und »Omega-6« wird erläutert, an welcher Stelle sich die erste Doppelbindung der Fettsäure befindet. Der griechische Buchstabe Omega ist der letzte Buchstabe im Alphabet und bedeutet in diesem Kontext »vom anderen Ende«. Das bedeutet, das bei Omega-3-Fettsäuren am drittletzten Kohlenstoff des Schwanzes die erste Doppelbindung ist und bei Omega-6-Fettsäuren an der sechsten Stelle. Danach werden alle Doppelbindungen bis zur Carboxyl-Gruppe gezählt.

Die wichtigsten Omega-3-Fettsäuren sind für dich die Alpha-Linolensäure (ALA), die Eicosapentaensäure (EPA) und die Docosahexaensäure (DHA). Die am wichtigsten zugeführte Omega-3-Fettsäure ist die ALA, da aus ihr die anderen beiden Fettsäuren gebildet werden kann. Die Umwandlung von ALA zu EPA oder DHA erfolgt über eine enzymatische Reaktion, die auch von Omega-6-Fettsäuren wie Linolsäure (nicht mit ALA verwechseln) genutzt werden. Daher herrscht ein reger Konkurrenzkampf um die enzymatischen Reaktionen und du solltest bei der Aufnahme von Omega-3- und Omega-6-Fettsäuren immer auf das Verhältnis dieser beiden zueinander achten. Es wird empfohlen, das Verhältnis von 1 : 5 nicht zu überschreiten, jedoch liegt das durchschnittlich aufgenommene Verhältnis eher bei 1 : 20 (177). Basierend auf den Empfehlungen sollte beim Zubereiten von Mahlzeiten eher auf Rapsöl, Leinöl, Hanföl und Walnussöl zurückgegriffen werden anstatt auf Sonnenblumenöl. Zusätzlich wird empfohlen, ein- bis zweimal pro Woche Fisch zu essen, da dieser reich an Omega-3-Fettsäuren ist.

Wie der Fettstoffwechsel funktioniert

Unser Fettstoffwechsel besitzt genauso wie unser Kohlenhydratstoffwechsel sowohl abbauende als auch aufbauende Prozesse. Wenn wir Energie über einen längeren Zeitraum benötigen oder wir dem Körper über eine längere Zeit keine Energie zuführen, werden Fette aus unseren Depots abgebaut. Der Abbau der Fettsäuren verläuft über die β-Oxidation. Die einzelnen Fettsäuren werden mit Sauerstoff bis zum Acetyl-CoA gespalten und werden in den Citratzyklus eingeschleust. Dort werden sie wie Acetyl-CoA aus Kohlenhydraten oder Proteinen weiter verstoffwechselt, um in der oxidativen Phosphorylierung (Atmungskette) ATP zu synthetisieren (153). Ab dem Citratzyklus können wir aber nicht mehr unterscheiden, aus welchem Stoffwechselweg das Acetyl-CoA kommt, sodass ab diesem Zeitpunkt nur noch von Acteyl-CoA gesprochen werden sollte und nicht mehr von Fettsäuren oder Kohlenhydraten.

Der gegenläufige Prozess zur β-Oxidation ist die Fettsynthese. Sobald dem Körper mehr Energie zugeführt wird, als er verbraucht, beginnt er, die überschüssige Energie in seine Speicher einzulagern. Da die Kohlenhydratspeicher (Glykogen) nur sehr begrenzt sind, wird die überschüssige Energie fast komplett in die Fettspeicher transportiert (153). Wie in den vorherigen Kapiteln erwähnt, werden auch die überschüssigen Mengen an Kohlenhydraten – wenn die Glykogenspeicher voll sind – sowie Proteine in den Fettdepots eingelagert. Da für ein Hypertrophietraining ein Kalorienüberschuss empfohlen wird, sollte dieser jedoch nicht über 500 Kilokalorien liegen, um nicht unnötig viel Fettmasse zu bilden (154).

Der Einfluss von Fettsäuren auf die Hypertrophie

In den letzten Jahren ist eine rege Diskussion zum Thema Omega-3-Fettsäuren und zu deren positiven Einfluss auf die Proteinbiosynthese sowie den Erhalt und der Steigerung der Muskelmasse entfacht. In kürzester Zeit, genauer in den letzten fünf Jahren, sind mehrere Übersichtsarbeiten zu dieser Thematik erschienen. Jedoch beziehen sich diese Arbeiten primär auf die Effekte von Omega-3-Fettsäuren entweder bei älteren Personen (50+) oder Patienten mit unterschiedlichen Krankheiten. Die Effekte von Omega-3-Fettsäuren bei jungen gesunden Kraftsportler:innen auf die Muskelmasse wurde hingegen noch nicht ausreichend untersucht. Einzelne Übersichtsarbeiten zeigen, dass durch eine Omega-3-Supplementierung die Muskelatrophie sowie Entzündungsreaktionen nach einer Verletzung gehemmt werden kann (178). Außerdem konnte eine Metaanalyse zeigen, dass eine tägliche Supplementierung von etwa zwei bis drei Gramm Omega-3-Fettsäuren zum Krafttraining bei alten Personen (60 bis 75 Jahre) die Muskelmasse steigern konnte (179). Diese Beobachtungen konnte von einer anderen Arbeitsgruppe jedoch nicht bestätigt werden (180). Werden die beiden Übersichtsarbeiten miteinander verglichen, so ist deutlich zu erkennen, dass die beiden Arbeitsgruppen unterschiedliche Bevölkerungsgruppen untersucht haben, wodurch unterschiedliche Effekte identifiziert worden sind.

Erste Untersuchungen zur Wirkung von Omega-3-Fettsäuren im Zusammenhang mit Krafttraining und Muskelmasse bei jungen Personen konnten keinen zusätzlichen Effekt durch die Supplementierung von Omega-3-Fettsäuren feststellen (181). Jedoch weisen die Autoren darauf hin, dass nach aktuellem Forschungstand deutlich zu wenig Daten vorliegen, um eine eindeutige Aussage treffen zu können. Schlussfolgernd kann daher vermutet werden, dass bei Verletzungen, Krankheiten und bei älteren Personen eine Omega-3-Supplementierung förderlich für den Heilungsprozess sowie für den Erhalt und die Steigerung der Muskelmasse ist. Dabei wird eine Supplementierung von etwa zwei bis drei Gramm pro Tag empfohlen.

Welche Nahrungsergänzungsmittel empfehlenswert sind

Nachdem wir die wichtigsten Stoffwechselwege und deren Bestandteile ausführlich im Kontext Hypertrophietraining besprochen haben, werden wir uns nun einige Nahrungsergänzungsmittel genauer anschauen. Als Nahrungsergänzungsmittel werden konzentrierte Lebensmittel verstanden, die entweder in Form von Pulver, Kapseln, Tabletten oder als Flüssigkeit (Öl, Solubilisat etc.) eingenommen werden. In den nachfolgenden Abschnitten findest du die wichtigsten Nahrungsergänzungsmittel, die im Zusammenhang mit Hypertrophie stehen, kurz erläutert.

Proteinsupplemente

Proteinsupplemente sind die populärsten Nahrungsergänzungsmittel im Kraftsport und sind neben Kreatin das meistuntersuchte Supplement. Wie zuvor schon ausführlich beschrieben, besitzen Proteine und Proteinsupplemente einen positiven Einfluss auf das Muskelwachstum (163, 167, 168). Sie können daher ohne große Bedenken für die Hypertrophie verwendet werden. Jedoch sollten die empfohlenen Mahlzeitendosierungen und Tagesdosierung nicht überschritten werden. Trotz unterschiedlicher Stimulierung der Proteinbiosynthese konnte kein Unterschied zwischen tierischen und pflanzlichen Proteinquellen auf die Hypertrophie festgestellt werden (162).

Proteinpulver und essenzielle Aminosäuren

Speziell die mit L-Leucin angereicherten essenziellen Aminosäuren sind eine gute Alternative zu einem vollwertigen Protein aus Nahrungsmitteln. Dies gilt vor allem für ältere Personen. Untersuchungen konnten bei der Einnahme dieser Aminosäuren im Vergleich mit natürlichen Nahrungsproteinen ähnliche Effekte beobachten (182). Welche Wirkung sie bei jungen, gesunden Athleten besitzen, wurde noch nicht ausführlich untersucht. Dennoch kann man davon ausgehen, dass EAAs auch bei jungen Personen einen positiven Effekt haben.

Verzweigtkettige Aminosäuren (BCAAs) und L-Leucin

Im Gegensatz zu den vollwertigen Proteinen und den EAAs reichen die verzweigtkettigen Aminosäuren (BCAAs) sowie L-Leucin allein nicht aus, um einen Hypertrophieeffekt mit Krafttraining zu erzeugen (183, 184). Auch wenn L-Leucin die wichtigste Aminosäure für unsere Proteinbiosynthese ist, wird empfohlen, sie zumindest mit den anderen EAAs gemeinsam aufzunehmen.

Wie viel Protein du zusätzlich zur Ernährung einnehmen solltest

Wenn du deine täglich notwendige Proteinmenge nur sehr schwer oder gar nicht erreichen kannst, sind Proteinsupplemente eine gute Alternative, um den Gesamtbedarf zu decken. Dennoch solltest du nicht mehr als ein oder zwei Shakes (oder Riegel) am Tag zu dir nehmen. Wenn dir keine natürliche Proteinquelle oder kein Proteinshake zur Verfügung steht, sind in Ausnahmefällen auch die EAAs absolut ausreichend und eine gute Alternative. Reine BCAAs oder isoliertes Leucin sind allerdings nicht notwendig und können eher als Genussgetränk gesehen werden. Sie besitzen weder zusätzlichen Nutzen noch Nachteile, außer dass sie unser Portemonnaie erleichtern.

Portionsempfehlung (164):

20 bis 40 Gramm hochwertiges Protein (10 bis 12 Gramm EAAs; 1 bis 3 Gramm L-Leucine)

Kreatin

Kreatin gehört zu den meistverwendeten Supplementen im Kraftsport. Eine Vielzahl von Übersichtsarbeiten konnte einen leistungssteigernden Effekt nachweisen. Außerdem konnte gezeigt werden, dass Kreatin in Kombination mit Krafttraining die Muskelmasse bei älteren Personen erhöhen kann (185). Aktuelle Dosierungsempfehlungen variieren zwischen drei und fünf Gramm pro Tag beziehungsweise 0,1 Gramm pro Kilogramm Körpergewicht bis 0,3 Gramm pro Kilogramm Körpergewicht (186). Entscheidend ist hierbei das Körpergewicht. Jedoch wird seit einigen Jahren empfohlen, keine Ladephasen (mehr als 20 Gramm pro Tag) mehr durchzuführen, da bereits geringere Dosierungen Effekte zeigen.

Wann du Kreatin supplementieren solltest

Eine Kreatin-Supplementierung sollte erst dann durchgeführt werden, wenn du an einem Trainingsplateau angelangt bist, welches du seit einigen Wochen nicht überwinden kannst. Anfänger, die sich Woche für Woche steigern, haben keinen zusätzlichen Nutzen durch Kreatin und sollten daher ohne eine Nahrungsergänzung trainieren. Außerdem kannst du durch eine Kreatin-Supplementierung Wasser einlagern, was zu einer Erhöhung des Körpergewichts führen kann. Dies sollte man nicht mit einer Steigerung der Muskelmasse verwechseln. Bildung von neuen Muskelfasern benötigt Zeit und dauert mehrere Monate. Zu guter Letzt gilt: Stress dich nicht, wenn du die Einnahme mal vergessen hast. Dies ist aufgrund der langen Halbwertszeit von Kreatin nicht weiter bedeutend.

Da Kreatin eine sehr gefragte Thematik ist, sei der interessierte Leser auf folgende Quellen verwiesen:

- Cooper, R., Naclerio, F., Allgrove, J., & Jimenez, A. (2012). Creatine supplementation with specific view to exercise/sports performance: an update. *Journal of the International Society of Sports Nutrition*, 9 (1), S. 1–11.
- Maughan, R. J., Burke, L. M., Dvorak, J., Larson-Meyer, D. E., Peeling, P., Phillips, S. M., ... & Engebretsen, L. (2018). IOC consensus statement: dietary supplements and the high-performance athlete. *International Journal of Sport Nutrition and Exercise Metabolism*, 28 (2), S. 104–125.

- Antonio, J., Candow, D. G., Forbes, S. C., Gualano, B., Jagim, A. R., Kreider, R. B., ... & Ziegenfuss, T. N. (2021). Common questions and misconceptions about creatine supplementation: what does the scientific evidence really show? *Journal of the International Society of Sports Nutrition*, 18 (1), S. 1–17.

Beta-Alanin

Beta-Alanin (β-Alanin) gehört zu den Beta-Aminosäuren und wird nicht wie unsere Alpha-Aminosäuren für die Proteinsynthese verwendet. β-Alanin kann in Kombination mit L-Histidin Carnosin herstellen. Carnosin unterstützt die Pufferkapazität, wodurch wir unsere Belastungszeit (also mehr Wiederholungen) erhöhen beziehungsweise unsere Erholungszeit verkürzen können. Untersuchungen konnten durch eine chronische Supplementation von zwei bis sechs Gramm pro Tag eine Leistungssteigerung beobachten (187). Außerdem zeigen erste Einzelstudien, dass β-Alanin auch die Hypertrophie fördern kann (188). Dennoch ist die aktuelle Datenlage nicht ausreichend, um evidente Aussagen über die direkten Effekte von β-Alanin auf die Hypertrophie treffen zu können.

Wann du β-Alanin zu dir nehmen solltest und wann eher nicht

Da eine Vielzahl an Untersuchungen die leistungssteigernden Effekte von β-Alanin zeigen konnte und keine nachweislichen Nebenwirkungen (außer ein bisschen Kribbeln im Gesicht oder an den Händen) beobachtet wurden, kann β-Alanin zum Krafttraining genommen werden. Häufig wird β-Alanin in Kombination mit Kreatin verwendet, um die leistungssteigernden und regenerationsfördernden Effekte bestmöglich auszunutzen. Dabei sollten die Tagesempfehlungen von 2 bis 6 Gramm pro Tag (siehe einzelne Anbieter) nicht überschritten werden. Ähnlich wie beim Kreatin ist der Konsum erst bei Fortgeschrittenen zu empfehlen, um einen möglichen neuen Impuls zu setzen beziehungsweise ein Plateau zu überwinden. Auch hier der Rat an die Anfänger: Spart euch lieber vorerst das Geld und versucht, zuerst das Training sowie die allgemeine Ernährung optimal auf eure Gegebenheiten anzupassen und umzusetzen.

Omega-3-Fettsäuren

Wie im Abschnitt zum Fettstoffwechsel und Hypertrophietraining (Seite 244) schon ausführlich erläutert, kann eine Supplementierung von Omega-3-Fettsäuren Entzündungen während einer Verletzung reduzieren und den Heilungsprozess fördern. Außerdem konnte ein anaboler Effekt bei älteren Personen nachgewiesen werden (179). Bei jüngeren Athleten ist die aktuelle Datenlage nicht ausreichend, um deutliche Aussagen treffen zu können.

Wann die zusätzliche Einnahme von Omega-3-Fettsäuren besonders ratsam ist

Unabhängig vom Leistungsniveau sind Omega-3-Präparate sowohl für ältere Personen sowie für Athleten mit Entzündungen zu empfehlen. Es ist es ratsam, circa zwei bis drei Gramm pro Tag zu sich zu nehmen. Es sollte darauf hingewiesen werden, dass nicht jede Entzündung direkt schlecht für unseren Körper ist. Eine kurzzeitige Entzündungsreaktion nach dem Training ist sogar wünschenswert, um anabole Prozess im Körper zu aktivieren. Werden diese Prozesse jedoch komplett unterdrückt, so können fehlerhafte Heilungsprozesse entstehen (159). Ein klassisches Beispiel hierfür ist die chronische Supplementation von Schmerzmitteln beim Training. Das heißt: kein Training mit Schmerzmitteln.

Weitere leistungssteigernde und erogene Nahrungsergänzungsmittel

Es gibt eine Vielzahl an weiteren Nahrungsergänzungsmitteln, denen eine Leistungssteigerung nachgesagt wird. Das bedeutet jedoch nicht, dass eine Leistungssteigerung direkt mit einer Hypertrophie einhergeht. So ist bekannt, dass Koffein, Natriumbicarbonat und Nitrat ebenfalls die Leistung – vor allem der Ausdauer – steigern können (189). Ob diese Leistungssteigerung auch für die Hypertrophie genutzt werden kann, wurde bis dato noch nicht ausreichend untersucht.

Neben den gerade erwähnten Stoffen gibt es auch einige Nahrungsergänzungsmittel, denen eine Steigerung der Potenz sowie der Muskelmasse nachgesagt wird. Unter diesen Stoffen fallen unter anderem Maca, Tribulus terrestris, Fenugreek, Ecdysteron und Isoflavone. Bei den ersten beiden Substanzen ist die Studienlage relativ eindeutig: Es konnten weder potenzsteigernde noch anabole Wirkungen durch diese Nahrungsergänzungsmittel nachgewiesen werden. Bei den anderen drei Supplementen ist sich die Wissenschaft noch nicht ganz sicher. Sowohl bei Tierexperimenten als auch bei In-vitro-Untersuchungen (zum Beispiel mit Zellkulturen) konnten anabole Effekte nachgewiesen werden. Jedoch sind die Ergebnisse der Humanstudien sehr heterogen. In einzelnen Untersuchungen konnten die anabolen Effekte aus den Tieruntersuchungen und Zellkulturexperimenten bestätigt werden, in anderen wiederum nicht. Basierend darauf kann aktuell noch keine klare Aussage über diese Stoffe getroffen werden. Es scheint aber, dass bei diesen Untersuchungen sowohl das Leistungsniveau sowie das Trainingsprotokoll entscheidend sind, um mögliche Effekte zu beobachten.

Welche weiteren Ergänzungsmittel empfehlenswert sind

Wie du siehst, gibt es noch eine Vielzahl verschiedener Supplemente, denen leistungssteigernde sowie anabole Effekte nachgesagt werden. Nur ein paar wenige wie Koffein, Natriumbicarbonat und Nitrat besitzen eine leistungssteigernde Wirkung. Bei vielen weiteren Nahrungsergänzungsmitteln ist die Evidenz beim Menschen noch nicht eindeutig belegt. Außerdem sind einige der Supplemente recht teuer, sodass aktuell erst mal empfohlen wird, abzuwarten und sich das Geld lieber zu sparen.

Praxisempfehlungen

Zum Abschluss dieses Kapitels findest du hier eine kurze Zusammenfassung der wichtigsten Aspekte zur Ernährung beim Hypertrophietraining sowie Beispiele für Ernährungspläne für Anfänger, Fortgeschrittene und sehr weit fortgeschrittene Athlet:innen.

Die wichtigsten Erkenntnisse und Aspekte der Ernährung beim Hypertrophietraining

- Stimme deine Ernährung langfristig auf deinen Alltag ab.
- Ermittle deinen Kalorienbedarf und passe ihn an die Trainingstage an.
- Rechne einen zusätzlichen Kalorienüberschuss von 300 bis 500 Kilokalorien auf die einzelnen Tage dazu. Korrigiere bei Bedarf nach circa vier Wochen leicht nach. Die Menge kann hier um 100 bis 200 Kilokalorien schwanken. Kontrolliere das Ganze mithilfe einer Körperwaage, der Körperzusammensetzungsanalyse sowie durch optische Kontrolle im Spiegel.
- Vermeide einen extremen Kalorienüberschuss, weil sonst die Gefahr besteht, zu viel Fettmasse aufzubauen.
- Achte auf die Zusammensetzung der Makronährstoffe:
  - Kohlenhydrate: 45–65 %
  - Fette: 25–35 %
  - Proteine: 25–35 %
- Überprüfe die Proteinzufuhr: 1,4 bis 2,0 Gramm pro Kilogramm Körpergewicht bis maximal 2,4 Gramm pro Kilogramm; eine höhere Proteinaufnahme in Diätphasen ist denkbar.
- Führe dir alle drei bis vier Stunden kleine Portionen von 0,25 Gramm pro Kilogramm Körpergewicht oder 20 bis 40 Gramm Protein zu. Personen mit hohem Körpergewicht (mehr als 100 Kilogramm) und einem gleichzeitig geringen Körperfettanteil können auch bis zu 60 Gramm Protein pro Mahlzeit aufnehmen werden. Die Proteinquelle selbst ist sekundär.
- Nimm kontinuierlich Kohlenhydrate mit geringem glykämischen Index zu dir.
- Nach dem Training sind kurzkettige Kohlenhydrate in Ordnung, etwa 30 bis 50 Gramm.
- Kontrolliere deinen Fettkonsum (1,0 bis 1,5 Gramm pro Kilogramm Körpergewicht).
- Nimm vor allem ungesättigte anstatt gesättigter Fettsäuren zu dir.

- Meide Transfettsäuren.
- Omega-3-Fettsäuren können regenerationsfördernd bei Verletzungen wirken. Sie sind entzündungshemmend.
- Nahrungsergänzungsmittel können hilfreich sein, sind aber nicht essenziell.
- Proteinshakes und Riegel können dich unterstützen, deinen Proteinbedarf zu decken.
- Kreatin und Beta-Alanin können nachweislich die Leistung verbessern und die Regeneration fördern. Durch höhere Leistungsfähigkeit können stärkere Trainingsreize gesetzt und möglicherweise die Hypertrophie zusätzlich gefördert werden.
- Untersuchungen zeigen, dass einzelne Phytosteroide anabole Effekte habe. Die Studienlage ist jedoch noch nicht ausreichend, um klare Aussagen treffen zu können.

Anhand der erwähnten Aspekte solltest du deine Ernährung wie folgt aufeinander aufbauen:

1. Basisernährung (Kalorienbedarf, Verteilung der Makronährstoffe, Konstanz)
2. Ernährung vor, während und nach dem Training
3. Timing der Mahlzeiten und Art der Quelle – nur bei fortgeschrittenen und sehr gut fortgeschrittenen Athleten
4. Supplementierung von Nahrungsergänzungsmitteln (nur bei fortgeschrittenen und sehr gut fortgeschrittenen Athleten)

Basierend auf dem aktuellen Forschungsstand sind die hier aufgeführten Empfehlungen als Richtlinien und Rahmenbedingungen zu sehen und nicht als Dogmen zu verstehen. Der individuelle Faktor spielt beim Hypertrophietraining sowie der dazugehörigen Ernährung eine besondere Rolle. Folglich können die hier angegebenen potenziellen Wirkungen entweder deutlich übertroffen, aber auch, trotz strikter Einhaltung, nicht erreicht werden. Es ist wichtig, dass du dem Training und deiner Ernährung genügend Zeit einräumst, wenn du Hypertrophieeffekte erzielen möchtest. Je höher dein Leistungsniveau ist, desto mehr spielen kleinere Stellschrauben beim Training und bei der Ernährung eine Rolle. Als Anfänger hingegen solltest du dich ausschließlich auf die Grundlagen der Basisernährung fokussieren. Die sehr spezifischen Punkte wie Nahrungsergänzungsmittel spielen bei diesem Niveau eine untergeordnete Rolle. Das Hypertrophietraining an sich sowie eine überschüssige Nahrungsaufnahme mit ausreichenden Kohlenhydraten und Proteinen erzielen schon sehr gute Erfolge, Nahrungsergänzungsmittel werden hier kaum Effekte zeigen.

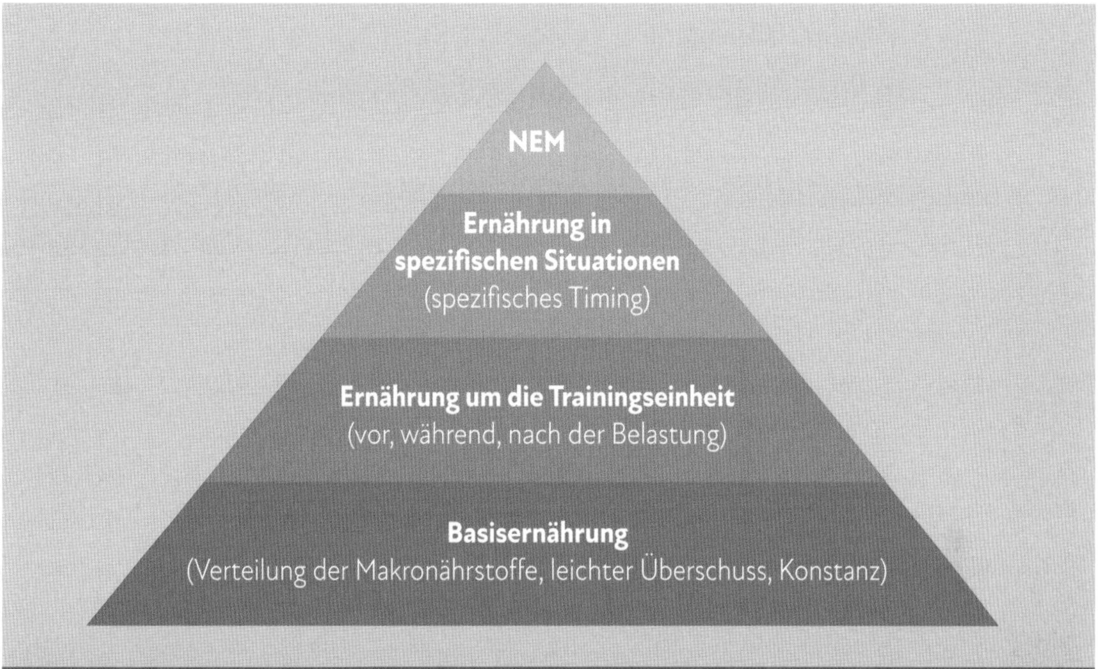

Die Ernährungspyramide für Kraftsportler:innen zeigt dir eine stabile Basis, in der Nahrungsergänzungsmittel eine untergeordnete Rolle spielen.

Die Bedeutung der einzelnen Aspekte in Abhängigkeit des Leistungsniveaus

	ANFÄNGER (UNTRAINIERT)	FORTGESCHRITTENE (MODERAT TRAINIERT)	SEHR WEIT FORTGESCHRITTENE (GUT BIS SEHR GUT TRAINIERT)
Aktuelles Trainingsprogramm	nicht im Training oder gerade begonnen	derzeit im Training	derzeit im Training
Trainingserfahrung	0–1 Jahr	1–3 Jahre	≥ 4 Jahre
Trainingshäufigkeit	≤ 1–2-mal/Woche	≤ 2–3-mal/Woche	≥ 3–5-mal/Woche
Trainingsbelastung und -beanspruchung	nicht vorhanden oder niedrig	mäßig	hoch
Basisernährung	Wirkung: ++ Wichtigster Teil bei der Ernährung! Mindestens an 5 bis 7 Tagen pro Woche umsetzen Routine entwickeln	Wirkung: + Eine Routine ist aufgebaut. Nun spielen weitere Faktoren eine Rolle (Timing spezifischer Mahlzeiten, vor und nach dem Training)	Wirkung: 0/+ Die Ernährung ist schon sehr gut abgestimmt, kleinere Stellschrauben werden entscheidend (spezifische Ernährung sowie Nahrungsergänzungsmittel)
Ernährung ums Training	Keine speziellen Maßnahmen notwendig	Wirkung: + **Vor dem Training:** Zwei bis drei Stunden vor dem Training eine größere Mahlzeit zu sich nehmen (30 bis 60 Gramm Protein + 75 bis 150 Gramm langkettige Kohlenhydrate) oder 30 bis 60 Minuten vor dem Training eine kleinere Mahlzeit (hauptsächlich 30 bis 75 Gramm Kohlenhydrate (Zweifach- bis Vielfachzucker) **Währenddessen:** nicht notwendig **Nach dem Training:** 30 bis 40 Gramm Protein + Kohlenhydrate (Einfach- oder Zweichfachzucker)	Wirkung: + **Vor dem Training:** siehe Fortgeschrittene **Während des Trainings:** Je nach Intensität und Belastung Kohlenhydrate sowie Aminosäuren (EAAs) konsumieren **Nach dem Training:** siehe Fortgeschrittene

Spezifische Ernährung	Wirkung: 0	Spielt in den ersten Monaten keine Rolle	Wirkung: 0/+	Achte immer mehr darauf, welche Kohlenhydrate und Proteine du wann nimmst	Wirkung: +/++	Die Art der Kohlenhydrate (Einfach- oder Mehrfachzucker) sowie Proteine spielen eine immer größere Rolle. Schnell absorbierbare Kohlenhydrate und Proteine nach dem Training. Langsam verdauliche Proteine (Kasein) am Abend. Achte darauf, dass die Insulinsensibilität nicht wegen des hohen Kohlenhydratkonsums abnimmt
Nahrungs-ergänzungs-mittel (NEM)	Wirkung: 0	Proteinsupplemente können verwendet werden, jedoch ist die allgemeine Ernährung deutlich wichtiger. Die Wirkung der anderen NEM wird vom Entwicklungspotenzial durch Training überdeckt und ist daher vorerst nicht nötig	Wirkung: +	Proteinsupplemente sowie Kreatin können unterstützen. Kreatin sollte erst bei einem Plateau (Leistung/Hypertrophie) genommen werden. Beta-Alanin und Phytosteroide besitzen keinen weiteren Benefit	Wirkung: +/++	Können die Hypertrophie unterstützen: Proteinsupplemente, Kreatin und Beta-Alanin können unterstützen. Zu Phytosteroiden ist die Datenlage noch nicht ausreichend. Sie können, müssen aber nicht helfen
Timing und Abstimmung	Wirkung: +	Wichtigster Aspekt: regelmäßige Nahrungsaufnahme alle zwei bis vier Stunden	Wirkung: +/++	Timing spielt eine immer größere Rolle. Proteine und Kohlenhydrate vor und nach der Belastung zuführen	Wirkung: ++	Art der Proteine und Kohlenhydrate spielen eine immer größere Rolle. Die Abstimmung der Mahlzeiten ist sehr wichtig
Entwicklungs-potenzial	Wirkung: ++	Sehr hoch. Durch die Regelmäßigkeit von Training und kontinuierlicher Nahrungsaufnahme sind Erfolge und Effekte relativ schnell zu erkennen	Wirkung: +	Weiterhin hoch, jedoch muss genauer auf die Ernährung geachtet werden. Entwicklungsgeschwindigkeit ist nicht mehr so groß wie bei Anfängern	Wirkung: 0/+	Durch das hohe Leistungsniveau musst du genau auf die Trainingsimpulse und die gesamte Ernährung achten, um weitere Erfolge erzielen zu können

Literatur

1. Pedersen BK, Saltin B. Exercise as medicine – evidence for prescribing exercise as therapy in 26 different chronic diseases. Scandinavian Journal of Medicine & Science in Sports 2015; 25 Suppl 3: S. 1–72. doi: 10.1111/sms.12581.

2. Straight CR, Fedewa MV, Toth MJ, Miller MS. Improvements in skeletal muscle fiber size with resistance training are age-dependent in older adults: a systematic review and meta-analysis. Journal of Applied Physiology (1985) 2020; 129 (2): S. 392–403. doi: 10.1152/japplphysiol.00170.2020.

3. Lauersen JB, Bertelsen DM, Andersen LB. The effectiveness of exercise interventions to prevent sports injuries: a systematic review and meta-analysis of randomised controlled trials. British Journal of Sports Medicine 2014; 48 (11): S. 871–877. doi: 10.1136/bjsports-2013-092538.

4. Toigo M, Boutellier U. New fundamental resistance exercise determinants of molecular and cellular muscle adaptations. European Journal of Applied Physiology 2006; 97 (6): S. 643–663. doi: 10.1007/s00421-006-0238-1.

5. Roberts MD, Haun CT, Vann CG, Osburn SC, Young KC. Sarcoplasmic Hypertrophy in Skeletal Muscle: A Scientific »Unicorn« or Resistance Training Adaptation? Frontiers in Physiology 2020; 11: S. 816. doi: 10.3389/fphys.2020.00816.

6. Kruse A, Rivares C, Weide G, Tilp M, Jaspers RT. Stimuli for Adaptations in Muscle Length and the Length Range of Active Force Exertion-A Narrative Review. Frontiers in Physiology 2021; 12: S. 742034. doi: 10.3389/fphys.2021.742034.

7. Olsen LA, Nicoll JX, Fry AC. The skeletal muscle fiber: a mechanically sensitive cell. European Journal of Applied Physiology 2019; 119 (2): S. 333–349. doi: 10.1007/s00421-018-04061-x.

8. Damas F, Libardi CA, Ugrinowitsch C. The development of skeletal muscle hypertrophy through resistance training: the role of muscle damage and muscle protein synthesis. European Journal of Applied Physiology 2018; 118 (3): S. 485–500. doi: 10.1007/s00421-017-3792-9.

9. Popov DV, Lysenko EA, Bachinin AV, Miller TF, Kurochkina NS, Kravchenko IV et al. Influence of resistance exercise intensity and metabolic stress on anabolic signaling and expression of myogenic genes in skeletal muscle. Muscle & Nerve 2015; 51 (3): S. 434–442. doi: 10.1002/mus.24314.

10. Schoenfeld BJ, Grgic J, Ogborn D, Krieger JW. Strength and Hypertrophy Adaptations Between Low- vs. High-Load Resistance Training: A Systematic Review and Meta-analysis. The Journal of Strength and Conditioning Research 2017; 31 (12): S. 3508–3523. doi: 10.1519/JSC.0000000000002200.

11. Schoenfeld BJ, Wilson JM, Lowery RP, Krieger JW. Muscular adaptations in low- versus high-load resistance training: A meta-analysis. European Journal of Sport Science 2016; 16 (1): S. 1–10. doi: 10.1080/17461391.2014.989922.

12. Schoenfeld BJ, Peterson MD, Ogborn D, Contreras B, Sonmez GT. Effects of Low- vs. High-Load Resistance Training on Muscle Strength and Hypertrophy in Well-Trained Men. The Journal of Strength and Conditioning Research 2015; 29 (10): S. 2954–2963. doi: 10.1519/JSC.0000000000000958.

13. Holm L, Reitelseder S, Pedersen TG, Doessing S, Petersen SG, Flyvbjerg A et al. Changes in muscle size and MHC composition in response to resistance exercise with heavy and light loading intensity. Journal of Applied Physiology (1985) 2008; 105 (5): S. 1454–1461. doi: 10.1152/japplphysiol.90538.2008.

14. Gavanda S, Isenmann E. Evidenz von Trainingsempfehlungen für ein Hypertrophietraining. B&G Bewegungstherapie und Gesundheitssport 2021; 37 (02): S. 77–82. doi: 10.1055/a-1382-2776.

15. Schoenfeld BJ, Ogborn D, Krieger JW. Dose-response relationship between weekly resistance training volume and increases in muscle mass: A systematic review and meta-analysis. Journal of Sports Sciences 2017; 35 (11): S. 1073–1082. doi: 10.1080/02640414.2016.1210197.

16. Krieger JW. Single vs. multiple sets of resistance exercise for muscle hypertrophy: a meta-analysis. The Journal of Strength and Conditioning Research 2010; 24 (4): S. 1150–1109. doi: 10.1519/JSC.0b013e3181d4d436.

17. Alves RC, Prestes J, Enes A, Moraes WMA de, Trindade TB, Salles BF de et al. Training Programs Designed for Muscle Hypertrophy in Bodybuilders: A Narrative Review. Sports (Basel) 2020; 8 (11). doi: 10.3390/sports8110149.

18. Schoenfeld BJ, Ogborn D, Krieger JW. Effects of Resistance Training Frequency on Measures of Muscle Hypertrophy: A Systematic Review and Meta-Analysis. Sports Medicine 2016; 46 (11): S. 1689–1697. doi: 10.1007/s40279-016-0543-8.

19. Dankel SJ, Mattocks KT, Jessee MB, Buckner SL, Mouser JG, Counts BR et al. Frequency: The Overlooked Resistance Training Variable for Inducing Muscle Hypertrophy? Sports Medicine 2017; 47 (5): S. 799–805. doi: 10.1007/s40279-016-0640-8.

20. Grgic J, Lazinica B, Mikulic P, Krieger JW, Schoenfeld BJ. The effects of short versus long inter-set rest intervals in resistance training on measures of muscle hypertrophy: A systematic review. European Journal of Sport Science 2017; 17 (8): S. 983–993. doi: 10.1080/17461391.2017.1340524.

21. Henselmans M, Schoenfeld BJ. The effect of inter-set rest intervals on resistance exercise-induced muscle hypertrophy. Sports Medicine 2014; 44 (12): S. 1635–1643. doi: 10.1007/s40279-014-0228-0.

22. Iversen VM, Norum M, Schoenfeld BJ, Fimland MS. No Time to Lift? Designing Time-Efficient Training Programs for Strength and Hypertrophy: A Narrative Review. Sports Medicine 2021; 51 (10): S. 2079–2095. doi: 10.1007/s40279-021-01490-1.

23. Heidel KA, Novak ZJ, Dankel SJ. Machines and free weight exercises: a systematic review and meta-analysis comparing changes in muscle size, strength, and power. Journal of Sports Medicine and Physical Fitness 2021. doi: 10.23736/S0022-4707.21.12929-9.

24. Horwath O, Paulsen G, Esping T, Seynnes O, Olsson MC. Isokinetic resistance training combined with eccentric overload improves athletic performance and induces muscle hypertrophy in young ice hockey players. Journal of Science and Medicine in Sport 2019; 22 (7): S. 821–826. doi: 10.1016/j.jsams.2018.12.017.

25. Saeterbakken AH, Fimland MS. Muscle activity of the core during bilateral, unilateral, seated and standing resistance exercise. European Journal of Applied Physiology 2012; 112 (5): S. 1671–1678. doi: 10.1007/s00421-011-2141-7.

26. Diamant W, Geisler S, Havers T, Knicker A. Comparison of EMG Activity between Single-Leg Deadlift and Conventional Bilateral Deadlift in Trained Amateur Athletes - An Empirical Analysis. International Journal of Exercise Science 2021; 14 (1): S. 187–201.

27. Moran J, Ramirez-Campillo R, Liew B, Chaabene H, Behm DG, García-Hermoso A et al. Effects of Bilateral and Unilateral Resistance Training on Horizontally Orientated Movement Performance: A Systematic Review and Meta-analysis. Sports Medicine 2021; 51 (2): S. 225–242. doi: 10.1007/s40279-020-01367-9.

28. Suchomel TJ, Nimphius S, Bellon CR, Stone MH. The Importance of Muscular Strength: Training Considerations. Sports Medicine 2018; 48 (4): S. 765–785. doi: 10.1007/s40279-018-0862-z.

29. Behm DG, Drinkwater EJ, Willardson JM, Cowley PM. Canadian Society for Exercise Physiology position stand: The use of instability to train the core in athletic and nonathletic conditioning. Applied Physiology, Nutrition, and Metabolism 2010; 35 (1): S. 109–112. doi: 10.1139/H09-128.

30. Behm DG, Muehlbauer T, Kibele A, Granacher U. Effects of Strength Training Using Unstable Surfaces on Strength, Power and Balance Performance Across the Lifespan: A Systematic Review and Meta-analysis. Sports Medicine 2015; 45 (12): S. 1645–1669. doi: 10.1007/s40279-015-0384-x.

31. Pano-Rodriguez A, Beltran-Garrido JV, Hernández-González V, Reverter-Masia J. Effects of whole-body eletrcomyostimulation on health and performance: a systematic review. BMC Complementary and Alternative Medicine 2019; 19 (1): S. 87. doi: 10.1186/s12906-019-2485-9.

32. Filipovic A, DeMarees M, Grau M, Hollinger A, Seeger B, Schiffer T et al. Superimposed Whole-Body Electrostimulation Augments Strength Adaptations and Type II Myofiber Growth in Soccer Players During a Competitive Season. Frontiers in Physiology 2019; 10: S. 1187. doi: 10.3389/fphys.2019.01187.

33. Natsume T, Ozaki H, Kakigi R, Kobayashi H, Naito H. Effects of training intensity in electromyostimulation on human skeletal muscle. European Journal of Applied Physiology 2018; 118 (7): S. 1339–1347. doi: 10.1007/s00421-018-3866-3.

34. Holcomb WR. Is Neuromuscular Electrical Stimulation an Effective Alternative to Resistance Training? Strength and Conditioning Journal 2005; 27 (3): S. 76–79. doi: 10.1519/00126548-200506000-00016.

35. Seyri KM, Maffiuletti NA. Effect of Electromyostimulation Training on Muscle Strength and Sports Performance. Strength and Conditioning Journal 2011; 33 (1): S. 70–75. doi: 10.1519/SSC.0b013e3182079f11.

36. Alam MM, Khan AA, Farooq M. Effect of whole-body vibration on neuromuscular performance: A literature review. Work 2018; 59 (4): S. 571–583. doi: 10.3233/WOR-182699.

37. Chen H, Ma J, Lu B, Ma X-L. The effect of whole-body vibration training on lean mass: A PRISMA-compliant meta-analysis. Medicine (Baltimore) 2017; 96 (45): e8390. doi: 10.1097/MD.0000000000008390.

38. Newmire DE, Willoughby DS. Partial Compared with Full Range of Motion Resistance Training for Muscle Hypertrophy: A Brief Review and an Identification of Potential Mechanisms. The Journal of Strength and Conditioning Research 2018; 32 (9): S. 2652–2664. doi: 10.1519/JSC.0000000000002723.

39. Schoenfeld BJ, Grgic J. Effects of range of motion on muscle development during resistance training interventions: A systematic review. SAGE Open Medicine 2020; 8:2050312120901559. doi: 10.1177/2050312120901559.

40. Brown JM, Solomon C, Paton M. Further evidence of functional differentiation within biceps brachii. Electromyography and Clinical Neurophysiology 1993; 33 (5): S. 301–309.

41. Signorile JF, Lew KM, Stoutenberg M, Pluchino A, Lewis JE, Gao J. Range of motion and leg rotation affect electromyography activation levels of the superficial quadriceps muscles during leg extension. The Journal of Strength and Conditioning Research 2014; 28 (9): S. 2536–2545. doi: 10.1519/JSC.0000000000000582.

42. Schoenfeld BJ, Ogborn DI, Krieger JW. Effect of repetition duration during resistance training on muscle hypertrophy: a systematic review and meta-analysis. Sports Medicine 2015; 45 (4): S. 577–585. doi: 10.1007/s40279-015-0304-0.

43. Davies TB, Kuang K, Orr R, Halaki M, Hackett D. Effect of Movement Velocity During Resistance Training on Dynamic Muscular Strength: A Systematic Review and Meta-Analysis. Sports Medicine 2017; 47 (8): S. 1603–1617. doi: 10.1007/s40279-017-0676-4.

44. Hackett DA, Davies TB, Orr R, Kuang K, Halaki M. Effect of movement velocity during resistance training on muscle-specific hypertrophy: A systematic review. European Journal of Sport Science 2018; 18 (4): S. 473–482. doi: 10.1080/17461391.2018.1434563.

45. Goto K, Ishii N, Kizuka T, Takamatsu K. The impact of metabolic stress on hormonal responses and muscular adaptations. Medicine & Science in Sports & Exercise 2005; 37 (6): S. 955–963.

46. Tufano JJ, Brown LE, Haff GG. Theoretical and Practical Aspects of Different Cluster Set Structures: A Systematic Review. The Journal of Strength and Conditioning Research 2017; 31 (3): S. 848–867. doi: 10.1519/JSC.0000000000001581.

47. Davies TB, Tran DL, Hogan CM, Haff GG, Latella C. Chronic Effects of Altering Resistance Training Set Configurations Using Cluster Sets: A Systematic Review and Meta-Analysis. Sports Medicine 2021; 51 (4): S. 707–736. doi: 10.1007/s40279-020-01408-3.

48. Jukic I, van Hooren B, Ramos AG, Helms ER, McGuigan MR, Tufano JJ. The Effects of Set Structure Manipulation on Chronic Adaptations to Resistance Training: A Systematic Review and Meta-Analysis. Sports Medicine 2021; 51 (5): S. 1061–1086. doi: 10.1007/s40279-020-01423-4.

49. Krzysztofik M, Wilk M, Wojdała G, Gołaś A. Maximizing Muscle Hypertrophy: A Systematic Review of Advanced Resistance Training Techniques and Methods. International Journal of Environmental Research and Public Health 2019; 16 (24). doi: 10.3390/ijerph16244897.

50. Grgic J, Schoenfeld BJ, Orazem J, Sabol F. Effects of resistance training performed to repetition failure or non-failure on muscular strength and hypertrophy: A systematic review and meta-analysis. Journal of Sport and Health Science 2021. doi: 10.1016/j.jshs.2021.01.007.

51. Roig M, O'Brien K, Kirk G, Murray R, McKinnon P, Shadgan B et al. The effects of eccentric versus concentric resistance training on muscle strength and mass in healthy adults: a systematic review with meta-analysis. British Journal of Sports Medicine 2009; 43 (8): S. 556–568. doi: 10.1136/bjsm.2008.051417.

52. Suchomel TJ, Wagle JP, Douglas J, Taber CB, Harden M, Haff GG et al. Implementing Eccentric Resistance Training-Part 1: A Brief Review of Existing Methods. Journal of Functional Morphology and Kinesiology 2019; 4 (2). doi: 10.3390/jfmk4020038.

53. Schoenfeld BJ, Ogborn DI, Vigotsky AD, Franchi MV, Krieger JW. Hypertrophic Effects of Concentric vs. Eccentric Muscle Actions: A Systematic Review and Meta-analysis. The Journal of Strength and Conditioning Research 2017; 31 (9): S. 2599–2608. doi: 10.1519/JSC.0000000000001983.

54. Petré H, Wernstål F, Mattsson CM. Effects of Flywheel Training on Strength-Related Variables: a Meta-analysis. Sports Medicine – Open 2018; 4 (1): S. 55. doi: 10.1186/s40798-018-0169-5.

55. Lixandrão ME, Ugrinowitsch C, Berton R, Vechin FC, Conceição MS, Damas F et al. Magnitude of Muscle Strength and Mass Adaptations Between High-Load Resistance Training Versus Low-Load Resistance Training Associated with Blood-Flow Restriction: A Systematic Review and Meta-Analysis. Sports Medicine 2018; 48 (2): S. 361–378. doi: 10.1007/s40279-017-0795-y.

56. Patterson SD, Hughes L, Warmington S, Burr J, Scott BR, Owens J et al. Blood Flow Restriction Exercise: Considerations of Methodology, Application, and Safety. Frontiers in Physiology 2019; 10: 533. doi: 10.3389/fphys.2019.00533.

57. Kelly MR, Cipriano KJ, Bane EM, Murtaugh BT. Blood Flow Restriction Training in Athletes. Current Physcial Medicine and Rehabilitation Reports 2020; 8 (4): S. 329–341. doi: 10.1007/s40141-020-00291-3.

58. Bartolomei S, Nigro F, Malagoli Lanzoni I, Masina F, Di Michele R, Hoffman JR. A Comparison Between Total Body and Split Routine Resistance Training Programs in Trained Men. The Journal of Strength and Conditioning Research 2021; 35 (6): S. 1520–1526. doi: 10.1519/JSC.0000000000003573.

59. Gavanda S. Angewandtes Hypertrophietraining: Überprüfung traditioneller und neuer Ansätze [Dissertation]. Köln: Deutsche Sporthochschule; 2021.

60. Gavanda S, Geisler S, Quitmann OJ, Bauhaus H, Schiffer T. Three Weeks of Detraining Does Not Decrease Muscle Thickness, Strength or Sport Performance in Adolescent Athletes. International Journal of Exercise Science 2020; 13 (6): S. 633–644.

61. Ogasawara R, Yasuda T, Sakamaki M, Ozaki H, Abe T. Effects of periodic and continued resistance training on muscle CSA and strength in previously untrained men. Clinical Physiology and Functional Imaging 2011; 31 (5): S. 399–404. doi: 10.1111/j.1475-097X.2011.01031.x.

62. Saeterbakken AH, Stien N, Pedersen H, Solstad TEJ, Cumming KT, Andersen V. The Effect of Grip Width on Muscle Strength and Electromyographic Activity in Bench Press among Novice- and Resistance-Trained Men. International Journal of Environmental Research and Public Health 2021; 18 (12). doi: 10.3390/ijerph18126444.

63. Clemons JM, Aaron C. Effect of Grip Width on the Myoelectric Activity of the Prime Movers in the Bench Press. The Journal of Strength and Conditioning Research 1997; 11 (2): S. 82–87.

64. Larsen S, Gomo O, van den Tillaar R. A Biomechanical Analysis of Wide, Medium, and Narrow Grip Width Effects on Kinematics, Horizontal Kinetics, and Muscle Activity on the Sticking Region in Recreationally Trained Males During 1-RM Bench Pressing. Frontiers in Sports and Active Living 2020; 2: S. 637066. doi: 10.3389/fspor.2020.637066.

65. Schick EE, Coburn JW, Brown LE, Judelson DA, Khamoui AV, Tran TT et al. A comparison of muscle activation between a Smith machine and free weight bench press. The Journal of Strength and Conditioning Research 2010; 24 (3): S. 779–784. doi: 10.1519/JSC.0b013e3181cc2237.

66. Lauver JD, Cayot TE, Scheuermann BW. Influence of bench angle on upper extremity muscular activation during bench press exercise. European Journal of Sport Science 2016; 16 (3): S. 309–316. doi: 10.1080/17461391.2015.1022605.

67. Rodríguez-Ridao D, Antequera-Vique JA, Martín-Fuentes I, Muyor JM. Effect of Five Bench Inclinations on the Electromyographic Activity of the Pectoralis Major, Anterior Deltoid, and Triceps Brachii during the Bench Press Exercise. International Journal of Environmental Research and Public Health 2020; 17 (19). doi: 10.3390/ijerph17197339.

68. Trebs AA, Brandenburg JP, Pitney WA. An electromyography analysis of 3 muscles surrounding the shoulder joint during the performance of a chest press exercise at several angles. The Journal of Strength and Conditioning Research 2010; 24 (7): S. 1925–1930. doi: 10.1519/JSC.0b013e3181ddfae7.

69. Saeterbakken AH, Mo D-A, Scott S, Andersen V. The Effects of Bench Press Variations in Competitive Athletes on Muscle Activity and Performance. Journal of Human Kinetics 2017; 57: S. 61–71. doi: 10.1515/hukin-2017-0047.

70. Pinto BL, Dickerson CR. Vertical and horizontal barbell kinematics indicate differences in mechanical advantage between using an arched or flat back posture in the barbell bench press exercise. International Journal of Sports Science & Coaching 2021; 16 (3): S. 756–762. doi: 10.1177/1747954120982954.

71. Saeterbakken AH, van den Tillaar R, Fimland MS. A comparison of muscle activity and 1-RM strength of three chest-press exercises with different stability requirements. Journal of Sports Sciences 2011; 29 (5):S. 533–538. doi: 10.1080/02640414.2010.543916.

72. Welsch EA, Bird M, Mayhew JL. Electromyographic activity of the pectoralis major and anterior deltoid muscles during three upper-body lifts. The Journal of Strength and Conditioning Research 2005; 19 (2): S. 449–452. doi: 10.1519/14513.1.

73. Luczak J, Bosak A, Riemann BL. Shoulder Muscle Activation of Novice and Resistance Trained Women during Variations of Dumbbell Press Exercises. Journal of Sports Medicine (Hindawi Publishing Corporation) 2013; 2013: S. 612650. doi: 10.1155/2013/612650.

74. Solstad TE, Andersen V, Shaw M, Hoel EM, Vonheim A, Saeterbakken AH. A Comparison of Muscle Activation between Barbell Bench Press and Dumbbell Flyes in Resistance-Trained Males. Journal of Sports Science and Medicine 2020; 19 (4): S. 645–651.

75. Marchetti PH, Uchida MC. Effects of the pullover exercise on the pectoralis major and latissimus dorsi muscles as evaluated by EMG. Journal of Applied Biomechanics 2011; 27 (4): S. 380–384. doi: 10.1123/jab.27.4.380.

76. Campos YdAC, Da Silva SF. Comparison of electromyographic activity during the bench press and barbell pulloverexercises. Motriz. Revista de Educacao Fisica 2014; 20 (2): S. 200–205. doi: 10.1590/S1980-65742014000200010.

77. McCaw ST, Friday JJ. A Comparison of Muscle Activity Between a Free Weight and Machine Bench Press. The Journal of Strength and Conditioning Research 1994; 8 (4): S. 259–264.

78. Calatayud J, Borreani S, Colado JC, Martin F, Tella V, Andersen LL. Bench press and push-up at comparable levels of muscle activity results in similar strength gains. The Journal of Strength and Conditioning Research 2015; 29 (1): S. 246–53. doi: 10.1519/JSC.0000000000000589.

79. van Tillaar R den. Comparison of Kinematics and Muscle Activation between Push-up and Bench Press. Sports Medicine International Open 2019; 3 (3): E74–E81. doi: 10.1055/a-1001-2526.

80. Saeterbakken AH, Fimland MS. Effects of body position and loading modality on muscle activity and strength in shoulder presses. The Journal of Strength and Conditioning Research 2013; 27 (7): S. 1824–1831. doi: 10.1519/JSC.0b013e318276b873.

81. Kohler JM, Flanagan SP, Whiting WC. Muscle activation patterns while lifting stable and unstable loads on stable and unstable surfaces. The Journal of Strength and Conditioning Research 2010; 24 (2): S. 313–321. doi: 10.1519/JSC.0b013e3181c8655a.

82. Sweeney S. Electromyographic analysis pf the deltoid muscle during various shoulder exercises: Thesis [Masterthesis]. La Crosse: University of Wisconsin; 2014.

83. Coratella G, Tornatore G, Longo S, Esposito F, Cè E. An Electromyographic Analysis of Lateral Raise Variations and Frontal Raise in Competitive Bodybuilders. International Journal of Environmental Research and Public Health 2020; 17 (17). doi: 10.3390/ijerph17176015.

84. Campos YAC, Vianna JM, Guimarães MP, Oliveira JLD, Hernández-Mosqueira C, Da Silva SF et al. Different Shoulder Exercises Affect the Activation of Deltoid Portions in Resistance-Trained Individuals. Journal of Human Kinetics 2020; 75: 5–14. doi: 10.2478/hukin-2020-0033.

85. McAllister MJ, Schilling BK, Hammond KG, Weiss LW, Farney TM. Effect of grip width on electromyographic activity during the upright row. The Journal of Strength and Conditioning Research 2013; 27 (1): S. 181–187. doi: 10.1519/JSC.0b013e31824f23ad.

86. Andersen LL, Kjaer M, Andersen CH, Hansen PB, Zebis MK, Hansen K et al. Muscle activation during selected strength exercises in women with chronic neck muscle pain. Physical Therapy 2008; 88 (6): S. 703–711. doi: 10.2522/ptj.20070304.

87. Botton Ehlers C, Wilhelm EN, Ughini CC, Pinto RS, Lima CS. Electromyographical analysis of the deltoid muscle between different strength training exercises. Medicina Sportiva 2013; 17 (2): S. 67–71.

88. Schoenfeld B, Sonmez RGT, Kolber MJ, Contreras B, Harris R, Ozen S. Effect of hand position on EMG activity of the posterior shoulder musculature during a horizontal abduction exercise. The Journal of Strength and Conditioning Research 2013; 27 (10): S. 2644–2649. doi: 10.1519/JSC.0b013e318281e1e9.

89. Edelburg H. Electromyographic analysis of the back muscles during various back exercises [Master Theses]. La Crosse: University of Wisconsin; 2017.

90. HANDA T, KATO H, HASEGAWA S, OKADA J, KATO K. Comparative Electromyographical Investigation Of The Biceps Brachii, Latissimus Dorsi, And Trapezius Muscles During Five Pull Exercises. Japanese Journal of Physical Fitness and Sports Medicine 2005; 54 (2): S. 159–168. doi: 10.7600/jspfsm.54.159.

91. Andersen V, Fimland MS, Wiik E, Skoglund A, Saeterbakken AH. Effects of grip width on muscle strength and activation in the lat pull-down. The Journal of Strength and Conditioning Research 2014; 28 (4): S. 1135–1142. doi: 10.1097/JSC.0000000000000232.

92. Lusk SJ, Hale BD, Russell DM. Grip width and forearm orientation effects on muscle activity during the lat pull-down. The Journal of Strength and Conditioning Research 2010; 24 (7): S. 1895–1900. doi: 10.1519/JSC.0b013e3181ddb0ab.

93. Lehman GJ, Buchan DD, Lundy A, Myers N, Nalborczyk A. Variations in muscle activation levels during traditional latissimus dorsi weight training exercises: An experimental study. Dynamic Medicine 2004; 3 (1): S. 4. doi: 10.1186/1476-5918-3-4.

94. Signorile JF, Zink AJ, Szwed SP. A comparative electromyographical investigation of muscle utilization patterns using various hand positions during the lat pull-down. The Journal of Strength and Conditioning Research 2002; 16 (4): S. 539–546.

95. Dickie JA, Faulkner JA, Barnes MJ, Lark SD. Electromyographic analysis of muscle activation during pull-up variations. Journal of Electromyography and Kinesiology 2017; 32: S. 30–36. doi: 10.1016/j.jelekin.2016.11.004.

96. Williamson T, Price P. A comparison of muscle activity between strict, kipping and butterfly pull-ups. JSES (Journal of Shoulder and Elbow Surgery) 2021; 5 (2). doi: 10.36905/jses.2021.02.08.

97. Youdas JW, Amundson CL, Cicero KS, Hahn JJ, Harezlak DT, Hollman JH. Surface electromyographic activation patterns and elbow joint motion during a pull-up, chin-up, or perfect-pullup™ rotational exercise. The Journal of Strength and Conditioning Research 2010; 24 (12): S. 3404–3414. doi: 10.1519/JSC.0b013e3181f1598c.

98. Boehler B. Electromyographic analysis of the triceps brachii muscle during a variety of triceps exercises [Master Thesis]. La Crosse: University of Wisconsin; 2011.

99. Bagchi A. A Comparative Electromyographical Investigation of Triceps Brachii And Pectoralis Major During Four Different Freehand Exercises. Journal of Physical Education Research 2015; 2 (2): S. 20–27.

100. Kholinne E, Zulkarnain RF, Sun YC, Lim S, Chun J-M, Jeon I-H. The different role of each head of the triceps brachii muscle in elbow extension. Acta Orthopaedica et Tramatologica Turcica 2018; 52 (3): S. 201–205. doi: 10.1016/j.aott.2018.02.005.

101. Alves D, Matta T, Oliveira L. Effect of shoulder position on triceps brachii heads activity in dumbbell elbow extension exercises. Journal of Sports Medicine and Physical Fitness 2018; 58 (9): S. 1247–1252. doi: 10.23736/S0022-4707.17.06849-9.

102. Marcolin G, Panizzolo FA, Petrone N, Moro T, Grigoletto D, Piccolo D et al. Differences in electromyographic activity of biceps brachii and brachioradialis while performing three variants of curl. PeerJ 2018; 6: e5165. doi: 10.7717/peerj.5165.

103. Oliveira LF, Matta TT, Alves DS, Garcia MAC, Vieira TMM. Effect of the shoulder position on the biceps brachii emg in different dumbbell curls. Journal of Sports Science and Medicine 2009; 8 (1): S. 24–29.

104. Boeckh-Behrens W-U, Buskies W, Beier P. Fitness-Krafttraining: Die besten Übungen und Methoden für Sport und Gesundheit. 17. Auflage, Originalausgabe. Reinbek bei Hamburg: Rowohlt Taschenbuch Verlag; 2016. (rororo rororo Sport; Bd. 19481).

105. Yavuz HU, Erdag D. Kinematic and Electromyographic Activity Changes during Back Squat with Submaximal and Maximal Loading. Applied Bionics and Biomechanics 2017; 2017:9084725. doi: 10.1155/2017/9084725.

106. Saeterbakken AH, Olsen A, Behm DG, Bardstu HB, Andersen V. The short- and long-term effects of resistance training with different stability requirements. PLoS One 2019; 14 (4): e0214302. doi: 10.1371/journal.pone.0214302.

107. Murawa M, Fryzowicz A, Kabacinski J, Jurga J, Gorwa J, Galli M et al. Muscle activation varies between high-bar and low-bar back squat. PeerJ 2020; 8: e9256. doi: 10.7717/peerj.9256.

108. van den Tillaar R, Knutli TR, Larsen S. The Effects of Barbell Placement on Kinematics and Muscle Activation Around the Sticking Region in Squats. Frontiers in Sports and Active Living 2020; 2: 604177. doi: 10.3389/fspor.2020.604177.

109. Coratella G, Tornatore G, Caccavale F, Longo S, Esposito F, Cè E. The Activation of Gluteal, Thigh, and Lower Back Muscles in Different Squat Variations Performed by Competitive Bodybuilders: Implications for Resistance Training. International Journal of Environmental Research and Public Health 2021; 18 (2). doi: 10.3390/ijerph18020772.

110. Yavuz HU, Erdağ D, Amca AM, Aritan S. Kinematic and EMG activities during front and back squat variations in maximum loads. Journal of Sports Sciences 2015; 33 (10): S. 1058–1066. doi: 10.1080/02640414.2014.984240.

111. Stien N, Saeterbakken AH, Andersen V. Electromyographic Comparison of Five Lower-Limb Muscles between Single- and Multi-Joint Exercises among Trained Men. Journal of Sports Science and Medicine 2021; 20 (1): S. 56–61. doi: 10.52082/jssm.2021.56.

112. Kubo K, Ikebukuro T, Yata H. Effects of squat training with different depths on lower limb muscle volumes. European Journal of Applied Physiology 2019; 119 (9): S. 1933–1942. doi: 10.1007/s00421-019-04181-y.

113. Maeo S, Shan X, Otsuka S, Kanehisa H, Kawakami Y. Single-joint eccentric knee extension training preferentially trains the rectus femoris within the quadriceps muscles. Translational Sports Medicine 2018; 1 (5): S. 212–120. doi: 10.1002/tsm2.38.

114. Martín-Fuentes I, Oliva-Lozano JM, Muyor JM. Evaluation of the Lower Limb Muscles' Electromyographic Activity during the Leg Press Exercise and Its Variants: A Systematic Review. International Journal of Environmental Research and Public Health 2020; 17 (13). doi: 10.3390/ijerph17134626.

115. Escamilla RF, Fleisig GS, Zheng N, Lander JE, Barrentine SW, Andrews JR et al. Effects of technique variations on knee biomechanics during the squat and leg press. Medicine & Science in Sports & Exercise 2001; 33 (9): S. 1552–1566. doi: 10.1097/00005768-200109000-00020.

116. Martín-Fuentes I, Oliva-Lozano JM, Muyor JM. Influence of Feet Position and Execution Velocity on Muscle Activation and Kinematic Parameters During the Inclined Leg Press Exercise. Sports Health 2021: 19417381211016357. doi: 10.1177/19417381211016357.

117. Escamilla RF, Francisco AC, Kayes AV, Speer KP, Moorman CT. An electromyographic analysis of sumo and conventional style deadlifts. Medicine & Science in Sports & Exercise 2002; 34 (4): S. 682–688. doi: 10.1097/00005768-200204000-00019.

118. Cholewicki J, McGill SM, Norman RW. Lumbar spine loads during the lifting of extremely heavy weights. Medicine & Science in Sports & Exercise 1991; 23 (10): S. 1179–1186.

119. Delgado J, Drinkwater EJ, Banyard HG, Haff GG, Nosaka K. Comparison Between Back Squat, Romanian Deadlift, and Barbell Hip Thrust for Leg and Hip Muscle Activities During Hip Extension. The Journal of Strength and Conditioning Research 2019; 33 (10): S. 2595–2601. doi: 10.1519/JSC.0000000000003290.

120. McAllister MJ, Hammond KG, Schilling BK, Ferreria LC, Reed JP, Weiss LW. Muscle activation during various hamstring exercises. The Journal of Strength and Conditioning Research 2014; 28 (6): S. 1573–1580. doi: 10.1519/JSC.0000000000000302.

121. Lee S, Schultz J, Timgren J, Staelgraeve K, Miller M, Liu Y. An electromyographic and kinetic comparison of conventional and Romanian deadlifts. Journal of Exercise Science & Fitness 2018; 16 (3): S. 87–93. doi: 10.1016/j.jesf.2018.08.001.

122. Schoenfeld BJ, Contreras B, Tiryaki-Sonmez G, Wilson JM, Kolber MJ, Peterson MD. Regional differences in muscle activation during hamstrings exercise. The Journal of Strength and Conditioning Research 2015; 29 (1): S. 159–164. doi: 10.1519/JSC.0000000000000598.

123. Mausehund L, Skard AE, Krosshaug T. Muscle Activation in Unilateral Barbell Exercises: Implications for Strength Training and Rehabilitation. The Journal of Strength and Conditioning Research 2019; 33 Suppl 1: S. S85-S94. doi: 10.1519/JSC.0000000000002617.

124. Andersen V, Fimland MS, Brennset O, Haslestad LR, Lundteigen MS, Skalleberg K et al. Muscle activation and strength in squat and Bulgarian squat on stable and unstable surface. International Journal of Sports Medicine 2014; 35 (14): S. 1196–1202. doi: 10.1055/s-0034-1382016.

125. Neto WK, Soares EG, Vieira TL, Aguiar R, Chola TA, Sampaio VdL et al. Gluteus Maximus Activation during Common Strength and Hypertrophy Exercises: A Systematic Review. Journal of Sports Science and Medicine 2020; 19 (1): S. 195–203.

126. DeFOREST BA, Cantrell GS, Schilling BK. Muscle Activity in Single- vs. Double-Leg Squats. International Journal of Exercise Science 2014; 7 (4): S. 302–10.

127. Williams MJ, Gibson NV, Sorbie GG, Ugbolue UC, Brouner J, Easton C. Activation of the Gluteus Maximus During Performance of the Back Squat, Split Squat, and Barbell Hip Thrust and the Relationship With Maximal Sprinting. The Journal of Strength and Conditioning Research 2021; 35 (1): S. 16–24. doi: 10.1519/JSC.0000000000002651.

128. Contreras B, Vigotsky AD, Schoenfeld BJ, Beardsley C, Cronin J. A Comparison of Gluteus Maximus, Biceps Femoris, and Vastus Lateralis Electromyographic Activity in the Back Squat and Barbell Hip Thrust Exercises. Journal of Applied Biomechanics 2015; 31 (6): S. 452–458. doi: 10.1123/jab.2014-0301.

129. Andersen V, Fimland MS, Mo D-A, Iversen VM, Vederhus T, Rockland Hellebø LR et al. Electromyographic Comparison of Barbell Deadlift, Hex Bar Deadlift, and Hip Thrust Exercises: A Cross-Over Study. The Journal of Strength and Conditioning Research 2018; 32 (3): S. 587–593. doi: 10.1519/JSC.0000000000001826.

130. Llurda-Almuzara L, Labata-Lezaun N, López-de-Celis C, Aiguadé-Aiguadé R, Romaní-Sánchez S, Rodríguez-Sanz J et al. Biceps Femoris Activation during Hamstring Strength Exercises: A Systematic Review. International Journal of Environmental Research and Public Health 2021; 18 (16). doi: 10.3390/ijerph18168733.

131. Andersen LL, Magnusson SP, Nielsen M, Haleem J, Poulsen K, Aagaard P. Neuromuscular activation in conventional therapeutic exercises and heavy resistance exercises: implications for rehabilitation. Physical Therapy 2006; 86 (5): S. 683–697.

132. Hegyi A, Csala D, Péter A, Finni T, Cronin NJ. High-density electromyography activity in various hamstring exercises. Scandinavian Journal of Medicine & Science in Sports 2019; 29 (1): S. 34–43. doi: 10.1111/sms.13303.

133. Mohamed O, Perry J, Hislop H. Synergy of medial and lateral hamstrings at three positions of tibial rotation during maximum isometric knee flexion. The Knee 2003; 10 (3): S. 277–281. doi: 10.1016/S0968-0160(02)00140-0.

134. Guruhan S, Kafa N, Ecemis ZB, Guzel NA. Muscle Activation Differences During Eccentric Hamstring Exercises. Sports Health 2021; 13 (2): S. 181–186. doi: 10.1177/1941738120938649.

135. Zebis MK, Skotte J, Andersen CH, Mortensen P, Petersen HH, Viskaer TC et al. Kettlebell swing targets semitendinosus and supine leg curl targets biceps femoris: an EMG study with rehabilitation implications. British Journal of Sports Medicine 2013; 47 (18): S. 1192–1198. doi: 10.1136/bjsports-2011-090281.

136. Gavanda S, Isenmann E, Schlöder Y, Roth R, Freiwald J, Schiffer T et al. Low-intensity blood flow restriction calf muscle training leads to similar functional and structural adaptations than conventional low-load strength training: A randomized controlled trial. PLoS One 2020; 15 (6): e0235377. doi: 10.1371/journal.pone.0235377.

137. Hébert-Losier K, Schneiders AG, García JA, Sullivan SJ, Simoneau GG. Influence of knee flexion angle and age on triceps surae muscle activity during heel raises. The Journal of Strength and Conditioning Research 2012; 26 (11): S. 3124–33. doi: 10.1519/JSC.0b013e31824435cf.

138. Hug F, Del Vecchio A, Avrillon S, Farina D, Tucker K. Muscles from the same muscle group do not necessarily share common drive: evidence from the human triceps surae. Journal of Applied Physiology (1985) 2021; 130 (2): S. 342–354. doi: 10.1152/japplphysiol.00635.2020.

139. Cibulka M, Wenthe A, Boyle Z, Callier D, Schwerdt A, Jarman D et al. VARIATION IN MEDIAL AND LATERAL GASTROCNEMIUS MUSCLE ACTIVITY WITH FOOT POSITION. International Journal of Sports Physical Therapy 2017; 12 (2): S. 233–241.

140. Escamilla RF, Babb E, DeWitt R, Jew P, Kelleher P, Burnham T et al. Electromyographic analysis of traditional and nontraditional abdominal exercises: implications for rehabilitation and training. Physical Therapy 2006; 86 (5): S. 656–671.

141. Oliva-Lozano JM, Muyor JM. Core Muscle Activity During Physical Fitness Exercises: A Systematic Review. International Journal of Environmental Research and Public Health 2020; 17 (12). doi: 10.3390/ijerph17124306.

142. Crommert ME, Bjerkefors A, Tarassova O, Ekblom MM. Abdominal Muscle Activation During Common Modifications of the Trunk Curl-up Exercise. The Journal of Strength and Conditioning Research 2021; 35 (2): S. 428–435. doi: 10.1519/JSC.0000000000002439.

143. Ko M, Song C. Comparison of the effects of different core exercise on muscle activity and thickness in healthy young adults. PTRS 2018; 7 (2): S. 72–77. doi: 10.14474/ptrs.2018.7.2.72.

144. Schoenfeld BJ, Contreras B, Tiryaki-Sonmez G, Willardson JM, Fontana F. An electromyographic comparison of a modified version of the plank with a long lever and posterior tilt versus the traditional plank exercise. Sports Biomechanics 2014; 13 (3): S. 296–306. doi: 10.1080/14763141.2014.942355.

145. Vinstrup J, Sundstrup E, Brandt M, Jakobsen MD, Calatayud J, Andersen LL. Core Muscle Activity, Exercise Preference, and Perceived Exertion during Core Exercise with Elastic Resistance versus Machine. Scientifica (Cairo) 2015; 2015: 403068. doi: 10.1155/2015/403068.

146. Lee BCY, McGill SM. Effect of long-term isometric training on core/torso stiffness. The Journal of Strength and Conditioning Research 2015; 29 (6): S. 1515–1526. doi: 10.1519/JSC.0000000000000740.

147. Mullane M, Turner AN, Bishop C. The Pallof Press. Strength and Conditioning Journal 2021; 43 (2): S. 121–128. doi: 10.1519/SSC.0000000000000596.

148. Ekstrom RA, Donatelli RA, Carp KC. Electromyographic analysis of core trunk, hip, and thigh muscles during 9 rehabilitation exercises. Journal of Orthopaedic & Sports Physical Therapy 2007; 37 (12): S. 754–762. doi: 10.2519/jospt.2007.2471.

149. Ishida H, Watanabe S. Maximum expiration activates the abdominal muscles during side bridge exercise. Journal of Back and Musculoskeletal Rehabilitation 2014; 27 (4): S. 481–484. doi: 10.3233/BMR-140469.

150. Andersen V, Pedersen H, Fimland MS, Shaw M, Solstad TEJ, Stien N et al. Comparison of Muscle Activity in Three Single-Joint, Hip Extension Exercises in Resistance-Trained Women. Journal of Sports Science and Medicine 2021; 20 (2): S. 181–187. doi: 10.52082/jssm.2021.181.

151. Androulakis-Korakakis P, Gentil P, Fisher JP, Steele J. Comparison of Isolated Lumbar Extension Strength in Competitive and Noncompetitive Powerlifters, and Recreationally Trained Men. The Journal of Strength and Conditioning Research 2021; 35 (3): S. 652–658. doi: 10.1519/JSC.0000000000002722.

152. Friedrich W. Optimale Sporternährung: Grundlagen für Leistung und Fitness im Sport. 4., überarbeitete und erweiterte Auflage. Balingen: Spitta Verlag GmbH & Co. KG; 2015. Verfügbar unter: http://www.blickinsbuch.de/item/522dcca48146c0c0850f88a773daae42.

153. Berg JM, Tymoczko JL, Gatto jr. GJ, Stryer L. Stryer Biochemie. 8. Aufl. 2018. Berlin, Heidelberg: Springer Berlin Heidelberg; 2018. Verfügbar unter: http://nbn-resolving.org/urn:nbn:de:bsz:31-epflicht-1624726.

154. Aragon AA, Schoenfeld BJ, Wildman R, Kleiner S, VanDusseldorp T, Taylor L et al. International society of sports nutrition position stand: diets and body composition. Journal of the International Society of Sports Nutrition 2017; 14: S. 16. doi: 10.1186/s12970-017-0174-y.

155. Braun H, Carlsohn, A., Großhauser, M., König, D., Lampen, A., Mosler, S., Nieß, A., Oberritter, H., Schäbethal, K., Schenk, A., Stehle, P., Virmani, K., Ziegenhagen, R., Heseker, H. Energiebedarf im Sport: Position der Arbeitsgruppe Sporternährung der Deutschen Gesellschaft für Ernährung e. V. (DGE). Ernährungs Umschau 2019; 66 (8): S. 146–153.

156. Konopka P, Hrsg. Sporternährung: Grundlagen, Ernährungsstrategien, Leistungsförderung. 16. Auflage. München: blv; 2015. (Sportwissen).

157. Manore MM. Exercise and the Institute of Medicine recommendations for nutrition. Current Sports Medicine Reports 2005; 4 (4): S. 193–198. doi: 10.1097/01.csmr.0000306206.72186.00.

158. Tessari P, Lante A, Mosca G. Essential amino acids: master regulators of nutrition and environmental footprint? Scientific Reports 2016; 6: 26074. doi: 10.1038/srep26074.

159. Isenmann E. Der Einfluss von Nahrungsergänzungsmitteln bei akuter und chronischer Supplementation auf die Leistungs- und Regenerationsfähigkeit im wettkampforientierten Sport [Dissertation]. Köln: Deutsche Sporthochschule; 2020.

160. Burd NA, Tang JE, Moore DR, Phillips SM. Exercise training and protein metabolism: influences of contraction, protein intake, and sex-based differences. Journal of Applied Physiology (1985) 2009; 106 (5): S. 1692–701. doi: 10.1152/japplphysiol.91351.2008.

161. Williamson E, Moore DR. A Muscle-Centric Perspective on Intermittent Fasting: A Suboptimal Dietary Strategy for Supporting Muscle Protein Remodeling and Muscle Mass? Frontiers in Nutrition 2021; 8: 640621. doi: 10.3389/fnut.2021.640621.

162. Pohl A, Schünemann F, Bersiner K, Gehlert S. The Impact of Vegan and Vegetarian Diets on Physical Performance and Molecular Signaling in Skeletal Muscle. Nutrients 2021; 13 (11). doi: 10.3390/nu13113884.

163. McKendry J, Stokes T, Mcleod JC, Phillips SM. Resistance Exercise, Aging, Disuse, and Muscle Protein Metabolism. Comprehensive Physiology 2021; 11 (3): S. 2249–2278. doi: 10.1002/cphy.c200029.

164. Jäger R, Kerksick CM, Campbell BI, Cribb PJ, Wells SD, Skwiat TM et al. International Society of Sports Nutrition Position Stand: protein and exercise. Journal of the International Society of Sports Nutrition 2017; 14: S. 20. doi: 10.1186/s12970-017-0177-8.

165. Hoffman JR, Falvo MJ. Symposium - macronutrient utilization during exercise: implications for performance and supplementation. Journal of Sports Science and Medicine 2004; 3 (3): S. 105.

166. Pasiakos SM, McLellan TM, Lieberman HR. The effects of protein supplements on muscle mass, strength, and aerobic and anaerobic power in healthy adults: a systematic review. Sports Medicine 2015; 45 (1): S. 111–131. doi: 10.1007/s40279-014-0242-2.

167. Miller PE, Alexander DD, Perez V. Effects of whey protein and resistance exercise on body composition: a meta-analysis of randomized controlled trials. Journal of the Am erican College of Nutrition 2014; 33 (2): S. 163–175. doi: 10.1080/07315724.2013.875365.

168. Stokes T, Hector AJ, Morton RW, McGlory C, Phillips SM. Recent Perspectives Regarding the Role of Dietary Protein for the Promotion of Muscle Hypertrophy with Resistance Exercise Training. Nutrients 2018; 10 (2). doi: 10.3390/nu10020180.

169. Phillips SM. The impact of protein quality on the promotion of resistance exercise-induced changes in muscle mass. Nutrition & Metabolism (Lond) 2016; 13: S. 64. doi: 10.1186/s12986-016-0124-8.

170. Hevia-Larraín V, Gualano B, Longobardi I, Gil S, Fernandes AL, Costa LAR et al. High-Protein Plant-Based Diet Versus a Protein-Matched Omnivorous Diet to Support Resistance Training Adaptations: A Comparison Between Habitual Vegans and Omnivores. Sports Medicine 2021; 51 (6): S. 1317–1330. doi: 10.1007/s40279-021-01434-9.

171. Robert Koch-Institut. Was essen wir heute?: Ernährungsverhalten in Deutschland. Berlin: Robert Koch-Institut; 2002. (Beiträge zur Gesundheitsberichterstattung des Bundes).

172. Atkinson FS, Foster-Powell K, Brand-Miller JC. International tables of glycemic index and glycemic load values: 2008. Diabetes Care 2008; 31 (12): S. 2281–2283. doi: 10.2337/dc08-1239.

173. Brand-Miller JC, Liu V, Petocz P, Baxter RC. The glycemic index of foods influences postprandial insulin-like growth factor-binding protein responses in lean young subjects. The American Journal of Clinical Nutrition 2005; 82 (2): S. 350–354. doi: 10.1093/ajcn.82.2.350.

174. Abdulla H, Smith K, Atherton PJ, Idris I. Role of insulin in the regulation of human skeletal muscle protein synthesis and breakdown: a systematic review and meta-analysis. Diabetologia 2016; 59 (1): S. 44–55. doi: 10.1007/s00125-015-3751-0.

175. Furuichi Y, Kawabata Y, Aoki M, Mita Y, Fujii NL, Manabe Y. Excess Glucose Impedes the Proliferation of Skeletal Muscle Satellite Cells Under Adherent Culture Conditions. Frontiers in Cell and Developmental Biology 2021; 9: 640399. doi: 10.3389/fcell.2021.640399.

176. Hulmi JJ, Laakso M, Mero AA, Häkkinen K, Ahtiainen JP, Peltonen H. The effects of whey protein with or without carbohydrates on resistance training adaptations. Journal of the International Society of Sports Nutrition 2015; 12: S. 48. doi: 10.1186/s12970-015-0109-4.

177. Deutsche Gesellschaft für Ernährung e. V., Bonn. Fettzufuhr und Prävention ausgewählter ernährungsmitbedingter Krankheiten: 2. Version; 2015.

178. McGlory C, Calder PC, Nunes EA. The Influence of Omega-3 Fatty Acids on Skeletal Muscle Protein Turnover in Health, Disuse, and Disease. Frontiers in Nutrition 2019; 6: S. 144. doi: 10.3389/fnut.2019.00144.

179. Huang Y-H, Chiu W-C, Hsu Y-P, Lo Y-L, Wang Y-H. Effects of Omega-3 Fatty Acids on Muscle Mass, Muscle Strength and Muscle Performance among the Elderly: A Meta-Analysis. Nutrients 2020; 12 (12), S. 3739. doi: 10.3390/nu12123739.

180. Delpino FM, Figueiredo LM. Supplementation with omega-3 and lean body mass in the general population: A systematic review and meta-analysis. Clinical Nutrition ESPEN 2021; 44: S. 105–113. doi: 10.1016/j.clnesp.2021.05.002.

181. Rossato LT, Schoenfeld BJ, Oliveira EP de. Is there sufficient evidence to supplement omega-3 fatty acids to increase muscle mass and strength in young and older adults? Clinical Nutrition 2020; 39 (1): S. 23–32. doi: 10.1016/j.clnu.2019.01.001.

182. Ispoglou T, Witard OC, Duckworth LC, Lees MJ. The efficacy of essential amino acid supplementation for augmenting dietary protein intake in older adults: implications for skeletal muscle mass, strength and function. Proceedings of the Nutrition Society 2021; 80 (2): S. 230–242. doi: 10.1017/S0029665120008010.

183. Wolfe RR. Branched-chain amino acids and muscle protein synthesis in humans: myth or reality? Journal of the International Society of Sports Nutrition 2017; 14: S. 30. doi: 10.1186/s12970-017-0184-9.

184. Xu Z, Tan Z, Zhang Q, Gui Q, Yang Y. The effectiveness of leucine on muscle protein synthesis, lean body mass and leg lean mass accretion in older people: a systematic review and meta-analysis. British Journal of Nutrition 2015; 113 (1): S. 25–34. doi: 10.1017/S0007114514002475.

185. Chilibeck PD, Kaviani M, Candow DG, Zello GA. Effect of creatine supplementation during resistance training on lean tissue mass and muscular strength in older adults: a meta-analysis. Open Access Journal of Sports Medicine 2017; 8: S. 213–226. doi: 10.2147/OAJSM.S123529.

186. Hall M, Trojian TH. Creatine supplementation. Current Sports Medicine Reports 2013; 12 (4): S. 240–244. doi: 10.1249/JSR.0b013e31829cdff2.

187. Culbertson JY, Kreider RB, Greenwood M, Cooke M. Effects of beta-alanine on muscle carnosine and exercise performance: a review of the current literature. Nutrients 2010; 2 (1): S. 75–98. doi: 10.3390/nu2010075.

188. Kern BD, Robinson TL. Effects of β-alanine supplementation on performance and body composition in collegiate wrestlers and football players. The Journal of Strength and Conditioning Research 2011; 25 (7): S. 1804–1815. doi: 10.1519/JSC.0b013e3181e741cf.

189. Maughan RJ, Burke LM, Dvorak J, Larson-Meyer DE, Peeling P, Phillips SM et al. IOC consensus statement: dietary supplements and the high-performance athlete. British Journal of Sports Medicine 2018; 52 (7): S. 439–455. doi: 10.1136/bjsports-2018-099027.

Übungsverzeichnis

Über die Autoren

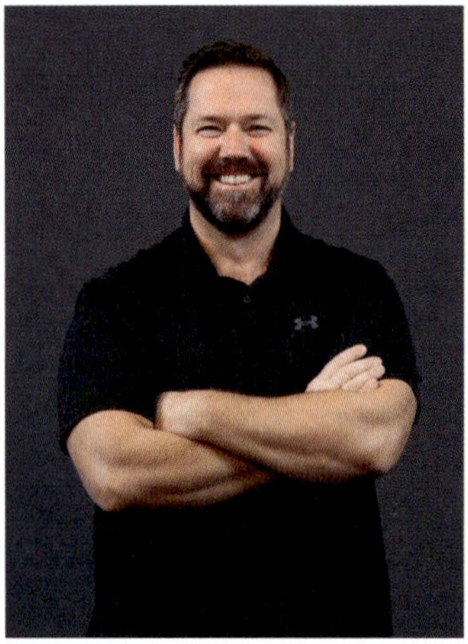

Prof. Dr. Stephan Geisler ist Professor für Fitness und Gesundheit an der IST-Hochschule in Düsseldorf, leitet die Fitnesstrainer-Ausbildung der Deutschen Sporthochschule Köln und ist Mitbegründer des Deutschen Fitnesswissenschaftsrates sowie designierter Präsident der National Strength and Conditioning Association (NSCA) für Deutschland. Seine Schwerpunkte liegen sowohl in der Lehre als auch in der Forschung im Bereich des Krafttrainings und der Hypertrophie. Als Autor und Reviewer hat er bereits zahlreiche internationale Publikationen veröffentlicht. Zudem betreibt er auf YouTube den Bildungskanal »Der Fitnessprofessor«.

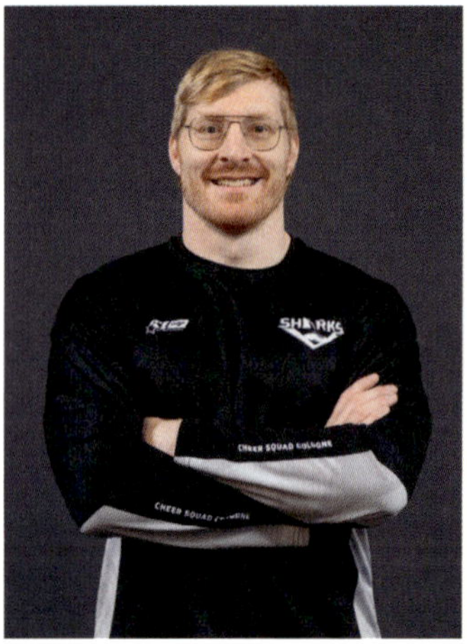

Dr. Simon Gavanda hat an der Deutschen Sporthochschule Köln studiert. Seit 2015 arbeitet er als wissenschaftlicher Mitarbeiter an der IST Hochschule in Düsseldorf und forscht primär zur Wirksamkeit verschiedener Krafttrainingsmethoden. Darüber hinaus ist der ehemalige Footballeuropameister als lizenzierter Athletiktrainer für verschiedene Verbände unterschiedlicher Sportarten tätig.

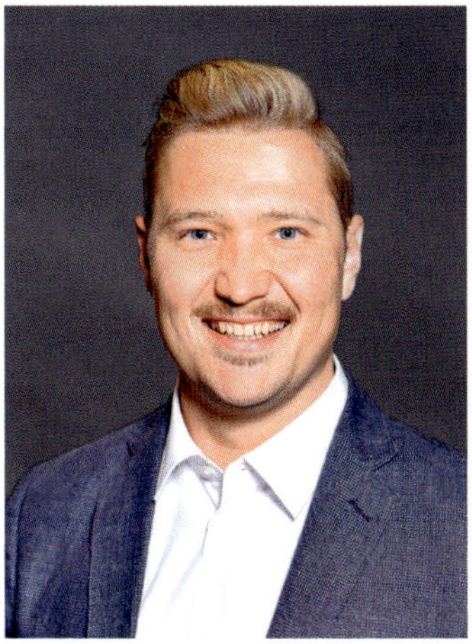

Dr. Eduard Isenmann hat Sport an der Deutschen Sporthochschule Köln und Chemie an der Universität Köln studiert. Im Anschluss promovierte er am Institut für Kreislaufforschung und Sportmedizin, Abteilung molekulare und zelluläre Sportmedizin der DSHS Köln. Als Naturwissenschaftler liegt sein Forschungsschwerpunkt auf dem Einfluss von Ernährung und Nahrungsergänzungsmitteln auf die Regenerationsförderung und Leistungssteigerung im wettkampforientierten Sport. Er ist wissenschaftlicher Mitarbeiter an der IST-Hochschule in Düsseldorf und an der Sporthochschule Köln.

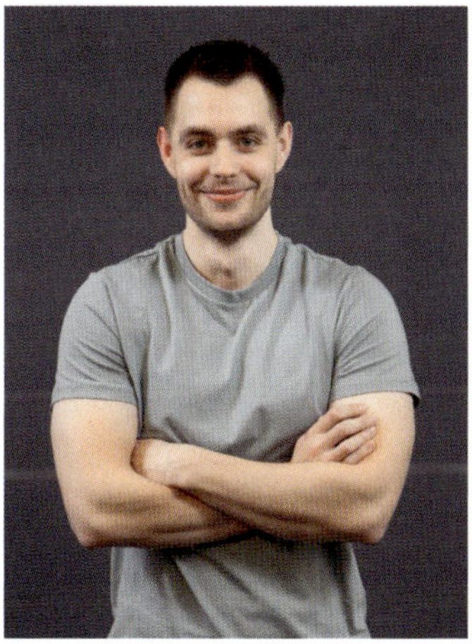

Tim Havers hat einen Master in Applied Neuroscience in Sports & Exercise und einen Bachelor in Fitnesswissenschaft. Neben seinem akademischen Werdegang sammelte er Erfahrungen als Trainer. Er ist wissenschaftliche Hilfskraft an der IST-Hochschule für Management in Düsseldorf im Fachbereich Fitness & Health und unterstützt diesen in angewandten Forschungstätigkeiten. Seine sportliche Leidenschaft liegt im Kraftdreikampf. So kann er seine theoretischen wissenschaftlichen Fähigkeiten mit der Praxis kombinieren.